现代胸外科疾病诊断与处理

杨成鹏　姜久仰　陈澜涛　主编

中国纺织出版社有限公司

图书在版编目（CIP）数据

现代胸外科疾病诊断与处理 / 杨成鹏，姜久仰，陈澜涛主编. -- 北京：中国纺织出版社有限公司，2023.8
ISBN 978-7-5229-0901-1

Ⅰ.①现…　Ⅱ.①杨…②姜…③陈…　Ⅲ.①胸腔外科学－诊疗　Ⅳ.①R655

中国国家版本馆CIP数据核字（2023）第164213号

责任编辑：傅保娣　特约编辑：张小敏
责任校对：高　涵　责任印制：王艳丽

中国纺织出版社有限公司出版发行
地址：北京市朝阳区百子湾东里A407号楼　邮政编码：100124
销售电话：010—67004422　传真：010—87155801
http://www.c-textilep.com
中国纺织出版社天猫旗舰店
官方微博 http://weibo.com/2119887771
三河市宏盛印务有限公司印刷　各地新华书店经销
2023年8月第1版第1次印刷
开本：787×1092　1/16　印张：13.25
字数：300千字　定价：88.00元

编　委　会

前 言

近年来，我国胸外科学迅速发展，技术逐渐成熟，解除了许多疾病对人们健康的威胁，取得了巨大成就。然而，胸外科手术创伤大，涉及重要脏器多，手术并发症发生率高，且并发症出现快、病死率高。新理论、新技术层出不穷，日新月异，胸外科医师面临巨大挑战。

《现代胸外科疾病诊断与处理》主要介绍了胸部创伤、胸壁疾病、胸膜疾病、食管疾病、肺疾病等的外科手术与微创治疗。以追踪科技前沿，加快创新人才培养为指导思想，详细阐述了近年来胸部疾病临床诊疗方面的新方法、新理论。本书内容丰富，文字精练，突出创新性、实用性、先进性和科学性。

因时间和水平有限，加之医学科学发展迅猛，书中可能会存在缺点和不足之处，希望广大医学工作者能提出宝贵的意见，以便今后改进和修订，如蒙所愿，将不胜感激。

编 者

2023 年 7 月

目 录

第一章

胸部外科疾病的诊断方法

第一节 概述

胸部外科疾病的外科治疗必须建立在准确及时诊断的基础之上。制订正确的治疗方案，不仅要求诊断明确，而且对患者的病变范围和全身情况都应有全面详细的了解。以支气管扩张为例，只根据症状和某一肺叶或一侧肺的支气管造影显示局部支气管扩张病变就立即采取手术治疗显然是不妥当的，必须明确患者的心肺功能情况，详细了解两侧肺各个肺叶、全部肺段支气管的情况，明确支气管扩张病变的部位、范围、轻重程度，再结合全身健康状况，重要器官和系统功能状态，全面权衡后方能决定外科治疗的适应证和正确合理的手术方案。在外科临床工作中如果只见局部不见整体、简单片面地处理问题，可能会给患者造成不应有的危害。

随着科学技术的迅速发展和进步，在胸部疾病临床诊断工作中不断地涌现新的医疗装备、仪器和操作方法。许多新的诊断方法可以不侵入人体，不对人体产生损害，诊断的精确性也进一步提高。但是，众多的诊断方法也增加了诊疗费用，并给患者带来经济上和精神上的负担。因此，选用诊断方法时必须针对病情需要，注重实效、安全，力求以较少的检查项目达到全面地了解关键性病变情况的目的。不应过于求全求新，增加诊断费用，延长检查时间，加重患者负担。

近年来，新技术、新设备的应用，使胸部疾病的诊断取得了很大的进展。纤维光导内镜已逐渐取代旧式硬管内镜，不仅减轻了患者痛苦，而且提高了诊断的精确度。电子计算机断层扫描（CT）和磁共振成像（MRI）技术已推广应用于临床，用于检查、诊断肺和纵隔疾病。应用改进的穿刺针做经胸壁肺组织穿刺活组织检查，对诊断胸膜和肺野边缘病灶的安全性和效果均有了明显提高。对食管疾病的诊断也开展了食管生理功能检查，观察食管的运动功能，测定食管内压力改变以及贲门括约肌功能情况等。超声诊断技术的进步，已使更多的常见心脏病的诊断方法以应用超声心动图检查和脉冲多普勒超声心动图检查替代需侵入人体的心导管和心血管造影检查。

但病史、症状采集和体格检查仍然是胸部疾病临床诊断中最基本的步骤。在此基础上，通过临床分析再决定深入了解病情应进行哪些诊断措施。采集病史时应详细地询问本次发病的主要症状以及发生时间、发展变化的过程，曾经接受的诊断、检查和治疗，以往的疾病史，用药史，居住旅游经历，家族史和过敏史等。采集病史时不要忽视患者的居住和工作环境，从事的职业和生活习惯以及个人嗜好等。这些情况可能与疾病存在因果关系。

（林志武）

第二节　胸部疾病常见的症状

症状是提示疾病的信号，也是患者就医的主要原因。不同疾病可呈现同一症状，同一疾病又可产生不同的症状，因此必须结合体格检查和各项辅助检查对症状进行综合分析，做出切合实际的正确临床判断。

一、胸痛

胸痛是胸部疾病常见的症状之一。胸部多种器官组织承受创伤或发生疾病时均可出现胸痛。疼痛的性质可有多种形式，疼痛的程度也轻重不一。胸部创伤后受伤部位均有程度不等的疼痛和压痛。胸壁软组织挫伤一般局部疼痛不因呼吸运动而加剧，肋骨骨折导致的胸痛则于深吸气或咳嗽时加重。肋软骨炎病例由于肿大的肋软骨撑扯软骨衣，常产生明显疼痛和局部压痛。胸廓出口综合征因臂丛神经受压迫可引起头、颈、上肢和胸部疼痛。胸膜急性炎症或其他病变引起的胸痛，通常为比较剧烈的刺痛，并与呼吸运动有密切关系，咳嗽时胸痛加重。支气管肺癌、纵隔肿瘤、胸主动脉瘤等占位性病变以及食管炎症均可引起胸骨后隐痛，有时需与心绞痛相鉴别。典型的心绞痛大多呈现为突然发生的心前区或胸骨后剧烈的撕裂痛、紧缩感、压迫痛，可向肩、臂、颈部放射，疼痛持续时间短暂，仅数分钟，休息或含服硝酸甘油后可迅速缓解。心绞痛发作的诱因有体力活动、情绪激动、饱餐、受冷等。胸部原发性恶性肿瘤或转移性病灶侵及胸壁组织和神经，以及胸主动脉瘤侵蚀脊椎和肋骨均可引起持续性剧烈疼痛。

值得注意的是，胸部疾病引起的疼痛可不位于胸部，如肺下叶大叶性肺炎可产生剧烈的上腹疼痛，有时甚至被误诊为急腹症。反之，上腹部器官疾病亦可导致胸痛，如胆管疾病产生的疼痛有时可放射到胸部并导致气急，类似纵隔器官或胸膜、肺病变引起的胸痛，在判明产生胸痛的原因时应注意辨别。

二、咳嗽

咳嗽是正常的生理反射，同时也可能是胸部疾病的症状之一。咳嗽是人体的防御反射，用以排出呼吸道分泌物或刺激性微粒，具有一定的生理意义。引起咳嗽的原因多种多样：呼吸道炎症刺激黏膜使分泌物增多即可导致咳嗽；急性呼吸道感染可伴有咳嗽；慢性支气管炎导致的咳嗽一般病程长，反复发作，秋、冬季加重，夏季减轻或消失；肺部慢性化脓性感染如肺脓肿、支气管扩张等引起的咳嗽常发生于起床或入睡时，改变体位时症状加重，并咳出大量有臭味的脓性痰液；气管、支气管肿瘤可刺激呼吸道黏膜引起干咳；纵隔肿瘤压迫肺和支气管可引起干咳；食管梗阻性病变或食管反流疾病常于卧床后因食管内容物反流误吸入气道而引起呛咳；心脏疾病引起肺血管淤血或左心衰竭可在夜间发作咳嗽等。此外，后鼻道分泌物进入呼吸道也可引起咳嗽。需要注意的是，咳嗽虽然是胸部疾病常见的症状，但胸部疾病患者并不都有咳嗽，而引起咳嗽的原因也可能是胸部以外的疾病。

三、咳痰

咳痰也是肺部疾病的常见症状。每日排痰量及痰液的色泽、气味和性质（泡沫状、黏液性、黏液脓性、脓性）对临床诊断具有一定的参考意义。一般上呼吸道感染病例的痰量少，呈黏液性。慢性支气管炎病例痰液多为泡沫性或黏液性，痰量不多，有时痰液稠厚，不易咳出。肺结核病例痰液是黏液性或黏液脓性。肺脓肿、支气管扩张等肺部慢性化脓性感染病例大多咳出大量脓痰，每日可多达数百毫升。痰液为脓性，呈黄、绿或灰色，常有臭味，放置在容器内可分为表层泡沫、中层浑浊脓性液体和底层坏死组织沉淀物。左心衰竭肺水肿病例可咳出大量稀薄的泡沫状痰液，有时呈粉红色。

痰液涂片显微镜检查、微生物培养检查及细胞学检查均有助于查找致病菌或癌细胞，明确疾病的病因和性质。

有些胸部疾病患者咳出的痰液具有特征性：纵隔畸胎瘤或皮样囊肿穿破入支气管和肺，患者咳出痰液含豆腐渣样皮脂腺分泌物或毛发；肺包虫囊肿穿破入支气管和肺，患者咳出大量包虫囊液和破碎的粉皮样内囊皮。这些痰的特征具有明确诊断的价值。

四、咯血

咯血是胸部疾病的严重症状。咯血来源可为气管、支气管或肺组织。对咯血病例应首先排除鼻咽部或喉部出血流入上呼吸道再从痰液中咳出的现象。上消化道出血经口腔呕出者称为呕血，呕血时大多伴有恶心，呕出的血液大多呈暗红色，可混有食物，且为酸性（含有胃酸）。明确为咯血后，需进一步了解咯血量及咯血的次数。咯血量少者仅痰中带血，咯血量多者可达数百毫升。大量咯血的常见胸部疾病有支气管扩张、空洞性肺结核、肺脓肿、支气管腺瘤及肺真菌感染等，出血迅猛者可引起窒息。支气管扩张和空洞性肺结核病例可反复多次大量咯血。中年以上患者，短期内反复出现痰中带血丝或血点，尤其有吸烟史者应警惕可能是肺癌的早期症状，必须仔细地进行胸部 X 线、CT、光导纤维支气管镜和痰细胞学等检查，以免延误治疗。检查结果阴性的患者也应定期做胸部 X 线复查。心脏疾病呈现咯血症状最常见的是风湿性二尖瓣狭窄，有时为早期症状，一般咯血量少，但如果肺静脉与支气管静脉形成侧支循环，曲张的静脉破裂，即可产生大量咯血。少数咯血病例可能是全身出血疾病的一个局部表现。

五、呼吸困难

患者感觉呼吸费力，又称气短、气急，是胸部疾病很常见的症状。大多数病例起病缓慢，逐渐加重。气胸、胸腔积液、大叶性肺炎等疾病则可急性发作呼吸困难。呼吸困难的程度轻重不一。发生呼吸困难的原因主要是换气量不足，不能适应人体的氧需求。呼吸困难程度轻的患者仍能进行短距离缓慢步行，但登楼时感觉气急。严重者静息时亦感气急，患者不能平卧，需要端坐呼吸，辅助呼吸肌均参与呼吸运动，并可能呈现皮肤和黏膜发绀。肺及支气管疾病、心脏功能不足、贫血、中枢神经系统疾病，外伤和中毒等均可引起呼吸困难。急性或慢性呼吸道阻塞或痉挛导致气流阻力增加，呼吸时气体流通不畅；气胸、胸腔积液、胸内占位性病变、胸壁塌陷畸形等致使肺组织扩张受到限制；痰中带血、肺水肿、肺泡内渗液、肺组织弥漫性纤维性变等导致气体交换功能障碍，均可引起呼吸困难。通过病史、体格检查、胸部 X 线检查和肺功能测定，一般可以明确呼吸困难的病因，了解其轻重程度。

六、发绀

发绀是缺血缺氧的一种表现，皮肤和黏膜呈现广泛的暗紫色。血液中还原血红蛋白含量增多，每 100 mL 血液中还原血红蛋白超过 5 g，即可呈现发绀。发生发绀的原因很多：急性或慢性呼吸道和肺部疾病如喉或气管梗阻、支气管哮喘发作、广泛的肺部慢性病变引起慢性阻塞性肺气肿等，均使通气和换气功能受到损害，进入肺泡的空气减少，肺泡内氧分压降低，毛细血管血氧饱和度下降，即可引起发绀。肺动静脉瘘患者由于较大量的未经氧合的肺动脉血液直接流入肺静脉而出现发绀，多种先天性心脏血管畸形，体循环静脉血液未经过肺部即直接流入左侧心腔，形成右至左分流，均可导致发绀。

七、进食梗阻感、吞咽困难

食管疾病或食管受压造成食管腔狭窄或梗阻均可产生进食梗阻感，晚期可出现吞咽困难。梗阻程度轻的患者仍能进食半流质食物，重度梗阻患者只能进流质食物，甚至水和唾液亦难于咽下。咽下的食物和唾液潴留在食管内，不能进入胃，可能反流入呼吸道引起吸入性肺炎。对呈现吞咽困难的病例，要了解症状出现的时间、轻重程度和病情变化情况。食管癌病例吞咽困难的症状随肿瘤逐渐增大，食管腔狭窄加重而呈进行性加重。贲门痉挛病例吞咽困难呈间歇性发作，时轻时重且病程较长。食管与呼吸道之间存在异常通道的病例在进食时，食物可进入呼吸道而引发剧烈呛咳，咳出物中可见到食物。

（徐　强）

第三节　胸部疾病的体格检查

近年来各种新的诊断方法和检查技术如 CT、MRI、光导纤维内镜、肺功能测定、超声诊断、放射性核素、心导管检查等对胸部疾病导致的功能和形态改变提供很有价值的资料，使得诊断的精确性大大提高。但体格检查仍然是胸部疾病临床诊断工作中不可缺少的最简便、最基本的方法，也是外科医师必备的基本技能之一。胸部疾病的体格检查，如观察患者的呼吸运动、胸壁活动情况，有无发绀、杵状指（趾）、颈静脉怒张；呼吸音性质和强度，有无喘鸣，干、湿啰音，以及震颤和心脏杂音等，不仅可以加深对病情的了解，而且为采取进一步的诊断措施提供思路。当然对于早期、位置隐匿的胸部病变，体格检查可能查不到阳性体征，但有时某些阴性体征也同样具有重要的意义。

体格检查时应注意患者的意识、体位、脉搏、呼吸、血压、体温、皮肤及黏膜有无发绀、水肿等。颈部检查应注意气管位置是否偏移，有无颈静脉怒张，颈部锁骨上淋巴结有无肿大。对胸部恶性肿瘤病例应检查有无霍纳（Horner）综合征和有无声音嘶哑，必要时需检查声带活动情况。胸壁检查应注意双侧胸廓形态，呼吸运动幅度是否对称，有无畸形或肿块，肋间隙是否内陷或外凸，纵隔及心浊音界有无移位和腋部淋巴结是否肿大。胸部叩诊检查有助于发现气胸、胸腔积液、肺实变、肺叶或一侧肺不张，肺气肿或体积大、部位浅的胸部占位性病变。听诊是检查心、肺疾病的主要方法之一。心脏听诊有助于诊断先天性心血管畸形和后天性心脏病。有些先天性心脏血管畸形如动脉导管未闭和常见的风湿性心脏瓣膜病变，根据听诊发现的具有特征性的心脏杂音即可明确病变的性质，做出正确诊断。肺部病变听诊检查也可提供有价值的诊断资料。

对胸部疾病患者进行检查时还必须进行系统的全身体格检查。胸部疾病可引起胸外器官、组织的改变。例如，肺、支气管或胸膜慢性化脓性感染以及发绀型先天性心脏病病例常呈杵状指（趾）。肺部疾病还可引起四肢骨关节肥大、肿胀、疼痛。肺和纵隔恶性肿瘤可伴有神经系统或其他器官、组织转移或压迫的征象，呈现脑、脊髓占位性病变的症状。例如，臂丛神经、喉返神经、膈神经、交感神经、上腔静脉受压迫；肿瘤在肝、腹腔、骨骼系统转移以及内分泌系统功能失常的症状等。食管下段及贲门癌病例需常规做直肠指诊，以了解盆腔内是否有种植转移病灶。

（付嘉玉）

第四节　胸部影像学检查

一、胸部 X 线检查

随着 CT 及 MRI 检查技术的迅猛发展，X 线检查的适用范围日趋缩小，而临床价值也相应下降，某些检查手段已逐渐被新技术所取代。但体位标准的胸片仍是发现病变、对病变做出正确定位和定性的先导。即使胸片表现并未对病变做出决定性诊断，它也是进一步做其他影像学检查的基础。由于胸片包括较大范围的胸部结构，价格又较低廉，迄今仍是许多胸部疾病复查、观察病变有无变化的首选方法。

胸部 X 线检查项目主要包括透视、常规摄片、造影检查以及介入放射学技术等。胸部透视的主要优势在于可在转动患者时多方位观察病变部位，一定程度上消除摄片前后或左右重叠问题，有助于定位及鉴别诊断；此外可观察病变或器官组织的运动状态，有助于了解其功能或病情严重程度。例如，脊柱旁、心脏后方、膈肌或肋膈角等隐匿部位的胸部病变，在摄片检查时易漏诊或误诊，透视通过转动患者改变体位而得以显示。肺充血时在透视下可观察到特征性的肺门舞蹈征。但透视检查无法记录病变情况，不便讨论分析和随访对照，且患者检查时接受的辐射剂量较大，因此，透视只是胸部摄片的补充。

目前，计算机放射成像（CR）或直接数字 X 线成像（DR）检查已成为各大医院常规项目。DR 与 CR 的共同点在于将 X 线影像信息转化为数字影像信息，可根据临床需要进行各种图像后处理，与常规胸部摄片比较，可提供更多的影像诊断细节。

体层摄片因需多次投照，检查烦琐，可靠性和精确性差等因素，已完全被 CT 检查所取代。胸部造影检查有支气管碘油造影、食管钡餐造影、脓胸窦道及瘘管造影、胸膜腔或纵隔充气造影以及心血管造影等。支气管碘油造影、胸膜腔或纵隔充气造影因检查麻烦，相关并发症多，临床已基本淘汰。食管钡餐造影可观察食管黏膜情况，管壁收缩运动和柔润性，管腔有无充盈缺损、狭窄、梗阻、扩张、受压移位以及造影剂有无进入憩室囊袋或外溢入邻近器官组织。食管造影 X 线检查是诊断食管疾病的重要方法。食管癌术后造影可了解有无瘘口及吻合口通畅情况。心脏疾病可根据食管受压移位或局部压迹判断心脏增大的程度及来源。脓胸或胸壁窦道造影有助于明确病变范围、长度、部位及是否与胸内脏器相沟通，为手术方式的拟定提供重要信息。

二、胸部 CT 检查

随着 CT 机普及和推广运用，CT 检查已成为胸部疾病诊断的最主要影像学手段，而且已成为很多疾病的首选检查方法。CT 检查完全消除位置重叠问题，可发现 X 线摄片中的隐匿部位病变，运用窗宽技术可同时观察肺、血管、软组织及骨骼等结构。此外，CT 机具备很高的密度分辨力和空间分辨力，能根据 CT 值的不同区分不同的组织成分，有利于观察特征化病理变化的过程。利用 CT 三维重建技术可多方位显示病变及其与邻近结构间相互关系等。

目前，胸部 CT 检查可分为以下 6 种扫描方式。①普通扫描（平扫），为不使用造影剂的常规扫描，扫描范围通常从肺尖至肺底，也可根据定位片所见，进行局部选层扫描。对多数胸部病变，平扫能满足诊断要求。平扫通常分别使用肺窗观察肺，纵隔窗（或称软组织窗）观察纵隔。②增强扫描，通常是在平扫的基础上，经静脉快速注射造影剂后，延迟一定时间进行的扫描，仅使用纵隔窗观察。主要用于鉴别血管性与非血管性病变、明确纵隔病变与心脏大血管的关系以及了解病变的血供情况，帮助鉴别良、恶性病变等。③高分辨力扫描，为采用薄层（1～2 mm）扫描及高分辨力算法重建图像的检查技术。主要用于观察病灶的微细结构，对弥漫性肺间质病变及支气管扩张的诊断具有突出效果，多用肺窗观察，它是常规扫描的一种有益补充。④动态增强扫描，指注射造影剂后对某感兴趣区行多次快速扫描，以了解造影剂的浓度变化，主要用于明确血供丰富的病灶或血管性病变。⑤CT 灌注成像，从静脉快速团注造影剂时，对感兴趣区层面进行动态 CT 扫描，从而获得感兴趣区时间—密度曲线，曲线中 CT 值的变化，可反映组织中碘聚集量随时间的变化而变化，因此可有效地反映局部肺组织血流灌注量的改变。⑥多排螺旋 CT 扫描，为 X 线管一次旋转过程中同时获得 4 层、8 层或 16 层面或更多层面的图像数据的成像技术。该容积扫描明显缩短胸部扫描的时间，大大提高纵轴方向的空间分辨力，16 排螺旋以上机型已完全达到各向同性的要求，通过强大的后处理技术，可对胸部病变进行多方位观察，且具有肺结节分析功能、肺支气管成像、肺含气量测定、支气管仿真内镜功能以及主动脉和肺动脉 CT 血管造影（CTA）等。

三、磁共振成像

磁共振成像属于无创无辐射检查。与 CT 横断面扫描相比，MRI 不需要后处理便可得到冠状面、矢状面和横断面三维扫描图像。MRI 利用多种序列，可反映人体各组织的生理、生化和代谢改变。脂肪、血液、纤维组织、肌肉、液体成分、病灶内出血、坏死等在不同序列显示不同信号强度，对纵隔、心脏、胸壁病变的诊断有独特优点。对肺癌纵隔、胸壁侵犯以及有无肺外转移的评估亦有帮助，可用于肿瘤分期。因肺实质质子密度低，肺泡组织与空气界面产生较大磁场梯度，以及呼吸运动和心脏搏动造成较多伪影，常规 MRI 难以显示肺组织，对肺内病变诊断价值有限。近年来，随着 MRI 硬件的改进以及软件的开发，超快速屏气扫描能在单次屏气中完成整个胸部检查，扫描时间的缩短，使得胸部动态增强成为可能，MRI 的适用领域也越来越广。目前，动态增强 MR 血管成像可用来诊断肺动、静脉及主动脉疾病，结合 MR 电影检查可动态观察大血管内血流情况，用于区分真假腔。此外，MRI 可同时判断肺实质的灌注异常，除用于肺栓塞外，还可对临床很多其他疾病（如肺纤维化、肺气肿、肺肿瘤等）的肺灌注情况进行评估，作为治疗前的基础资料。动态增强 MRI 则能如实反映良、恶性结节的供血特点及差异，适用于肺内良、恶性结节的定性诊断。MR 波谱成像是一项新的检查技术，在颅脑疾病诊断中运用较成熟，在胸部可通过分析不同性质孤立性肺结节内生化物含量的差异来进行良、恶性鉴别。

（符洪犊）

第五节　支气管镜检查

硬质支气管镜检查在临床上应用已逾百年。1967 年以后，随着光纤支气管镜（以下称纤支镜）应用到临床，经支气管镜肺活检（TBLB）、荧光支气管镜（AFB）和支气管肺泡灌洗术（BAL）的出现，支气管镜检查已成为气管、支气管内病变诊断的关键手段。

最初使用的支气管镜是不同长度和直径的硬质金属管，带有光源照明，可应用于儿童和成人。硬质支气管镜已有望远功能甚至配备周围照明装置，可看到与实物相同大小或放大的视野。虽然应用硬质支气管镜检查时需全身麻醉，且无法调整镜头方向，可见到的支气管范围有限，但是硬质支气管镜具有工作孔内径大，便于观察靶目标和取出异物等优点，仍是临床不可缺少的工具。

目前生产的纤支镜有多种型号，可适应新生儿到成人的检查要求。纤支镜的图像是由光传导束和检视束玻璃纤维束结合形成的。通常有两个光传导束和一个检视束，准确地反映采集的图像。但与硬质支气管镜比较，纤支镜的工作孔内径较小，吸引分泌物或使用活检钳等附件受到一定限制，也无法用其取出一些较大的异物或做某些介入性治疗操作。

近来已使用微型化的电荷耦合器件（CCD）技术替代光纤系统，将影像传送到电视监护器中，称为电子支气管镜或视屏支气管镜。可产生具有较高的图像分辨率、色彩和亮度的视频图像，可准确地展现细小的黏膜颜色变化。其遥控设置还具有控制释放、静止、光圈、缩放与录像等功能。

一、支气管镜检查的适应证和禁忌证

（一）支气管镜检查的适应证

（1）不明原因的痰中带血或咯血。

（2）不明原因的肺不张。

（3）反复发作且吸收缓慢的肺段肺炎。

（4）不明原因的干咳或局限性哮鸣音。

（5）不明原因的声音嘶哑、喉返神经麻痹或膈神经麻痹。

（6）胸部影像学表现为孤立性结节或块状阴影。

（7）痰中查到癌细胞，胸部影像学阴性。

（8）肺部感染需经防污染毛刷或支气管肺泡灌洗分离鉴定病原菌。

（9）诊断不明确的肺部弥漫性病变。

（10）需做 BAL 或 TBLB 检查者。

（11）怀疑气管食管瘘者。

（12）观察有毒气体引起的气道损伤、烧伤。

（13）选择性支气管造影。

（14）肺癌的分期。

（15）气管切开或气管插管留置导管后怀疑气管狭窄。

（16）气道内肉芽组织增生，气管、支气管软化。

（17）治疗需要，如取出气管、支气管内异物，帮助建立人工气道，治疗支气管内肿瘤，治疗支气管内良性狭窄，放置气道内支架，去除气管、支气管内黏稠分泌物等。

（二）支气管镜检查的禁忌证

（1）麻醉药物过敏。

（2）通气功能障碍引起二氧化碳（CO_2）蓄积，而无通气支持措施者。

（3）气体交换功能障碍，吸氧或经呼吸机给氧后动脉血氧分压仍低于安全范围者。

（4）心功能不全，严重高血压和心律失常者。

（5）颅内压升高者。

（6）主动脉瘤。

（7）凝血机制障碍，血小板低于 $75 \times 10^9/L$ 者。

（8）近期哮喘发作或不稳定哮喘未控制者。

（9）大咯血过程中或大咯血停止时间短于 2 周者。

（10）全身状态极差者。

（11）受检者精神高度紧张、未用药物控制者。

二、支气管镜检查准备

支气管镜检查前，医师应全面了解患者的病史、心肺功能，有无禁忌证。有高血压、心绞痛病史的患者应制订好术中监护和应变计划。对于严重的通气功能障碍者，应先建立人工气道，在机械通气条件下进行检查。存在轻度低氧血症时，应准备好鼻导管或面罩吸氧设备。但对于严重低氧血症者，吸氧 10 L/min 以上仍不能保持动脉血氧饱和度在 95% 以上者，应建立人工气道，在呼吸支持、高浓度吸氧等条件下进行检查。

拟在局部麻醉下进行支气管镜检查时，应向患者说明检查的目的和意义，术中可能出现的疼痛、不适，以及有痰时的处理方法。对于精神紧张的患者术前应给予镇静药物，如安定类。对咳嗽剧烈的患者应给予强效镇咳药物，如可待因，但应警惕这些药物的呼吸抑制作用。为减少迷走神经反应和气道分泌物过多，可在术前半小时给患者肌内注射阿托品 0.5 mg。在全身麻醉下行支气管镜检查时，除常规的全身麻醉术前准备外，也可给予阿托品肌内注射，以减少气道分泌物，利于手术的顺利进行。

施行局部麻醉下支气管镜检查时，可经喷雾或雾化吸入 2% ~10% 利多卡因麻醉。支气管镜通过声带后，立即通过工作孔滴入 2% 利多卡因 5 mL 做下呼吸道麻醉，利于支气管镜检查。为减少支气管镜刚通过声带时的反应，也可在术前经弹性圆锥穿刺滴入 2% 利多卡因 5 mL，这样可在很大程度上减少不良反应。

对所有接受检查的患者均应由助手协助观察呼吸次数、呼吸节律、心率、心律和动脉血压等内容。有条件者还应实时监测心电图，无创性血氧饱和度和动脉血压，如有变化应及时通知术者和采取必要措施。

三、常规支气管镜检查方法

全面的支气管镜检查应从上呼吸道开始到支气管镜无法观察到的段或亚段支气管为止。

喉由许多软骨连接而成，其中环状软骨最硬，是呼吸道中唯一完整的软骨环，侧后壁附着甲状软骨。后者在此可有轻度的旋转和前向运动。会厌始于甲状软骨前壁后面，沿舌根部向上延伸。左、右声带随呼吸和发音平行地向中线和两侧运动，出现运动失调或麻痹时常提示喉返神经受损。

成人气管长 12～14 cm，上端通过环气管膜附在环状软骨上，下端在平第 4 胸椎处分成左右支气管。支气管镜检查时可见气管黏膜光滑，下端隐现半环状软骨环。吸气时，气管内径扩大成圆形。呼气时，可看到软而扁平的后壁，略微突向管腔。气管横断面最常见的畸形为"鞘"样畸形，横径断面变窄，类似于三角形。甲状腺肿大时可压迫后面的气管，引起管腔横断面呈卵圆形改变。已做气管切开或气管插管的患者可因导管的摩擦、气囊压迫而引起气管损伤，支气管镜检查时可见到这些变化。

气管下端由隆嵴将气管分成左、右支气管。隆嵴是由马鞍形软骨、气管间韧带和支气管、心包膜纤维附着部组成，呈锐角。隆嵴增宽常提示隆嵴下淋巴结肿大。较大的支气管和下叶支气管仍具有与气管相似的软骨。中等大小的支气管，上叶和中叶支气管及段支气管则为大而不规则的软骨片。使用硬质支气管镜时，只能看到段以上的支气管，而可曲支气管镜则可达亚段水平。支气管软骨有保持气道开放作用，局部创伤后的软骨软化可造成呼气时气道陷闭。

支气管镜检查时可应用活检钳采取活组织标本，进行病理、免疫组化甚至分子生物学等方面的检查，帮助做出正确诊断。对于支气管镜看不到的结节病灶或片状阴影，可将支气管镜的头端插到与拟采取病灶相连的支气管，伸出活检钳到支气管后，在透视帮助下将活检钳伸入病灶内钳取活组织标本。对于活检钳不能接近的支气管外病灶需改用其他方法，如针刺吸取活组织成分或细胞。夹取肺组织时，应尽量将无锯齿活检钳伸至肺外周，才能取得较满意的肺组织，但应注意避免夹破脏层胸膜引起气胸。活检钳夹住胸膜时，患者常可感觉到明显的胸痛。因此，当患者诉胸痛反应时应立即向外退出活检钳，调整方向及深度后再操作。只有证明活检钳半关闭后仍然距胸膜达 1 cm 以上才开始活检。

为采集细胞学标本，可调整支气管镜镜头的方向，将毛刷紧贴在靶目标上，前后拉动 3～5 次即可。毛刷随支气管镜拉出后，将刷检毛均匀地在载玻片上涂抹，供细胞学检查使用。也可将毛刷放在生理盐水内洗脱，离心后再进行细胞学或免疫组化甚至分子生物学检查。对支气管镜无法见到的肺周围病灶，可在透视引导下将毛刷伸至病灶内刷取，帮助提高诊断率。

为分离和鉴定病原微生物，可采用单套管或双套管毛刷采集防污染标本。因为局部麻醉药物有抑制细菌生长的作用，所以检查前应给予患者充分的镇静、镇咳药物，以便减少检查时的麻醉药物用量。如应用弹性圆锥穿刺注入局部麻醉药物，最好令患者取健侧卧位后注射，使麻醉药物主要分布在气管和健侧支气管，减少麻醉药进入欲检查的支气管，以帮助提高检出率。

四、荧光支气管镜

近年荧光支气管镜（AFB）已经陆续应用于临床。对于中央型肺癌，特别是支气管腔内病灶，早期 CT 不能显示，需要支气管镜检查才能发现。偶有临床上可见到痰中恶性细胞，但支气管镜无法看到的病变。这是因为常规白光支气管镜（WLB）不能发现一些黏膜和黏膜下早期病变，有时需数月甚至 2～3 年才能表现出肉眼可见的病变。

荧光支气管镜的机制为利用组织自荧光的不同特性观察和分析气管和支气管黏膜病变。当用一特殊波长的光激发正常组织时，可发出特异的荧光。病理状态时，由于疾病过程引起的相同组织的结构完整性变化可改变或抑制自荧光。但发射出的荧光强度极低，不能被肉眼看见。近来的技术进步，已可将现代的精密照相机、计算机控制的图像分析技术和肺图像荧光内镜系统连到光纤支气管镜上，对气道做自荧光检查。可实时采集图像，帮助检测正常气管、支气管黏膜中很小区域的荧光变化。在气管支气管树上异常荧光区域黏膜的活检可增加对小的恶变前病灶（发育异常）或早期恶变（原位癌）的检出率。

欧洲大样本研究收集了 1 173 位年龄 >40 岁且吸烟指数大于 20 的人群，分别使用常规 WLB 和 AFB + WLB 进行检查。发现后者检查出 5.1% 的人群存在肿瘤侵袭前病灶（Ⅱ～Ⅲ 度异性增生和原位癌），而 WLB 仅检出 2.7%（$P = 0.037$）。用 AFB + WLB 指导活检，可以将 WLB 组活检的敏感性从 57.9% 提高到 82.3%。另有研究也表明，AFB + WLB 是单用 WLB 诊断中、重度不典型增生和原位癌的相对敏感性为 1.5，并特异性提高。据此推论，AFB 能提高早期中央型支气管肺癌诊断率，但由于支气管镜能直接观察的范围有限，对周围型肺癌的诊断意义不大，无法作为肺癌筛查手段。尽管有上述限制，对长期大量吸烟、中央型鳞癌的高危患者，特别是对影像学检查阴性的反复痰中带血患者有重要意义。对各种介入性操作，如不可手术的肺癌患者腔内治疗时，也可用 AFB 确定病变部位，指导治疗。与传统纤支镜比较，荧光支气管镜检查除了略增加检查时间外，并没有增加并发症的发生率。

五、超声支气管镜

即使是现代的诊断技术，如 CT 和 MRI 扫描，对肺癌的分期也无法做到完全精确，可被诊断的淋巴结累及的病例仅达 50% 左右，常规纵隔检查为阴性的病例可达 60% 左右。一些学者建议对肺癌患者应行经支气管镜针吸活检术（TBNA）来提高分期准确性。但外部超声无法检查气管旁和肺门区域，经食管超声也无法检查气管前、肺门右侧及其前面结构，只有使用超声支气管镜（EBUS）检查才能达到这一目的。这一新技术将从无创或微创角度为胸外科制订手术方案提供重要帮助。

目前有两种 EBUS 的检查方法。一种是在支气管镜顶端放置旋转传感器，提供沿气管镜长轴 360°的图像。另一种是在气管镜顶端放置的线性传感器，可以提供和长轴平行 50°的图像。EBUS 的作用主要有 3 方面：①增加孤立肺结节活检的阳性率；②增加普通 TBNA 对肺门和纵隔淋巴结活检的阳性率，更好地进行肺癌分期以指导治疗；③增加早期支气管内肿瘤（原位癌）的检出率和进行局部治疗。已有研究表明，在使用旋转传感器对 <2 cm 的孤立肺结节活检时，EBUS 可以将检查阳性率提高到 70% 以上。在纵隔和肺门阴影的检查中，EBUS 也较常规盲法 TBNA 有更高的阳性率。

对于淋巴结分期，EBUS 也有其优越性，在适当的条件下可发现 2～3 mm 的淋巴结。此外，还可将 EBUS 与 TBNB 结合起来，由于 EBUS 可帮助定位 8 mm 以下的淋巴结，可明显提高诊断率并减少并发症。纵隔淋巴结的分期决定着非小细胞肺癌（NSCLC）患者的治疗策略和预后。最理想的情况是对每一例患者均进行明确的淋巴结分期，然后决定治疗方案。有学者使用 EBUS 正确评估了 207 例患者中 172 例（71%）的纵隔淋巴结分期，平均淋巴结大小为 1.7 cm。另一项 200 例患者的研究中，EBUS 引导的淋巴穿刺与常规 TBNA 相比，淋巴结分期的准确率在隆嵴下淋巴结组相似，而在其他组的淋巴结中，EBUS 的准确率则有明显提高。在正电子发射体层成像（PET）阳性的纵隔淋巴结中，EBUS 也可以用来指导淋巴活检采样。同时，EBUS 可以和经食管超声内镜检查术（EUS）联合使用，EUS 可以达到某些 EBUS 不能达到的部分淋巴结。两者可以起到相互补充的作用，从而对大部分纵隔淋巴结进行准确穿刺，以期达到完全代替纵隔镜的效果。

此外，EBUS 通过对黏膜下超声结构的观察，可发现 CT 不能显现的支气管内肿瘤。早期肿瘤的病理解剖定义是肿瘤没有突破到黏膜下。在纤支镜看到的肿瘤中仅 75% 可被放射线学发现。在一些早期支气管肺癌患者中，也可发现有支气管壁浸润，甚至局部淋巴结肿大。在黏膜改变时，甚至当黏膜似乎完整时，常规支气管镜显然无法发现这些肿瘤。EBUS 则可显示改变后的黏膜下层解剖学结构，因此可以发现肿瘤黏膜下浸润。EBUS 不仅可以检查肿瘤的浸润程度，并可对原位癌进行治疗。在一项日本的研究中，EBUS 可正确地检查出 24 例肺癌患者中 23 例患者的肿瘤支气管浸润深度，其敏感性和特异性均较 CT 高。对其中 18 例早期 NSCLC 或原位癌患者中的 9 例进行了光动力治疗，随访 32 个月未发现有肿瘤复发。

EBUS 还能发现纵隔器官的肿瘤浸润，如腔静脉或主动脉。在鉴别支气管壁是否被纵隔肿瘤浸润时，EBUS 也优于影像学检查。在一些有经验的医疗机构，EBUS 已成为有用的常规方法。1999 年日本的一项多中心研究表明，初学者在局部麻醉下也能安全地应用 EBUS，甚至没有任何不良反应。另一项研究表明，对于大多数病例，非常局限的局部肿瘤的 EBUS 术前分期可相当于术后组织学结果。

在一项随机前瞻性研究中，为早期发现局部肿瘤，还将 EBUS 和 AFB 结合起来，结果表明能明显提高支气管壁良、恶性病变的鉴别诊断水平。进一步的前瞻性研究将与常规方法比较，包括多普勒超声解剖学，组织计算分析并加活检，提高诊断水平。

六、支气管肺泡灌洗术

支气管肺泡灌洗术可用于间质性肺疾病、肺泡蛋白质沉着症、不明原因的肺部感染或其他诊断不明的弥漫性肺病变。先将可曲支气管镜放置到目标支气管（通常为右中叶或左舌段的段支气管开口）后，滴入 1 : 10 000 的肾上腺素 1 mL，收缩黏膜血管，舒张支气管，帮助回收灌洗液。然后分 3 ~ 5 次注入 100 ~ 150 mL 温度约 37 ℃ 的生理盐水，再用 100 cmH_2O 左右的负压回收到串联容器内。通常第 1 次回收量最少，以后顺序增多。总回收液体量可达到灌注总量的 40% ~ 60%。影响回收率的因素主要为支气管的通畅性和回收的负压。原有支气管病变，如支气管充血、肿胀及炎症造成的气道狭窄或支气管反应性增高，气道平滑肌收缩和平滑肌肥厚可明显影响灌洗液回收率。此外，负压水平也影响回收效果。负压过低固然不足以吸引出灌洗到支气管内的液体，而使灌洗液潴留在支气管肺泡内。但负压过高可陷闭引流的支气管，也影响液体回收。检查前的准备工作如镇静药物、麻醉药物甚至支气管扩张药的合理使用可明显降低支气管反应性，提高回收率。

为分析细胞成分，在做 BAL 时应尽量避免镜头碰伤支气管黏膜，引起出血。为达到这一目的，也可使用充分的镇咳药物，避免咳嗽时镜头碰伤支气管黏膜。此外，灌洗前向镜头可能触及的支气管黏膜区滴少量 1∶10 000 肾上腺素，也可帮助达到这一效果。在使用 BAL 技术分离和鉴定病原微生物时，也应避免黏膜的损伤出血，同时还应避免或尽量减少使用局部麻醉药物或抗生素，以免它们抑制病原微生物在培养基中的生长。

七、支气管镜检查的并发症及其处理

某些患者在支气管镜通过上气道、声门进入气管的过程中，可出现喉、支气管痉挛，呼吸暂停，甚至心搏骤停等严重并发症，这与患者准备不充分有关。检查前给患者做好充分的解释工作以减少其精神紧张，给予镇静药物，肌内注射阿托品及充分的上气道局部麻醉，对于减少或避免这些并发症是非常重要的。此外，对支气管镜检查医师和助手的全面训练也有助于减少这些并发症。

部分支气管镜检查时出现的威胁生命的并发症与预先使用的药物和局部麻醉有关。加重因素包括高龄、心血管病、慢性肺疾病、肝肾功能异常、癫痫和精神状态改变。中度镇静药、抗焦虑药、肌肉松弛药可增加患者合作，便于检查。但是有器官功能不全时，应调整剂量，以便减少药物引起的呼吸抑制、低血压甚至心律失常等并发症。

在全身麻醉或局部麻醉清醒状态下行支气管镜检查常导致低通气和氧合功能降低，严重者会出现 CO_2 蓄积和低氧血症，这在支气管镜刚通过声门时最明显。因此，对于高龄和原有心肺疾病者应连续监测动脉血氧饱和度和心电图。如果患者吸氧后或经机械通气给氧后动脉血氧饱和度达不到 95% 以上，则不能进行支气管镜检查。术中应调整给氧流量，使血氧饱和度保持在 90% 以上。

原有心血管疾病，特别是有心内膜炎的患者，在硬质支气管镜检查前应常规使用抗生素，预防检查过程中黏膜或组织损伤后细菌入血引起的感染。应用可曲支气管镜时可不作常规用药，但考虑到检查过程中也常可损伤黏膜，有学者建议常规应用抗生素预防。

通常支气管镜检查后出现的暂时发热不需要抗生素治疗。然而，发热同时伴有胸部影像学提示的肺内斑片状阴影或持续性发热，需给予抗生素治疗。治疗前后应收集系列痰标本，分离培养和鉴定病原菌，为调整抗生素时作参考。老年患者，原有慢性肺部疾病、支气管内阻塞和支气管镜手术治疗过的支气管内肿瘤及免疫功能低下患者，支气管镜检查后易出现发热，大多在 24 小时内会自然退热，但免疫功能低下和年老体弱的患者易并发严重的肺部感染，需积极地应用抗生素治疗。

透视引导下经支气管镜肺活检后发生气胸的概率为 4% 左右。不用透视引导时，气胸的发生率更高。机械通气患者中，特别是原有慢性阻塞性肺病或肺大疱患者，做 TBLB 手术时气胸发生率明显增加。免疫抑制宿主接受 TBLB 时，气胸发生率为正常人的 3 ~ 4 倍。因此，最好在透视引导下做 TBLB，术后常规透视或胸部 X 线摄片复查。若气胸量超过 20% 时，应予胸膜腔穿刺抽气或插管闭式引流治疗。

出血是支气管镜检查最常见的并发症之一，即使是无出血倾向的患者，经受检查时机械创伤、活检、支气管毛刷和负压吸引也可以在一定程度上增加出血概率。术前适当地评价凝血功能，可在一定程度上避免出血。已知有出血性疾患的患者，特别是那些患血小板功能异常或血小板减少症的患者，支气管镜手术后出血或咯血危险性明显增加。此外，尿毒症患者在支气管镜手术后出血的发生率也可达 45% 左右。有学者建议，尿素氮（BUN）高于10.8 mmol/L或肌酐（Cr）高于 >265.2 μmol/L 也是支气管镜手术的禁忌证。少量出血时，在局部滴入 1 ：10 000 肾上腺素即可取得很好的治疗效果。大量出血时应根据出血的原因、部位和血管受损的程度而选择相应针对病因的药物，或局部应用高压气囊压迫等治疗。

（符洪犊）

第二章

胸外科急症处理原则

第一节 胸外科急症早期处理基本原则方法

胸外科急症主要临床特点是：①伤情危重，相继出现呼吸、循环功能障碍；②患者多伴有多发性损伤（如腹部、四肢、颅脑损伤）。因此，接诊后应力求尽快做出准确诊断，分秒必争地抢救患者。

一、早期处理基本原则

（1）迅速有效针对威胁患者生命的伤情进行紧急处理，如开放气道、解除堵塞、心肺复苏等。

（2）在进行各种急救措施的同时，立即实施简明扼要的体格检查。

（3）必要时行胸穿以确定是否存在血气胸，有条件可行血气分析及胸部 X 线摄片等检查，尽快明确诊断。

（4）接诊要点：①对胸外科急症患者有严重呼吸困难、明显缺氧，首先应紧急行弹性圆锥穿刺、气管插管或气管切开，及时应用呼吸机辅助呼吸；②对胸部大血管、心脏破裂导致大量血胸、心脏压塞、心跳微弱的患者，应及时行心包穿刺或开胸探查，同时补充丢失的血液，反对盲目进行胸外心脏按压；③床边备气管切开手术包，气管插管操作失败后应立即行气管切开术；④及时做胸腔闭式引流；⑤分清多发伤主次，首先处理危及生命的伤情（呼吸、循环、出血）。

二、早期处理基本方法

1. 通畅气道

紧急解除呼吸道阻塞，迅速清除口鼻腔内血块、分泌物及异物等，改善和维持呼吸功能。对清醒患者，可用负压吸引分泌物，辅助患者咳嗽，自行排出呼吸道分泌物及异物，尽快解除呼吸道阻塞。对昏迷患者则根据患者呼吸困难缺氧的程度，清除呼吸道血块和异物，尽快保持呼吸道通畅，立即做气管插管或气管切开，用呼吸机恢复正常的呼吸功能。

2. 立即处理张力性气胸和开放性气胸

开放性和张力性气胸均可改变胸腔的负压，引起肺不张、纵隔移位等，如果不迅速处理，可因呼吸、循环功能衰竭而致死（图 2-1）。因此，对开放性气胸必须尽快用敷料等物，将创口封住，变开放性气胸为闭合性气胸。张力性气胸的紧急处理方法是穿刺减压或安置胸腔闭式引流。在野外紧急情况下，可用一粗针头连接橡胶手指套，顶端剪开一小孔，于患侧胸前锁骨中线第2～3肋间插入胸腔，以达到单向减压急救的目的。继之进行胸腔闭式引流（图2-2）。

图2-1 纵隔气肿及开放性气胸示意图

图2-2 橡胶指套排气法

3. 反常呼吸运动的处理

严重闭合性胸部创伤患者，由于多根多段肋骨骨折（连枷胸），形成反常呼吸运动，可导致呼吸循环功能障碍（图2-3）。在野外或受伤现场时，可先用清洁敷料或衣物等压迫，以相对固定胸壁和限制胸廓反常运动，便于采取下一步处理措施。患者送达医院后，可先行胸廓外固定法和断肋牵引外固定法。如不奏效可手术切开断肋行内固定和胸廓重建术。

4. 快速建立补液通道，有效抗休克治疗

严重胸部创伤患者，会出现不同程度的休克，因此，在维持呼吸循环功能的同时，必须有效地抗休克治疗。根据患者休克的严重程度采取相应抗休克方法。首先要建立足够的静脉通道，以尽快补充血容量。进行心电监护和中心静脉压测定，以便监测心脏功能，正确掌握输液速度。在补充血容量的同时，可适当应用血管活性药物，如异丙肾上腺素、盐酸多巴胺、山莨菪碱及间羟胺等，必要时应用强心药物，如西地兰（毛花苷 C）、米力农等。当有严重内出血时，补充血容量和止血治疗应同时进行，如有腹腔、下肢出血，应采用上肢径路补血，以保证心脏灌注。

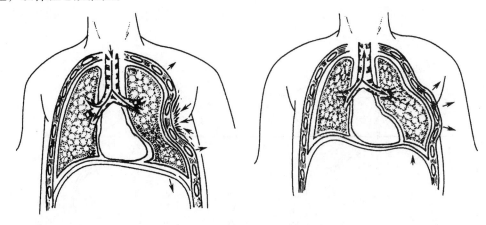

图 2-3　多根多处肋骨骨折导致反常呼吸

5. 开胸探查

由于严重胸部创伤病情危重，开胸探查应严格掌握手术适应证，否则适得其反。凡严重胸部创伤后，通过各种非手术治疗措施，如抗休克，维持心肺功能及胸腔闭式引流等，治疗一段时间后均未能使病情稳定，甚至病情继续恶化、严重威胁患者生命，又具有开胸探查适应证者（如胸内活动性出血，胸内脏器损伤，胸腹联合伤疑有腹腔脏器损伤等），应尽快开胸探查。

6. 及时处理心脏压塞及心脏挫伤

心脏压塞后由于心包腔的压力增大，致使回心血量和心排血量均下降，加重休克。心包穿刺不但可作为诊断心脏压塞的一种手段，而且也可起治疗作用，但不是唯一的治疗手段。一旦确定为急性而严重的心脏压塞，应及时行开胸手术。心脏挫伤多见于严重闭合性胸部损伤，尤其是胸骨钝性挫伤和胸骨骨折者。虽然心脏挫伤在闭合性心脏损伤中是最常见的类型，但往往被漏诊。据报道，在非穿透性胸部损伤中，心脏挫伤发生率为 21% ~ 25%，但很少死亡。诊断主要依据是心电图出现复极异常和心律失常，另外可依据心肌酶谱改变来协助诊断。一般心脏挫伤只需保守治疗，对并发心力衰竭和心律失常的心脏挫伤，可用小剂量洋地黄类药物（正常量的 1/3 ~ 1/2）治疗。

（张小会）

第二节　胸外科并发症处理原则

胸外科并发症（complication）是指在手术过程中及手术后，可能出现的与手术有因果关系的一些病症或病征，在原发疾病的基础上，由其他的因素引起的新的疾病的称谓。目前认为，并发症是在原发病发生发展的过程中，由于机体抗病能力的减退，易受另一种致病因素的侵袭；或在治疗原发病的过程中出现的新问题及药物不良反应，以及不可忽视的社会生活环境、心理、精神等不良因素侵袭，使患者的机体再次遭受新的损伤，其发生的先决条件是要有原发病，即基础病。综上所述，并发症的概念包括了 3 部分：一是要有原发病，二是有新的病因，三是在原发病的基础上由新的病因产生了新的疾病。

　　胸外科手术本身具有双重性。手术可以治愈疾病，挽救患者的生命，但手术本身也具有创伤性质，不仅导致机体发生器质性损害，还可在不同程度上干扰机体的正常生理功能，甚至危及生命。发生这种现象有其一定的客观必然性，包括患者的解剖变异，切除病变时对周围器官组织不可避免的影响，患者对治疗的不同反应，患者在治疗及发病以前的基本体质等。因而术中或术后出现各种并发症并不足为奇。当发现不良后果时，应当清楚地区分医疗事故与并发症，两者的概念是绝对不一样的，所要负的法律责任完全不同。判断的要点应在于：①所发生的不良医疗后果是否由医务人员的过失造成，如属过失行为造成，应定为医疗事故；若属非过失行为造成，则应视为并发症；②所发生的不良医疗后果与医疗人员的过失行为是否有直接因果关系，如有，应视为医疗事故；若无，可视为并发症。对于已尽力预防和控制，但由于现阶段的医疗技术或医疗条件仍难以或未能阻止而发生某一不良后果时，仍应属于并发症范畴。

（张小会）

第三章

胸部创伤

第一节　肋骨骨折

肋骨骨折是最常见的胸外伤之一，无论在开放性损伤还是在闭合性损伤中均多见。

胸壁每侧有12根肋骨。肋骨骨折多是为单根单处骨折，也可为多根单处骨折。在较严重的外伤中可见多根多处肋骨骨折，产生胸壁局部软化区，导致患者出现反常呼吸活动，即软化区胸壁在吸气时内陷、呼气时外突的现象，又称连枷胸（flail chest），可引起呼吸、循环系统功能的严重紊乱。

幼童时期肋骨富有弹性，不易折断。成年期后，肋骨渐失弹性，遭暴力时容易折断。老年人由于骨质疏松，遇外力作用时肋骨最易折断，有时即便轻微作用如咳嗽、打喷嚏也可引起肋骨骨折。

一、病因和病理

肋骨骨折主要由钝性暴力直接作用所致。暴力作用可使骨折发生在肋骨的任何部位；胸廓受挤压时，肋骨中段过度向外弯曲而产生的骨折称为间接暴力引起的肋骨骨折（图3-1）。

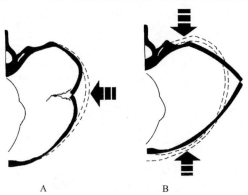

图3-1　引致肋骨骨折的暴力

A. 直接暴力，常伴有肺组织创伤；B. 间接暴力

第1～4肋骨较短，又受到锁骨和肩胛骨的保护；第11、第12肋骨前端游离，活动度较好，因而在创伤中很少发生骨折。一旦第1肋骨发生骨折则说明承受的暴力较强，必须注

意是否伴有锁骨骨折、锁骨下动静脉及臂丛神经等的损伤，并应警惕胸内脏器是否也受到损伤，应详细检查，明确创伤造成的伤害范围。当第11、第12肋骨骨折时，应注意肝、脾是否损伤。肋骨骨折最常发生在第5～10肋骨。按肋骨折断的根数和处数，可将肋骨骨折分为单根单处骨折或多处骨折、多根肋骨每根仅单处骨折或多根多处骨折。肋骨骨折断端可刺破胸膜和肺组织引起气胸、血胸、皮下气肿、咯血等，损伤肋间血管引起血胸。肋骨骨折引起的局部疼痛，可使呼吸活动受限、呼吸道分泌物潴留，引起肺不张和肺部感染等并发症。

单根或多根肋骨单处骨折后，由于肋间肌的固定作用，骨折处一般很少移位，骨折本身对呼吸活动影响不大。多根肋骨多处骨折常由强大暴力所致，如挤压、碾压、高处坠落等，常伴有其他脏器的严重创伤。两根以上肋骨多处骨折时，骨折区的肋骨前后端失去骨性连接和支撑，产生胸壁局部软化区，引起反常呼吸活动（连枷胸）。如果软化区范围较广，产生呼吸运动时两侧胸膜腔内的压力严重失衡，无效通气量增加（图3-2），同时影响排痰，引起二氧化碳潴留和缺氧；产生纵隔左右摆动，影响静脉回流和血压稳定。连枷胸面积越广，对呼吸、循环造成的影响越大，甚至可引起呼吸、循环功能衰竭。

肋骨骨折由于断端常无明显移位，骨折后2～3周即可通过骨痂形成而逐渐愈合，即使断端对位不良，愈合后一般不影响胸廓的正常呼吸活动。

图3-2　胸壁软化引起的反常呼吸运动

注　吸气时软化区下陷，纵隔推向健侧，部分气体从伤侧肺进入健侧肺；呼气时软化区外凸，纵隔向伤侧移位，部分气体从健侧肺进入伤侧肺。

二、临床表现

肋骨骨折者均有局部疼痛，活动或深呼吸、咳嗽时加剧。如骨折断端刺破胸膜和肺组织可致痰中带血或咯血。并发气胸者如胸膜腔内积气量较多，可引起呼吸困难。如多根多处肋骨骨折（连枷胸），上述症状可更明显，甚至出现休克。体格检查在骨折区或承受暴力的部位可见有软组织挫伤。触诊时在骨折部位有明显压痛，可有骨擦感，双手挤压前后胸廓时，可引起骨折处疼痛。并发气胸者患侧胸部叩诊呈鼓音，呼吸音减弱。有时胸壁可出现皮下气肿，触诊时可查到捻发感。范围较大的连枷胸，可见到骨折区胸壁塌陷和反常呼吸活动现象。

三、诊断

肋骨骨折的诊断一般比较容易，结合胸部创伤史和临床表现，X线检查可显示肋骨骨折的部位和范围，并可看到有无气胸、血胸，是否并发肺部挫裂伤等，但X线检查不能显示肋骨与肋软骨连接处的骨折和肋软骨骨折。因此，X线检查未见肋骨异常者并不能完全排除肋骨骨折存在的可能。

临床上可见有些肋骨骨折并发血胸的患者，初诊时X线检查显示积血量很少，但数日后复查会发现胸膜腔较多积液，因此随访很有必要。

四、治疗

肋骨骨折一般能自行愈合，即使断端对位不良，愈合后也不影响胸廓的呼吸功能。因此，对单根或数根肋骨单处骨折，治疗的目的是减轻疼痛症状，使患者能进行正常呼吸活动和有效排痰，防止呼吸道分泌物潴留所致的肺不张、肺炎等并发症，对老年患者尤为重要。根据疼痛症状的程度可选用不同的镇痛剂，一般以口服或局部用药为主，辅以胸带包扎、相对限制局部活动等。较严重的可予肌内注射镇痛剂或肋间神经封闭。肋间神经封闭的范围应包括骨折区所有的肋间神经和骨折区上下各两根肋间神经，每根肋间神经在脊椎旁注入1%~2%普鲁卡因或2%利多卡因3~5 mL。必要时数小时后重复，可连续封闭数日以维持疗效。鼓励患者咳嗽、咳痰、起床活动，是防止肺部并发症的重要措施。

多根多处肋骨骨折者应做详细检查以排除胸腔内其他脏器是否也受到损伤，并按伤情及早给予相应处理。产生明显或范围较大的反常呼吸运动，影响呼吸功能者，需采取下列方法治疗。

1. 敷料固定包扎

用厚敷料或沙袋压迫覆盖胸壁软化区并固定包扎，可限制软化区胸壁的反常活动。

2. 胸壁外固定术

在麻醉下用手术巾钳夹住游离段肋骨或用不锈钢丝绕过肋骨将软化区胸壁提起，固定于胸壁支架上，可消除胸壁的反常呼吸活动。

3. 胸壁内固定术

切开胸壁软组织显露骨折断端后，用金属缝线或钛板、可吸收肋骨钉连接固定每一处骨折的肋骨。双侧多根肋骨骨折产生的严重的胸壁软化可用金属板通过胸骨后方将胸骨向前方拉起，再将金属板的两端分别固定于左右两侧胸廓的肋骨前方，以消除反常呼吸活动（图3-3）。

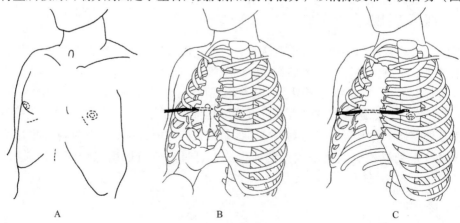

A   B   C

图3-3　用金属板固定双侧前胸壁软化
A. 切口；B. 置放金属板；C. 金属板固定后

4. 呼吸机辅助法

重症患者经口、鼻气管插管或气管切开于气管内置管连接呼吸机后做持续或间断正压通气，这种强制方法可减轻反常呼吸活动，便于呼吸道分泌物清除，并能保证通气，利于抢救。待患者病情稳定、胸壁相对固定后，可逐渐停止呼吸机治疗。

开放性肋骨骨折：无论单根还是多根肋骨开放性骨折，均应尽早施行清创术，摘除游离的断骨碎片，剪去尖锐的骨折断端，以免刺伤周围组织。肋间血管损伤者，应予缝扎止血。骨折根数不多的患者不需要固定断端，多根多处骨折则需做内固定术。胸膜破损的患者宜放置肋间引流管，然后分层缝合创口。术后宜用抗生素。

（梁丽明）

第二节　胸骨骨折

一、病因和病理

胸骨骨折很少见，在胸外伤患者中所占比例不到5%，但在连枷胸患者中发生率可高达16%。大多由强暴力所致，往往伴有多根肋骨骨折，产生胸廓反常呼吸活动，影响呼吸、循环功能，多数患者还伴有胸内脏器损伤或胸椎骨折，应严加注意。

二、临床表现和诊断

骨折后下段胸骨可向前或向后移位，局部剧烈疼痛伴皮下血肿和畸形，触诊常能查到骨折部位明显压痛。侧位或斜位胸部 X 线摄片可明确诊断。

三、治疗

胸骨骨折的治疗重点应放在处理胸内脏器的并发伤上，对位良好的胸骨骨折一般不需要手术。有明显移位的骨折患者往往伴有连枷胸或胸内脏器的损伤，故多主张在剖胸探查时予以一并处理，骨折部位予复位后用钢丝或金属板做内固定。

单纯胸骨横断骨折伴有移位的患者，可行闭式复位。复位的方法是取仰卧位，两臂抬起，持续垫高背部使脊柱过度伸展，并在骨折移位区逐步加压使之复位。闭式复位成功后大多数患者于 1 个月后骨折即可逐步愈合。闭式复位失败者则需行手术复位。

（梁丽明）

第三节　创伤性气胸

正常胸膜腔是不含气体的间隙，期间的压力低于大气压而呈负压。胸部创伤累及胸膜、肺或气管，使空气经胸壁或肺及气管的破口进入胸膜腔，称为创伤性气胸。食管破裂也是引起气胸的原因。许多医源性的损伤，如锁骨下静脉穿刺、人工呼吸、胸外心脏按压、肺穿刺活检，甚至针刺治疗等均有可能引起气胸。根据创伤闭合性或开放性，以及胸膜腔内压力的改变，气胸分为闭合性、开放性及张力性气胸三大类。

一、闭合性气胸

（一）病因

闭合性气胸多见于胸部闭合伤，空气经肺裂伤的破口或胸壁小的创口进入胸膜腔，由于破口迅速闭合，气体不再增多，胸膜腔的压力仍然低于大气压。

（二）病理生理

小量气胸多无呼吸困难，大量气胸可引起肺萎陷，除呼吸面积减少外，肺萎陷后可导致肺内由右向左分流，也是造成患者缺氧的重要原因，但由于萎陷肺内血管阻力增加，血流也明显减少，如健侧肺功能基本正常，所造成的缺氧仍可代偿。

（三）临床表现和诊断

患者的临床表现主要取决于肺受压萎陷的程度及患者伤前肺功能的情况。小量气胸指肺萎陷在30%以下，患者可无明显的呼吸与循环功能障碍。中量气胸指肺萎陷在30%～50%，超过50%则为大量气胸。中量或大量气胸最常出现的症状是胸痛及气急，检查时气管微向健侧移位，伤侧胸部叩诊呈鼓音，呼吸音明显减弱或消失。少数患者可出现皮下气肿。胸部X线检查是诊断闭合性气胸的重要手段。中量或大量气胸多无诊断困难，但小量气胸容易漏诊。若伤情允许，患者立位后的前位摄片，能清楚地显示气胸的程度。

（四）治疗

小量闭合性气胸一般无须特殊治疗，胸腔内气体可逐渐吸收，萎陷肺随之复张，胸膜腔的压力亦逐渐恢复正常。中量或大量闭合性气胸应特别注意，警惕张力性气胸的发生，采用胸腔穿刺抽气治疗或行胸腔闭式引流术。但多数主张行胸腔闭式引流术，即可迅速使肺复张，改善患者缺氧症状，避免可能发生张力性气胸的危险。胸腔闭式引流术的适应证：①中量到大量气胸；②无论气胸多少，只要有呼吸困难者；③非手术治疗中气胸增加者；④胸腔闭式引流拔出后气胸复发者；⑤需用机械辅助通气者；⑥需行全身麻醉者；⑦并发有血胸者；⑧双侧气胸；⑨张力性气胸。

肺复张后有可能发生患侧肺的复张性肺水肿。复张性肺水肿的发生机制可能是由于肺的长期萎陷、缺氧等使得萎陷肺泡壁的渗透性改变，肺泡表面活性物质丧失，引流时强烈的胸腔内负压可使患侧肺毛细血管压力及血流增加。这种并发症多见于自发性气胸，而创伤性气胸由于得到及时处理，早期肺就得到复张，故甚少见，但仍应注意。

二、开放性气胸

（一）病因

开放性气胸主要是火器或锐器暴力致伤，胸壁伤口穿破胸膜，外界空气进入胸膜腔，空气可随呼吸自由出入胸膜腔，引起一系列严重的病理生理变化，使患者的呼吸与循环功能迅速发生严重的紊乱（图3-4）。

（二）病理生理

当胸腔有一较大伤口与外界相通时，胸膜腔内变为大气压，使肺完全压缩，两侧胸腔压力不平衡，纵隔不稳定并呈摆动状态。当吸气时，由于对侧胸膜腔的负压，纵隔向健侧移位，健侧肺也受到一定压缩，严重影响通气功能。当呼气时，纵隔则向反方向移位，这种纵隔移动，称为纵隔扑动。纵隔扑动引起心脏大血管时而移位，影响静脉血回流，可导致循环功能紊乱。纵隔扑动刺激纵隔及肺门神经丛，可引起或加重休克。残气的对流（又称气摆动），加重了缺氧。吸气时将伤侧肺内的残气亦吸入健侧肺内，呼气时健肺从气管排出部分残气的同时，也有不少残气被送入伤侧肺内，造成残气在两肺间来回流动。这部分残气二氧化碳含量高，影响气体交换，加重了缺氧。

图3-4　开放性气胸

A. 吸气时；B. 呼气时

（三）临床表现和诊断

患者表现有烦躁不安、呼吸严重困难、脉搏细弱而频数、血压下降等。胸部穿透伤在呼吸时有空气进出伤口的响声，伤侧呼吸音消失或减低。

（四）治疗

所有开放性气胸患者，均有可能危及生命，一经发现，必须紧急处理。

（1）立即封闭胸腔伤口，如用纱布填塞伤口，再用胶布固定以使开放性气胸转变为闭合性气胸。但必须防止有张力性气胸的危险。

（2）立即气管插管进行机械呼吸，在严重损伤时这是最好的治疗方法。在呼吸循环功能紊乱尚未得到纠正或稳定之前，如无其他需要紧急手术的适应证，清创手术在气管插管麻醉下施行，仔细检查伤口，置入胸腔闭式引流管，再关闭胸腔。气管插管麻醉能立即消除纵隔扑动，使肺复张。

（3）应用抗生素防治感染。

三、张力性气胸

闭合性或穿透性损伤均可引起张力性气胸（图3-5）。

（一）病理生理

肺或支气管常因很小的损伤形成裂伤，由于裂伤的创口呈单相活瓣，当吸气时空气推开活瓣进入胸腔，呼气时活瓣闭合。因而随呼吸，空气源源进入胸腔，胸腔内压力不断增加，肺组织被完全压缩，并将纵隔推向健侧，使健侧肺也受挤压，呼吸通气面积减少，但血流仍灌流不张的肺泡，可引起严重呼吸功能障碍、低氧血症。这时由于胸内正压使静脉回心血量减少，另外纵隔移位使心脏大血管扭曲，将迅速导致呼吸与循环功能衰竭。

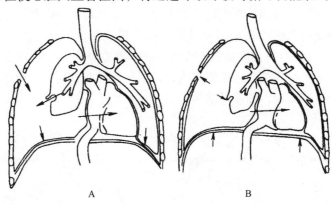

图 3-5　张力性气胸

（二）临床表现和诊断

临床诊断一般较容易，患者伤侧胸壁饱满，肋间隙变平，呼吸活动减弱，气管向健侧移位。叩诊呈鼓音，呼吸音减低或消失。如患者躁动不安、大汗淋漓、高度呼吸困难、发绀、所有胸颈呼吸肌均参与剧烈动作、脉快而细弱、血压下降并常伴有纵隔及皮下气肿。一旦出现上述症状后应立即处理，不应拖延或拍摄胸部 X 线摄片，因张力性气胸已出现血压下降，数分钟后心跳将停止。

注意在应用机械通气时可并发张力性气胸。当潮气量正常，而通气压增加伴有中心静脉压升高时，表示存在张力性气胸。

有以下两种情况可使诊断困难。

（1）在严重肺损伤出现严重肺水肿，或已有纤维化者，肺将无法被压缩，因此，即使出现张力性气胸，仍能闻及呼吸音。

（2）若已有胸膜粘连，仅可产生局限性张力性气胸，这时几乎无法从临床做出诊断。胸部 X 线摄片见整侧肺压缩，纵隔向对侧移位，横膈平坦圆顶消失。在这种病例中，纵隔移位是重要的诊断依据。

（三）治疗

正确的治疗是立即减压，可先放置胸腔闭式引流管，使大量气体，得以逸出。如一时无胸腔引流管，则可在第 2 或第 3 肋间锁骨中线，用粗针刺入排气减压，使张力性气胸转变为单纯性气胸。可于穿刺针尾端拴一橡胶指套，其顶部剪一小口，制成活瓣排气；或可将静脉输液用的乳胶管取下，下端放入 100～200 mL 生理盐水输液瓶内，并于瓶口用胶布固定，以防滑出。

患者经急救处理，一般情况有所改善。应于局部麻醉下在锁骨中线第 2 或第 3 肋间隙插管，做胸腔闭式引流。漏气停止及肺充分膨胀后 24～48 小时即可拔管。如胸腔闭式引流有重度漏气，呼吸困难改善不显著，肺未能复张，疑有严重的肺裂伤或支气管断裂时，应行开胸探查，修复漏气的破裂口。

有学者指出即使临床判断有错误或置入胸腔闭式引流管后未发现张力性气胸，亦无特殊妨碍。反之，如张力性气胸被误诊或延误治疗，则多导致致命的后果。

（梁丽明）

第四节 创伤性血胸

一、病因和病理

肋骨骨折及其他胸壁损伤，常伴有壁层胸膜撕裂，出血多来自肋间动静脉和胸廓内动静脉，其来源于体循环，压力较高，出血常为持续性，不易自然停止，往往需要开胸手术止血。肺组织破裂出血，因肺动脉压明显低于体循环压，而且受压萎陷的肺血管通过的循环血量比正常时明显减少，故肺实质破裂的出血可在短期内自然停止，需行开胸者不多。胸内血管损伤，心脏或大血管出血，包括主动脉及其分支，上、下腔静脉和肺动、静脉出血。量多而猛，大多数患者死于现场，少数得以救治。以上都可产生血胸。脊柱骨折，尤其 $T_{4\sim6}$ 骨折亦可形成血胸，但常在损伤数日后才引起注意。

血胸除局部影响外（如对肺的压迫，使纵隔移位），使健侧肺也受压，并影响腔静脉回流。胸膜腔能容纳 6 L 血液，所以，胸膜腔出血本身不会产生填塞止血作用。当胸腔内迅速积聚大量血液，超过肺、心包和膈肌运动所起的去纤维蛋白作用时，胸腔内积血发生凝固，形成凝固性血胸（coagulating hemothorax）。凝血块机化后形成纤维板，限制肺与胸廓活动，损害呼吸功能。

二、诊断

大量血胸可使呼吸音减弱，叩诊呈浊音，但少量血胸在临床上很难被发现。当积血量少于 200 mL 时，胸部 X 线摄片很难做出诊断，尤其卧位时更难，如是少量出血，在临床上无重要性。在较严重的血胸，如患者取卧位摄片，则不能见到典型的沿胸壁倾斜的胸腔积液现象，仅见损伤侧胸腔呈云雾状增深，甚至完全不透光，严重血胸可使纵隔向对侧移位。大量血胸除引起失血性休克外，大量积血还可压迫肺，使肺萎陷而引起呼吸、循环功能障碍。

胸部 X 线摄片有助于诊断，超声检查可看到积血的多少，对穿刺部位的选择定位（特别是小量血胸时）均有帮助。若胸腔经穿刺抽出积血即可确诊血胸，但在凝固性血胸时则不易抽出或抽出的量很少。胸部 CT 检查能帮助进一步明确诊断。

对于早期血胸患者，除明确诊断外，还必须判断胸腔内出血是否停止，有以下情况考虑出血仍在继续。

（1）脉搏加快、血压下降，经输血、补液等抗休克措施不见好转，或情况暂时好转不久又恶化。

（2）血红蛋白量和红细胞计数进行性持续下降。

（3）放置胸腔闭式引流管，每小时引流血量超过 200 mL，持续 3 小时以上，流出血液色偏红。

三、治疗

血胸的治疗，应恢复血容量和对活动性出血进行止血，及早清除胸膜腔内积血，防治感染；对极少量血胸，仅呈肋膈角变钝者并不需进行治疗，但须严密观察。

对少量血胸可做胸腔穿刺，必要时可重复进行；而多数患者有较大量的血胸，则首先应选择放置胸腔闭式引流。

治疗目的和要求如下。

（1）尽量排净胸腔内的积血，应在损伤后早期血液未凝固或未纤维化前进行。

（2）使被胸腔积血所压缩的肺得到复张。

（3）中等量出血时，治疗的目的在于使肺膨胀紧贴壁层胸膜而起到压迫止血的效果。

（4）估计失血量：在腋中线第 7 肋间插入一较大的胸腔闭式引流管，负压吸引。对同时伴有气胸患者须放置两根胸腔闭式引流管。置入胸腔闭式引流管后，见有大量积血排出，不一定表示在引流时仍在出血，大多数患者在积血排净后，出血多能逐渐停止。如因胸腔内出血造成休克，经大量输血后仍无法纠正休克者，或疑有大血管或心脏损伤者，或有持续大量出血者应立即开胸探查。尚有学者将初次胸腔穿刺或闭式引流积血超过 1 000 mL，列为紧急开胸的指征之一。但多数学者认为，初次胸腔穿刺或闭式引流积血较多，要提高对胸腔大出血的警惕性。还有学者认为，需要根据伤员的具体情况来判断是否有活动性出血。

如血液已凝固无法经胸导管排出，凝固性血胸的病理改变结果是形成纤维胸。因此，及早有效的胸腔闭式引流是预防纤维胸的最好措施。当大量血胸无法引流时，即有手术取出凝血块的指征，或施行肺胸膜剥离术，这多应用于一侧胸腔的一半或一半以上已有密度增深阴影的患者。手术应在损伤后 1 周至多不超 2 周内施行。这时期在胸腔镜下，可顺利完成凝血块清除术。凝血块与肺组织粘连疏松，很容易分离，若凝血块已有机化，则可用纱布拭子帮助剥离。术后胸腔闭式引流时间应适当延长。

（张莹莹）

第五节　气管、支气管损伤

气管、支气管损伤可单独发生或并发有其他脏器的损伤，患者常出现严重的呼吸、循环功能紊乱，病情重，死亡率高。美国国家安全局 1983 年发布的一份报告显示，25% 的钝性损伤死亡患者死因为胸部损伤，但由于 80% 的气管、支气管损伤患者在送达医院前已死亡，因而有关损伤致气管、支气管受损的确切发生率尚无准确报道。Kirsh 等回顾 1 178 例尸检报告发现气管、支气管破裂患者仅 33 例（2.8%），81% 的气管、支气管破裂患者到达医院前已死亡。因此，早期诊断与急救，及时正确的手术治疗常能挽救患者的生命，避免肺功能的丧失及其他并发症的发生。晚期患者亦应争取施行气管、支气管吻合重建，不张的肺常能恢复膨胀，肺功能得到恢复。

1871 年 Seuvre 发表涉及气管损伤的报道，他描述了一名因四轮车压过胸部的 74 岁女性尸检中发现右主支气管撕脱伤。1931 年 Nissen 报道一例 12 岁女孩因左主支气管损伤后狭窄行全肺切除获得成功。1949 年 Griffth 报道一例左主支气管损伤后行狭窄段袖状切除对端吻合取得成功。

一、气管、支气管穿透伤

（一）病因

气管、支气管穿透伤一般病因明确，可由来自管腔外和管腔内的锐性暴力引起。

腔外型暴力如锐物刺伤、火器伤、刀剑劈刺或切割伤等均可导致开放性气管、支气管破裂。此类创伤大多同时并发颈胸部大血管、神经、心脏、主动脉、食管和其他邻近脏器的损伤，损伤后可发生窒息和大出血死亡等严重后果，也可因病情处理不当，致疤痕收缩形成呼吸道狭窄等不良后果。

腔内型暴力是由于气管、支气管内锐性异物，如义齿、钉子、扣针、螺丝、动物类骨质等刺破管壁。此外，医源性损伤如气管镜检查、麻醉插管、气管切开等穿破管壁。

（二）临床表现

最常见的症状是出现明显的纵隔及皮下气肿，并且迅速向颈、肩、胸腹壁等处扩展。患者有不同程度的呼吸困难、发绀、咳嗽、咯血等表现，吸氧后呼吸困难常无缓解。创伤严重及大出血者常有休克及昏迷表现。颈部气管损伤还可有吞咽困难、声音嘶哑等表现，检查可发现随呼吸运动有空气进出颈部伤口而发出吸吮声。

胸内气管损伤与胸膜腔相通者主要表现为严重的张力性气胸，患者呼吸极度困难，剧咳、痰中带血或咯血，严重者有发绀并呈现休克状态，体检可见伤侧胸廓饱满，呼吸运动消失，叩诊回响增强，呼吸音消失，气管向健侧移位，纵隔移位，胸腔引流有持续大量的漏气。如气管、支气管损伤与胸膜腔不相通，多见于较小的裂伤，临床可出现无痰性干咳，迟发性皮下气肿，除后期出现肺不张和肺炎外，症状体征较轻。后期患者有肺不张体征，患侧胸廓平坦，呼吸运动减弱或消失，叩诊呈实音，呼吸音消失，气管向伤侧移位。

腔外型暴力所致气管、支气管损伤多伴有其他脏器损伤，如胸段气管或主支气管损伤常伴有主动脉及食管损伤；2～4 级支气管损伤常伴有心脏等损伤，此类患者病情常较颈部穿通伤更为严重，除纵隔及皮下气肿、呼吸困难及咯血外，一般均有开放性或张力性气胸以及肋骨骨折、肺破裂、血胸等，引起严重呼吸及循环功能障碍，如不及时抢救，死亡率极高。

（三）诊断

1. X 线检查

多数患者通过 X 线检查，结合病史及临床表现，可以做出诊断。早期 X 线检查多数表现为张力性气胸、纵隔积气增宽、皮下及软组织积气。部分患者可见肋骨骨折和血气胸表现。一侧主支气管完全断裂，由于失去支气管的支持，受到气胸的压迫，肺萎陷不张并向心隔区坠落，形成肺下垂征，是气管、支气管断裂的特征性表现。

延期患者的 X 线检查除显示一侧肺不张外也可看到支气管的不连续阴影，或支气管断端阴影。支气管断层或高电压拍片可清楚显示支气管狭窄及中断现象。部分患者可做支气管造影，以进一步了解支气管断端距气管隆嵴的位置和距离，为制订手术方案提供参考。

2. 纤维支气管镜检查

纤维支气管镜检查对早期诊断和定位、了解损伤程度有重要临床价值。不仅可直视受伤支气管腔内情况，还可做选择性支气管造影。对晚期患者的支气管检查不仅可明确诊断，并可排除其他原因诸如分泌物堵塞、异物、肿瘤等引起的肺不张。

（四）治疗

既往由于对气管、支气管损伤认识不足，常延误诊断，致使部分患者失去治疗机会。即使能度过急性期的患者，后期手术也增加了治疗的复杂性，故应强调早期诊断、早期治疗。首先处理危及生命的症状及伴随伤，积极抢救以恢复与维持基本的生命功能，包括紧急止血、保持呼吸道通畅（必要时行气管插管或气管切开）、吸氧、纠正休克等措施。待病情稳定后，根据情况再进行根治性手术。

1. 颈部穿通伤

（1）气道重建：对损伤小于气道周长 1/4 ~ 1/3 者可试行非手术治疗。对于大量漏气或通气困难者，即使裂伤小于 1/3 周长不应试图非手术治疗。尽管单一气道短的纵行裂伤非手术治疗常获得成功，但术前区分损伤范围常有困难，并且远期易发生气管狭窄。因此，及时行气管探查，气管断端用 3-0 或 4-0 可吸收缝线，亦可用 Prolene 缝线间断全层或连续缝合，尽量不用丝线，以防形成肉芽肿。针距、边距均为 2 mm，对合整齐缝合，并将线结打在气管腔外以防止术后形成瘢痕狭窄。术中注意保护气管两侧血供及喉返神经，气管须严密缝合无漏气。对气管损伤伤口不规则者，断端需要修剪整齐，但不宜切除过多。缝合时黏膜应对合整齐，以防术后瘢痕狭窄。当气管组织有缺损时，可采用带锁骨骨膜移植修复气管。

（2）并发症的处理：由于颈部气管外伤常并发颈部其他器官损伤，严重者可并发出血性休克，因此术中须注意探查有无食管、甲状腺以及血管、喉的损伤。

2. 胸部气管穿通性伤

（1）紧急行气管切开并放置胸腔闭式引流管，同时给予吸氧、输血、输液等措施纠正休克。若损伤严重，经气管切开及闭式引流，呼吸困难仍不能缓解，或出现胸内大量进行性出血时，应行紧急开胸手术进行处理。

（2）气管、支气管小的裂伤而无严重复合伤存在，经气管切开，胸腔闭式引流，大剂量抗生素防治感染等措施，常可自行愈合。

（3）大的裂伤或完全断裂均应早期行手术修补或对端吻合，若伤侧肺严重受损应行肺切除术。并发其他器官损伤时应同时予以治疗。

（4）术后行气管切开，以减低呼吸道阻力，及时吸出分泌物，保持气道通畅。继续抗休克治疗，纠正器官功能紊乱及改善患者全身状况。早期行雾化吸入以利排痰，全身应用大剂量抗生素控制感染。

（五）预后

气管、支气管腔外型穿透伤大多有严重复合伤存在，病情极为严重复杂，预后凶险，死亡率高。腔内型创伤多无复合伤发生，如能及时确诊治疗，效果较好。

二、气管、支气管钝性伤

（一）病因

胸部遭受强力挤压或撞击是造成气管、支气管钝性损伤而破裂的主要原因，如交通事故中车辆的碰撞、辗压伤，厂矿施工中机械及塌方造成的砸伤、挤压伤、摔伤、爆炸伤等。有报道显示，气管、支气管钝性损伤在临床上较穿透伤多见，是胸部闭合性外伤早期死亡的原因之一。近年来，随着高速交通的发展及交通事故的增多，本病的发生率也不断增加。1999

年瑞士意外事故预防办公室报告显示，90%的胸部钝性损伤出自于交通事故，7%由工伤引起，其他外伤占3%，欧洲国家因交通意外事故造成的死伤比例为1 : 40。同时，国内外文献报道气管、支气管损伤患者占胸部钝性外伤患者的0.7%，尸检的2.8%。

（二）发病机制

Kiser统计显示，气管、支气管裂伤发生的概率以右侧主支气管损伤最为常见，左侧主支气管、气管相对较低。部分患者可涉及左、右主支气管，甚至气管。具体损伤部位以气管隆嵴为中点，距气管隆嵴1 cm以内的损伤约占全部损伤的58%，2 cm以内的占76%。同时，右侧支气管损伤部位距气管隆嵴的平均距离为1.1 cm，明显短于左侧的1.8 cm。

右侧主支气管损伤最为常见的原因可能在于右侧支气管较左侧短，同时，气管、左侧支气管有主动脉及纵隔等其他组织保护。另有学者认为，由于右侧支气管相对较短，因而在遭受减速伤时所受的牵拉力较左侧大。而正是由于气管、左侧支气管有主动脉及纵隔等其他组织保护，其自受伤到确诊的时间相对较右侧长。

（三）损伤机制

有关气管、支气管损伤的机制目前尚无明确的解释，目前主要有3种解释。

1. 压力学说

胸部受伤时，患者屏气，声门紧闭，膈肌固定，气管、支气管内固定于胸骨和脊柱之间，压力突然升高，当压力超过管壁的耐受能力时，则发生气道破裂。Estridge应用猪的动物模型实验证实了这一理论。

2. 牵拉学说

胸部受突然的强力挤压时，胸廓前后径变小，横径增大，此时肺仍与胸壁紧贴，向左右分离移位，牵拉气管隆嵴，这种向外分离的牵拉力超过一定的限度时，主支气管可发生破裂。

3. 减速学说

主支气管固定于气管隆嵴，而两侧肺侧有更多的移动空间，当胸部快速减速时，产生撕裂力导致气管、支气管破裂。这一学说似乎更适合于解释交通意外事故。

实际上，气管及主支气管破裂可能是上述诸因素综合作用的结果。不同的患者、暴力的大小、作用部位及方式不同，主要损伤机制则有所不同，可能以其中某一种因素为主，其他因素共同作用。

胸部闭合伤可造成气管、支气管各种程度的损伤，从小裂口伤至完全断裂以及范围广泛的复杂性裂伤等，因而出现不同时期的病理变化。伤后1周以内的患者为早期。支气管裂伤处出现不同程度的出血、水肿、组织变性坏死以及浆液、白细胞和纤维素渗出，局部形成血肿、凝血块、纤维素沉着凝集等，堵塞和覆盖伤口。小的裂伤和通道可因此而被封闭。

由于25%~68%气管、支气管损伤患者不能及时得到诊断，随着时间的推移，损伤部位及相应肺组织可出现不同的病理变化。Taskinen等报道显示，气管、支气管断裂后仍可由疏松的周围袖式组织保持其连续性并在伤后维持充分通气，尤其是左侧支气管损伤患者，在2~6周后因肉芽组织增生出现狭窄，肺通气受限，出现肺炎、支气管炎，经反复发作，可形成支气管扩张肺纤维化、肺实变等，肺功能永久性丧失，即使再次修复狭窄病变，狭窄远端仍形成无功能肺组织。但如气道突然完全堵塞，远端肺组织内由黏液充填并可防止肺组织感染。Webb、Benfield 等应用猪动物模型完全阻断支气管达 5 ~ 7 个月，支气管再通后肺组织的功能仍可恢复。

（四）临床表现

气管、支气管钝性损伤的临床表现与损伤的部位、程度、纵隔胸膜有无破裂和气体外逸、失血量等因素相关。气管、支气管钝性损伤一般可分为早期症状和延期症状。

1. 早期症状与体征

（1）呼吸困难及发绀：呼吸困难是气管、支气管闭合性伤最突出的症状之一。引起呼吸困难的原因主要是裂伤引起的单侧或双侧气胸，呼吸道被血液、分泌物阻塞，肺不张以及肺实质的挫伤等因素。若不及时处理，呼吸困难可因气胸或气道梗阻的发展而进行性加重。严重的呼吸困难导致机体缺氧，引起发绀。

（2）气胸：大多数气管及支气管损伤与胸膜腔相通，伤后立即出现气胸症状并且迅速发展为张力性气胸，若不及时排气减压，可很快引起患者死亡。少数患者双侧纵隔胸膜同时破裂出现双侧气胸，亦有报道显示一侧主支气管破裂只出现对侧气胸的情况，应引起注意。有些患者因纵隔胸膜尚完整，仅出现皮下气肿而无气胸表现。

（3）纵隔及皮下气肿：单纯纵隔气肿需行 X 线检查方能发现，但多能迅速发展至颈部皮下而被触及，仔细检查可发现心浊音界缩小及心音低钝；有的患者出现黑曼（Hamman）征，为心脏搏动时引起剑突及胸骨后软组织内气体流动发出的嘎叽样杂音。皮下气肿往往开始出现于颈前胸骨切迹上方，呈进行性发展，可迅速扩展到颈、肩、胸腹壁，甚至到达上下肢及会阴部。

（4）咯血：不少患者于伤后早期出现轻度至中度咯血，有时为血痰或痰中带血。咯血多为气管、支气管断端出血引起的，很少有大量咯血表现。咯血症状一般在伤后 3 日左右逐渐停止，少数患者由于局部继发感染以及肉芽组织增生等原因，咯血症状可持续较长时间。

（5）其他症状：支气管及肺部损伤后分泌物增多，继发感染可引起咳嗽、咳痰、发热等。胸壁复合伤、肋骨骨折等可引起胸痛、反常呼吸、损伤性窒息等。严重缺氧、颅脑损伤、大量失血可造成昏迷、休克等严重情况。

2. 延期及晚期临床表现

气管、支气管损伤后，若早期未能确诊，或由于其他原因未能早期手术治疗，病程超过 1 周甚至 1 个月以上，则进入延期或晚期。其临床表现以呼吸功能低下及感染症状为主，表现为胸闷憋气，活动后气短，发绀，咳嗽，咳痰，发热等症状。延期患者尚可遗留部分急性期表现，如气胸、皮下气肿、咯血等症状。引起呼吸功能低下的原因主要有：①肺不张使呼吸面积减少；②肺内存在右向左的分流；③支气管及肺内感染，可进一步影响气体交换，加重分流，并且使机体耗氧量增加。

支气管部分性断裂者，支气管狭窄，气道仍有交通，但排痰受阻，远端分泌物积蓄，容易并发感染。如果不能及时处理将并发支气管扩张，肺脓肿以及肺纤维化等，导致不可逆性损害，肺功能丧失。

支气管完全断裂者，通气中断，形成完全性肺不张，远端与外界隔绝，很少并发感染。

闭合性支气管断裂后，很少引起支气管胸膜瘘。其原因是：①原来支气管并无病理改变；②经胸腔闭式引流后，断端常很快被周围袖式组织、纤维素填塞；③断端封闭较早，胸腔与远侧肺不易感染。

（五）诊断

气管、支气管断裂的早期患者，根据病史及临床表现，及时进行胸部 X 线检查、CT 扫描及支气管镜检查即可确诊。晚期患者，除病史外，主要依靠支气管断层摄影、碘油造影及支气管镜检查明确诊断。

1. 急性期气管、支气管损伤的诊断依据

胸部创伤后短时间内极度呼吸困难、发绀、咯血。有重度的纵隔和皮下气肿，伤侧肺呼吸音减弱或消失。特别是纵隔气肿伴颈静脉怒张更要高度警惕气管、支气管损伤的可能。胸腔闭式引流后持续大量的气体逸出，肺不能复张，呼吸困难无明显改善。

胸部 X 线检查：①气胸征象，多数为张力性气胸，纵隔明显移位，少数为单纯性气胸或血气胸；②气肿征象，表现为纵隔积气增宽，皮下及软组织积气，早期颈胸椎侧位相可见脊柱前缘有透亮带，此征象是早期诊断的可靠指征；③肺下垂征，一侧主支气管完全断裂，由于失去支气管的支持，受到气胸的压迫，肺萎陷不张并向心隔区坠落，称为肺下垂征，平卧时不能显示此特征；④气管支气管断裂并发骨折，常并发上胸部，尤其是第 1～3 肋骨骨折以及锁骨骨折。

CT 检查：CT 扫描可显示气管、主支气管的狭窄及不连续，发现气胸、肺不张、纵隔及皮下气肿等表现。螺旋 CT 有助于支气管断裂的诊断和定位。有报道表明，CT 扫描确定气管断裂的灵敏度为 85%。

有条件时可进行纤维支气管镜检查以确定损伤的部位。

2. 延期气管、支气管损伤的诊断依据

患者有胸部遭受突然而剧烈地撞击或挤压伤病史。胸部外伤急性期过后，肺仍持续萎陷不张，患者有胸闷、气短、发绀等表现。外伤后患者逐渐出现一侧肺内阻塞性炎症、脓疡形成或支气管扩张等。

支气管碘油造影、胸部 CT 检查或光纤支气管镜检查发现支气管狭窄或阻塞不通，且曾有胸部外伤病史者。

纤支镜检查可以确定气管、支气管断裂以及狭窄的部位、程度等；对于早期或晚期患者都有诊断的价值，而阴性的检查结果则可以排除支气管破裂的存在。凡胸部外伤后出现上述临床表现而怀疑有气管、支气管破裂者，不论病期早晚，均应争取行此项检查。

胸部 X 线表现如下。①延期病例，完全断裂者可见持续性肺不张、肺下垂征等表现；部分性断裂、支气管狭窄者，可见肺化脓性炎症、脓气胸、纵隔炎等表现。部分患者尚可见少量气胸、纵隔气肿或胸腔积液等表现。②晚期病例，支气管断端已闭合，气胸已经引流或吸收，可见纵隔移向患侧，肋间变窄，患侧胸廓塌陷、胸膜增厚等。萎陷的肺垂落于心隔角处但不如早期清晰可见。支气管狭窄并发感染则出现阻塞性炎症、支气管扩张、肺纤维化等表现。

3. 误诊原因分析

本病发病率低，临床较少遇到，若医师经验不足，对本病缺乏认识，常误诊为气胸、肺不张、凝固性血胸等而延误治疗，或因外伤后并发复合伤而掩盖病情。同时，急性期胸腔闭式引流由于支气管断端收缩移位，断裂口被软组织、血块或分泌物填塞导致病情趋于稳定或缓解；支气管未完全断裂者，肺尚有部分通气未萎陷下垂，经保守治疗症状可好转。晚期患者，由于裂伤处肉芽及瘢痕增生，引起管腔狭窄，远侧肺继发感染，易误诊为肺炎、肺不张等。支气管镜检查若忽视病史，有时可将晚期支气管腔内肉芽组织、瘢痕组织误认为是肺癌。

（六）治疗

1. 一般急救处理

支气管断裂早期死亡率为 30%。一经确诊，在病情允许时应积极行气管、支气管修补或断端吻合术，在伤后 48 小时内手术，纵隔气肿使组织间隙疏松，不但容易解剖，支气管断端水肿轻，而且肺组织内无感染，分泌物少，术后可获满意效果。严重创伤病例，应首先判断身体各处损伤情况，确定有无严重并发伤以及呼吸循环障碍、昏迷、休克等危及生命的病情，决定治疗顺序。急救治疗及其顺序：①保持呼吸道通畅和给氧，若有急性呼吸障碍，必须紧急行气管切开或气管插管；②对于张力性气胸，应及早行胸腔闭式引流；③输血、输液纠正失血及创伤性休克；④同时处理其他严重复合伤，如颅脑伤、骨折、胸壁软化所引起的反常呼吸，腹腔脏器损伤等；⑤严重的纵隔气肿可于胸骨上窝处切开排气。

2. 气管支气管损伤的早期治疗

（1）保守治疗：①气管、支气管裂口伤仅为口径的 1/4～1/3（小于 1 cm），经闭式引流、气管切开、控制感染等措施，能自行愈合；1 周左右拔管观察；②伤情复杂，病情危重，经积极治疗后病情仍很重，不能负担开胸手术者，应待病情稳定，至延期或晚期再行手术治疗。

（2）手术适应证：气管、支气管损伤一经确诊，除少数适合保守治疗的情况外，都应立即手术修补及吻合；病情较重者，经胸腔闭式引流、气管切开、抗休克等治疗，在全身情况好转后立即施行手术治疗。由于支气管断端粘连轻，易解剖及吻合，手术成功率高，术后不易发生吻合口狭窄。对于部分性断裂的患者，早期手术可防上肺部继发感染及肺功能丧失。

（3）手术要点与术中注意事项：手术切口的选择须根据受伤部位而定。颈部气管损伤可采用颈部横切口，若远侧断端缩入胸内则须劈开部分胸骨以暴露上纵隔。胸段气管及主支气管损伤，采用患侧后外侧剖胸切口，经第 5 肋床或肋间进胸。应仔细探查，结扎肺门部与胸内活动性出血点，发现并处理其他并发伤情。

1）剪开纵隔胸膜，右侧切断奇静脉，显露气管、气管隆嵴与主支气管，寻找破裂口及退缩的支气管断端，缝以牵引线并适当游离、修整。吸出气管、支气管内以及局部的积血和分泌物。对于部分性断裂，给予间断缝合修补；若为完全断裂，应做对端吻合。根据术者的习惯不同，采用逐针间断缝合、多针缝好后一次结扎或连续缝合等吻合方法。要求对合准确整齐，严密可靠，针距与边距合适，血运良好，线结扎于腔外。吻合完毕用邻近组织或带蒂胸膜片覆盖于吻合口上，以促进愈合。充分游离胸膜粘连及肺下韧带以减轻吻合口张力。

2）有广泛的肺挫裂伤，肺动、静脉损伤，或一侧主支气管复杂撕裂伤无法缝合修复时，应行全肺切除术。肺叶支气管裂伤，而肺组织及血管无严重损伤时可予以修补吻合，否则应做肺叶切除术。

3）颈段气管创伤，解剖时宜紧贴气管壁进行。注意保护喉返神经和气管两侧纵行的血管。部分性撕裂，清创后间断缝合；完全性断裂时，远侧断端常缩入纵隔内，需将其拉出行断端吻合。

（4）术后护理。

1）体位：术毕平卧位。全身麻醉清醒、生命体征平稳后改半卧位，保持头颈胸前倾位，以减小支气管吻合口张力，有利于伤口愈合。

2）呼吸道监护：维持呼吸道通畅，确保有效通气量，术后常规保留气管导管，继续人工呼吸支持，正压不宜过大。充分镇静，避免咳嗽和胸膜腔内压增高，以免吻合口漏气及影响气管吻合口的愈合。做好呼吸机的监护，保证气道温湿化。持续监测脉搏、氧饱和度（SpO_2）。术后 7～8 日可在纤支镜下吸出气管腔内分泌物的同时剪除吻合口的肉芽组织，预防吻合口狭窄。

3）胸腔闭式引流：术后放置胸腔闭式引流管可排出胸腔内残留的气体、液体。观察胸腔内有无活动性出血，恢复、保持胸内负压，促进肺膨胀，预防感染。拔管不宜过早，根据病情在 5～7 日拔管。

3. 气管、支气管损伤的延期及晚期治疗

延期或晚期气管、支气管损伤患者，一般需采用手术治疗，目的是争取切除狭窄，重建气道，使肺复张；或切除严重感染受损的肺组织，以消除症状。术前除应明确诊断外，尚须判明狭窄的部位、程度以及与周围器官的关系，了解肺部有无感染，决定手术方案。

对于支气管狭窄者，若无明显感染，应争取在伤后 1 个月内行手术治疗，彻底清除肉芽及瘢痕组织，做支气管缝合或切除狭窄段、行对端吻合术，以防止继发感染，造成肺功能丧失。若已出现明显感染症状，远侧肺有不可逆损害时，应做肺切除术。

支气管完全断裂晚期，远侧肺多无感染，不论伤后多久，均应尽可能做重建手术，甚至在受伤数年以后，肺仍可能复张，功能得到恢复，有伤后 9～15 年再行手术重建获得成功的报道。晚期手术常由于瘢痕粘连，解剖结构的改变和肺内陈旧性感染等问题而较为复杂和困难。手术成功的关键在于伤侧肺组织功能的判断，残端的显露与游离和吻合技术。

支气管两断端间常有一硬性瘢痕带相连，可以此作为寻找上下残端的线索。若远侧断端被瘢痕组织掩盖于肺内寻找困难时，应先解剖肺动脉直达肺叶分支处，即可触及较硬的支气管残端，应防止盲目的解剖误伤支气管或血管。

支气管吻合前，应充分吸尽痰液，先切开远端支气管，吸尽潴留的黏冻样分泌物，按摩肺叶以帮助吸引。以消毒的导管插入远侧支气管腔，充分使肺复张，但不宜过度加压充气，以免造成肺损伤。因长期肺不张，支气管内潴留的分泌物难以一次清除，加之肺水肿，顺应性减低等原因，不可能在术中将肺膨胀到满意程度。肺表面有纤维板形成者，须予以剥脱，以利术后肺复张。

吻合前应充分切除两残端瘢痕组织，修剪残面达软骨环处，尽量使两断端管径相近，避免将残端游离过多，以防术后因瘢痕切除不彻底，血运不良，组织坏死而造成吻合口狭窄。

术中对萎陷肺能否保留的判断甚为重要，若肺组织失去弹性，远端支气管分泌物呈脓性，支气管内加压充气肺叶不能膨胀，应放弃支气管吻合而行肺切除术。

术后处理与早期气管、支气管裂伤一期吻合术相同。保持胸腔闭式引流管通畅对术后肺复张非常重要，有学者主张在第 2、第 8 间隙放置两个胸腔闭式引流管效果更好。术后无须行气管切开，以减少感染的机会，早期雾化吸入有利于咳痰、胀肺。对于咳痰无力者可应用纤维支气管镜吸痰。

晚期支气管重建后肺功能恢复问题，经过长期大量的观察发现，术后胸部 X 线改变多在 3 个月左右恢复正常，肺功能的恢复常落后于胸部 X 线改变。术后复张的肺，氧吸收功能较低，该肺血供较少，仍存在右向左的分流等。但总的肺功能会逐步好转，经过数月或至数年后，复张肺的功能可达到或接近正常的水平。

（七）预后

根据 Kiser 等总结的胸部气管、支气管损伤病例，气管、支气管损伤的预后与损伤的部位、损伤报道的年代、自损伤至诊断的时间、损伤机制、治疗的方法及损伤的严重程度等因素有密切相关性。左侧支气管损伤死亡率约 8%，右侧支气管损伤死亡率为 16%，气管损伤死亡率为 26%。损伤后 24 小时确诊并治疗的患者死亡率为 25%，2～7 日确诊患者死亡率最高，为 40%，可能与损伤严重、多器官损伤、感染、失血性休克等因素相关。7 日后死亡率明显下降，约为 3%。

（张莹莹）

第六节　肺挫裂伤

一、流行病学特点

30%～75% 胸部受伤严重的患者并发肺挫裂伤，肺挫裂伤为胸部受伤最常见的并发症。在损伤严重程度评分超过 15 分的多发复合伤中，肺挫裂伤在约 17% 的患者中存在。因为单独的肺挫裂伤本身很少发生，因此其死亡率难以确定。肺挫裂伤死亡率为 14%～40%，取决于本身和复合伤的严重程度。当挫伤较小时，通常不会增加死亡率。然而，一项研究发现，约 35% 的严重胸外伤患者伴肺挫裂伤并最终导致死亡。在另一项研究中，有 11% 的患者仅因单独的肺挫裂伤死亡，而如果并发其他胸部损伤，其死亡率则上升至 22%。肺挫裂伤伴连枷胸的患者，其死亡率是单独肺挫伤患者的 2 倍以上。肺挫裂伤被认为是增加胸外伤患者死亡率的一个直接原因。2004 年我国谈永飞等统计的 1 173 例胸部外伤患者中，肺挫裂伤（包括肺挫伤、肺裂伤、肺爆震伤）共计 91 例，占总患者的 7.8%。

二、病因

严重创伤，如车祸、钝器伤、高空坠落、爆炸气浪伤、烟雾烧伤或骨折、脂肪颗粒肺栓塞等均可造成肺挫裂伤，钝性伤最常见。肺挫裂伤既可以是局部性的，也可以是弥漫性的（一叶或一侧全肺），既可以单侧挫裂伤，也可以发生在双侧。

三、发病机制和病理改变

肺挫裂伤的发病机制是因胸部剧烈损伤造成肺部微血管内膜受损，致血管壁的通透性增加，水分和液体成分渗出到血管外，造成肺间质水肿和肺泡内水肿，继发肺泡萎缩，肺内动静脉分流增加，肺通气灌注比例失调。

1. 出血和水肿

在挫伤部位，肺泡和毛细血管膜被撕裂，损坏毛细血管和肺泡膜小血管，导致血液和液体泄漏到肺泡和肺间质的空间处。随着创伤的程度加重，还有更严重的水肿、出血及肺泡的撕裂。因此，毛细血管出血、肺水肿是两个连续的过程。

2. 肺实变和肺萎缩

肺挫裂伤可引起肺部分实变、肺泡塌陷、肺不张（部分或全部肺塌陷）的发生。最常见肺实变的原因是肺损伤后毛细血管结构破坏，肺泡内皮细胞间隙增大，原来正常的肺泡间隙被毛细血管渗出的水分和胶体成分填塞。受伤后 1 小时内，在受伤部位就可以见到肺泡增厚，并可能实变；另外肺挫裂伤导致肺泡表面活性物质减少，也加速了肺泡的萎缩和实变，这属于继发性损伤。

肺部损伤继发的炎性过程是指血液中的巨噬细胞、中性粒细胞等炎症细胞和血液成分可以进入肺组织，释放的炎症介质导致炎症，增大了呼吸衰竭发生的可能性。在炎症反应中，产生过量的黏液，可能堵塞肺的小气道，导致小气道的萎缩。即使只是局部的损伤，炎症也可能影响到其他肺组织。因此，未受伤的肺组织也可能发生水肿、肺泡间隔增厚以及其他变化。如果这种炎症致使肺交换气体严重不足，它可导致类似急性呼吸窘迫综合征样的肺功能衰竭。

3. 通气血流比例失调

一般情况下，通气灌注比例约 1：1，进入肺泡内的通气量约等于在肺泡周围的毛细血管（灌注）血液量。肺挫裂伤时这个比例是减少的，原因是充满液体的肺泡无法与空气充分交换，氧气无法进入血液，血液没有被充分氧合就离开了肺。另一种情况是，受伤后，肺通气功能也明显下降，从而导致机械通气不足，如并发连枷胸时，没有足够的通气膨胀也导致了通气灌注的失调。由于长时间的通气和灌注不匹配，将会导致血氧饱和度的降低。

肺挫裂伤的主要病理改变是肺泡破裂和肺泡内出血，其次是肺水肿和气肿，有时伴肺破裂。肺出血可为斑点状至弥漫性不等，肺实质内血管破裂可形成血肿，甚至可出现血凝块堵塞气管导致窒息死亡。肺水肿轻者为间质性或肺泡腔内含有少量积液，重者可见大量的水肿液外溢至支气管以至气管内，因常混有血液，故可见血性泡沫痰。肺出血和水肿可致肺不张。肺气肿可为间质性或肺泡性，重者在胸膜下出现含有血和气的肺大疱，发生肺破裂时可引起血胸或血气胸。

以上病理生理改变引起肺的顺应性下降，潮气量降低，最终导致低氧血症。严重的肺挫裂伤可以造成急性呼吸衰竭，继而导致多器官功能衰竭而死亡。

四、临床表现

肺挫裂伤的临床表现因伤情轻重不同而有所差异。轻者仅有短暂的胸痛、胸闷或憋气感，其症状还往往被其他复合伤所掩盖，是在做胸部 X 线摄片或胸部 CT 时被发现。稍重者伤后 1～3 日出现咳嗽、咯血或血丝痰，少数有呼吸困难，体格检查听诊可闻及变化不定的散在性湿啰音或捻发音。严重者可发生急性呼吸窘迫综合征（ARDS），出现明显的呼吸困难、发绀、血性泡沫痰等，常伴休克。查体除肺内啰音外，可有肺实变体征和血气胸体征。此外，常伴有其他脏器损伤的表现。

五、辅助检查

肺挫裂伤的辅助检查主要包括影像学检查和实验室检查。

1. 影像学检查

（1）胸部 X 线检查：胸部 X 线检查是最常用的诊断方法，可用来帮助已经有明确临床病史、症状体征的患者的肺挫裂伤的诊断。肺内可见肺纹理增粗、斑片状阴影、透光度减低以致大片状密度影，亦可有肺不张和血气胸的表现。

肺挫裂伤导致的肺实变区域在胸部 X 线摄片上呈白色，由于挫伤通常不限制于肺叶或肺段的解剖界限，因此，它可以表现为局限性或弥漫性的斑片状或团块状影，血胸或气胸的存在可能掩盖了胸部 X 线摄片上的这种肺挫伤表现。

虽然胸部 X 线摄片是诊断的重要组成部分，但因为它敏感度较低的缺点，尤其是在损伤的早期，肺部病变不明显，往往容易漏诊。胸部 X 线摄片上出现肺部渗出性病变的特征，一般在肺挫裂伤 6 小时后开始，并且此特征出现的时间与创伤的严重程度并无直接联系，48 小时后再出现的肺部类似损伤往往与肺挫裂伤不直接相关，需要考虑肺炎及其他肺疾病。

（2）胸部 CT 检查：若表现为密度增高的云絮状阴影，提示肺泡及肺间质出血（图 3-6）。

胸部 CT 扫描是肺挫伤较为敏感的检查方法，它可以在识别腹部、胸部或其他伤害的同时判断是否伴有肺挫伤。研究表明，在胸部 X 线检查胸部损伤的患者中，检出伴随肺挫伤的患者约为 16.3%，而 CT 扫描则发现其中 31.2% 的患者伴有肺挫裂伤。不同于胸部 X 线，胸部 CT 扫描可以检测立即受伤后的肺挫伤。当然，肺组织损伤后 24～48 小时的出血及水肿表现在胸部 X 线摄片和胸部 CT 上均可见。另外，胸部 CT 扫描还可以帮助确定挫伤程度，帮助评估患者是否需要机械通气，CT 扫描见肺挫伤范围较大的患者，增加通气是必要的；胸部 CT 扫描也有助于区分肺挫伤和肺出血，这是其他检查难以实现的。

图 3-6 肺挫伤的胸部 CT 表现

2. 实验室检查

动脉血气检查：此项检查早于胸部 X 线检查发现异常之前，可出现轻重不等的异常结果，一般呈持续性低氧血症。若通气功能受损严重，可出现低氧血症、高碳酸血症，表现为动脉血氧分压小于 60 mmHg，动脉血二氧化碳分压 >50 mmHg。

六、诊断和鉴别诊断

要诊断肺挫裂伤，需要通过了解造成肺部损伤的病史、体格检查及相关影像学资料和实验室检查综合判断。根据创伤史、临床表现和影像学检查，肺挫裂伤容易确诊，因此一般不需要进行鉴别诊断，但应注意其外轻内重、始轻末重、迅速发展和常有复合伤的特点。临床上，肺挫裂伤的症状表现最容易被其他外部损伤所掩盖，如烧伤、骨折等更易诊断的损伤。故对本病的诊断最重要的是要分析临床资料，且对这一类患者要充分考虑到肺爆震伤的存在，及时地预防处理。

七、治疗

肺挫裂伤主要治疗方法是维护呼吸和循环功能，包括保持呼吸道通畅、给氧、必要时行气管切开和人工呼吸器辅助呼吸以及输血、补液、抗休克治疗。有血胸、气胸者尽早做胸腔闭式引流。注意给予止血药物，合理应用抗生素预防感染。对并发其他器官损伤进行相应的处理。一定注意受伤部位和可能同时受到损伤的部位，防止更多的继发性伤害，并提供支持性护理，同时等待肺部的挫伤愈合。

此类患者的各种监测非常重要，包括保持体液平衡、维护呼吸功能、血氧饱和度和脉搏血氧仪的监测。为预防患者病情恶化，及时建立静脉通道和呼吸通道非常必要，特别是对并发肺炎和急性呼吸窘迫综合征的患者。治疗的目的是保证氧合、防止呼吸衰竭。

1. 单纯肺挫伤

无须特殊治疗，只需吸氧、镇痛、鼓励咳痰、预防并发症。但在早期需密切观察，复查胸部 X 线摄片及血气分析，监测是否会转变为呼吸功能不全的肺挫伤。

2. 通气

当创伤引起肺通气异常或肺换气功能无法维持正常血氧浓度时，机械通气是最有效的治疗手段。持续正压通气（CPAP）是最常见的选择模式。

双相气道正压通气呼吸机（BiPAP）的无创正压通气模式在较轻的患者中应该推荐使用，可以更好地促进患者康复，避免机械通气带来的各种问题。需要注意的是，由于肺挫裂伤患者的肺部损伤在不同阶段的主要矛盾不同，必须注意调整呼吸机压力、氧气浓度及湿度，在保证足够通气的情况下尽量降低呼吸条件，创造有利于肺组织愈合的条件。在恢复后期，部分患者由于重度肺水肿、肺部感染会引起肺实变、肺萎缩和肺间质纤维化。

根据伤情轻重分类，个性化治疗。对于呼吸困难不见改善、低氧血症持续存在的患者，即动脉血气分析示 $PaO_2 < 60$ mmHg，$PaCO_2 > 50$ mmHg 时，应行气管内插管、呼吸机辅助呼吸，以高频通气或呼吸末正压通气模式辅助呼吸，尽量使 $PaO_2 > 80$ mmHg，$SaO_2 > 90\%$；给予超声雾化吸入湿化气道，促进痰液排出，去除异物刺激，减少各种炎症介质的作用。对于痰液不能有效清除且预计需长期呼吸机辅助的患者，可考虑行气管切开，建立人工气道，保持呼吸道通畅。疑有痰痂阻塞气道时，应立即进行纤维支气管镜检查，去除痰痂并做冲洗。呼吸机的使用应遵循"早上机、早撤机、个性化"的原则。当患者自主呼吸恢复好，咳嗽有力，监测血气分析正常且稳定时，即可考虑脱机，应争取早日脱机，避免呼吸机依赖。

当挫伤严重到各种常规支持治疗无效时，体外膜氧合器（ECMO）可以使用，在体外完成肺换气，为患者争取挫裂伤所致肺部炎症水肿消退的时间，增加存活概率。

3. 液体治疗

目前，肺挫伤补液治疗的管理策略是有争议的。在体循环系统存在过多的液体会加重缺氧，因为肺挫裂伤可能会导致体液从受伤的毛细血管渗漏至肺间质引起肺水肿。然而，低血容量对患者有更危险的影响，可能造成低血容量性休克，因此，对体液丢失严重的患者，液体复苏是必要的。目前的推荐是，在需要扩容治疗低血容量性休克的患者时，给予静脉补液并监测中心静脉压，限制晶体液的入量，必要时适当应用利尿药。

4. 支持治疗

呼吸道分泌物会加重缺氧，导致感染。因此，胸部物理治疗，如促进呼吸运动、咳嗽刺激、吸痰、敲击、移动、振动等来清除分泌物、增加氧合，对肺萎缩实变部分复张非常重要。中度至重度患者建议预防性给予抗生素治疗。

5. 糖皮质激素的应用

激素本身有抗感染、减轻水肿、降低毛细血管通透性和血管阻力的作用，使肺组织内分泌减少，可抑制血小板凝聚、防止微血栓形成、减少白细胞聚集、减轻肺纤维化。应用激素要求早期、足量、短疗程。

6. 疼痛控制

疼痛控制是另一种非常重要的改善患者病情的手段。胸壁损伤导致的痛苦可使患者咳嗽无力、分泌物增加，痰液积存在呼吸道，引起肺部感染、肺不张、肺实变。胸部扩张不足可能导致肺不张，从而进一步降低血液氧合。合理的镇痛药物可使患者减轻疼痛，同时要防止患者产生呼吸抑制，促进患者排痰和功能锻炼。因此，不能简单地认为镇痛就是缓解患者疼痛，而是综合治疗的重要一环。

八、并发症的诊断、治疗和预防

本病最常见且最严重的并发症包括肺部感染、急性呼吸窘迫综合征和多器官功能障碍综合征（MODS）。

1. 肺部感染

肺爆震伤常见的并发症是肺部感染，这与肺爆震伤后弥散性肺泡膜受损，肺泡通透性升高，肺泡表面活性物质减少或失活有关，从而易导致肺部感染。

2. 急性呼吸窘迫综合征

ARDS 的肺部病变源于广泛性的肺泡微血管受损，使内皮细胞间通透性增加，引发肺泡出血及水肿等现象，最后导致肺内无效腔及分流增大，肺顺应性与氧合状况变差，从而造成临床上的呼吸窘迫。病理变化大致包含 3 期：渗出期、增生期和纤维期。目前急性呼吸窘迫综合征患者死于呼吸衰竭的概率不高（<5%），而大多死于败血症或多重器官衰竭，病死率约 50%。对患者而言肺纤维化的程度决定了日后的肺功能。

3. 多器官功能不全综合征

MODS 是指在严重创伤、烧伤、大腹腔手术、休克和感染等过程中，同时或相继出现 2 个以上的器官功能损害以致衰竭，多在上述病因作用后经复苏病情平稳后发生。MODS 包括器官损害由轻到重的过程，轻者发生器官的生理功能异常，重者达到多个器官、系统衰竭的程度，称为多器官衰竭。在肺挫裂伤的患者中，创伤、烧伤、肺部伤经常并存，休克和感染也很常见，故存在着巨大的并发 MODS 的风险性。

九、预后

肺挫伤通常可以自愈好转而不会造成永久性损伤，但它本身及其并发症可能对呼吸功能产生长期不良影响。大多数轻微肺挫伤 5~7 日可以明显缓解，胸部 X 线摄片上 7~10 日可以看到肺损伤明显好转。最常见的并发症是肺部感染，大多数肺部感染会随着抗生素的应用和各种支持治疗在 2~4 周好转。但肺挫裂伤的面积较大，可能会引起肺炎、肺实变、肺萎缩等比较严重的并发症，需要长时间治疗才能好转，很多都会引起慢性肺功能不全，在受伤后 4 年仍然可以检测到。部分患者由于病情较重和各种并发症的影响，可能形成肺间质纤维化，将影响患者终身。但这种肺间质病变一般不会进行性加重，因此症状不会迅速进展。

（张莹莹）

第四章

胸部大血管疾病

第一节　主动脉夹层

主动脉夹层（dissection of aorta）是主动脉疾病中潜在危险性高，甚至危及生命的一种严重病变。主动脉夹层指在主动脉中层发生撕裂后，血液在撕裂形成的腔隙（假腔）中流动，原有的主动脉腔称为真腔。真假腔之间由内膜与部分中层分隔，并有一个或数个破口相通。该病常用的名称有主动脉夹层、主动脉夹层形成、主动脉夹层剥离和夹层动脉瘤等。近年来，国内外学者多认可并统一使用"主动脉夹层"这个概念。主动脉夹层有别于主动脉壁的自发破裂以及内膜撕裂，很少累及主动脉全周。

一、流行病学物点

主动脉夹层年发病率为（5~30）/100 万，男性发病率高于女性。

我国主动脉夹层患者发病有如下特点。

（1）青壮年患者居多，这是因为青壮年高血压的人群比例较大，对疾病的知晓率和高血压的有效控制率较低。

（2）动脉瘤基础之上的主动脉夹层发生率高，马方综合征患者在主动脉根部瘤基础之上形成的 Stanford A 型夹层和并发 Stanford B 型夹层的比例较发达国家高，无症状的单纯主动脉根部瘤患者的确诊率很低，很多患者是在出现了症状或有了并发症后才就诊。

（3）主动脉夹层的病因多数为高血压和动脉中层发育异常，因此主动脉夹层患者的平均年龄较发达国家小 15~20 岁，这些患者如果能得到及时、有效的治疗，总体预期寿命较发达国家患者要长。

（4）由于主动脉夹层的诊断和治疗技术水平所限，急性主动脉夹层有时得不到及时、有效的治疗，多数有并发症的患者死于医院外或者是住院早期，临床上可见到慢性主动脉夹层或并发有巨大广泛动脉瘤形成的患者。

二、病因

主动脉夹层的患者多数伴有高血压，其他致病因素包括马方综合征、主动脉瓣狭窄、主动脉缩窄、二瓣型主动脉瓣、Ehler-Danlos 综合征、吸食可卡因、妊娠、医源性因素等。

三、病理解剖

主动脉夹层患者的血液通过内膜撕裂口进入主动脉壁内，导致血管壁分层，形成由内膜片分隔的真假"双腔"主动脉。原发内膜撕裂口在升主动脉，多位于主动脉窦管交界远端1～2 cm 处升主动脉前壁；在降主动脉，多位于左锁骨下动脉开口远端。仅有少数主动脉夹层为单一破口（原发破口），夹层呈盲袋状，其中大量附壁血栓及少量流动血液随心动周期在破口出入。绝大多数主动脉夹层有一个或多个继发破口，血液自原发破口进入假腔经继发破口重入真腔，继发破口可位于主动脉弓、胸主动脉、肾动脉开口附近或髂动脉。主动脉夹层在急性期少有血栓，而在慢性期因假腔大血流速度减慢，可有大量附壁血栓。

主动脉夹层沿血管走向顺行或逆行剥离，可累及升弓部、主动脉全段。原发破口位于升主动脉逆行剥离累及主动脉窦者为 90%～95%，累及主动脉瓣交界引起主动脉瓣关闭不全者为 60%～70%，累及冠状动脉开口者为 60%。顺行剥离仅累及升主动脉或部分主动脉弓的占 10%～15%，大多数累及主动脉全长。原发破口位于左锁骨下动脉开口远端的主动脉夹层绝大多数为顺行剥离，累及胸主动脉及腹主动脉。

夹层在升主动脉位于右前侧；在弓部约 67% 的夹层位于头侧，同时累及头臂血管，约33% 的夹层累及主动脉弓前壁；在降主动脉均位于左侧及前壁。所以，头臂血管、腹腔动脉、左肾动脉以及肠系膜上动脉易受夹层累及。

肉眼观察，急性夹层的外膜菲薄呈紫蓝色，水肿，并有充血及出血，少数可从表面观察到搏动血流，80% 以上有血液渗液甚至凝血块，渗出量不等。除发生在主动脉瘤基础上的急性夹层外，急性夹层的主动脉直径略粗或正常。慢性夹层的外膜增厚、瘢痕化，主动脉直径增粗，且与周围组织多有粘连，假腔较大，其内多有附壁血栓，真腔受压变细。

镜下观察，可见主动脉壁中层原有的基本病理改变。如长期高血压引起的中层弹力纤维变性，血管平滑肌退变、减少；马方综合征患者主动脉壁中层退变所表现出弹力纤维退变、黏液性变、平滑肌细胞排列紊乱等。此外，在急性期，主动脉壁可见灶性出血及大量炎症细胞浸润，局灶性坏死。慢性期主动脉壁可见纤维瘢痕组织增生，夹层腔内血栓机化，新生血管内皮覆盖。

四、病理生理

主动脉夹层可引起主动脉破裂、主动脉瓣关闭不全以及重要脏器供血障碍三方面病理生理改变。

（一）主动脉破裂

主动脉破裂是主动脉夹层致死的首要原因。有报道称，约 80% 的急性夹层患者死于主动脉破裂，且多发生于起病的 48 小时以内。40%～50% 的慢性主动脉夹层患者死于主动脉破裂。

主动脉夹层破裂的部位多位于内膜原发破口处，即血流剪切力最大部位。升主动脉破裂时造成急性心脏压塞，常引起患者猝死。主动脉弓部夹层破裂时可引起纵隔血肿，胸主动脉夹层破裂则引起大量胸腔积血，腹主动脉破裂时造成腹膜后血肿。

（二）主动脉瓣关闭不全

主动脉夹层可累及主动脉瓣结构，引起主动脉瓣关闭不全。造成主动脉关闭不全的原因有两种：一种是夹层累及主动脉瓣交界，使其原有位置剥离引起主动脉瓣脱垂；另一种是夹层逆行剥离，累及左冠状动脉窦及右冠状动脉窦形成盲袋并产生附壁血栓，压迫推挤瓣环及窦管交界，造成主动脉瓣关闭不全。严重者可引起急性左侧心力衰竭。

（三）重要脏器供血障碍

主动脉夹层可累及主动脉分支血管的开口造成相应脏器的供血障碍，如冠状动脉，头臂干、肋间动脉、肾动脉、腹腔动脉、肠系膜动脉、髂动脉等。严重者可引起脏器缺血坏死，造成脏器功能衰竭。

五、临床分期

临床采用的主动脉夹层分期标准是：发病 14 日之内为急性期，14～60 日为亚急性期，60 日以后为慢性期。这种分期方法对临床决定治疗方案和确定手术或介入治疗的时机有一定的指导作用。也有学者提出发病 72 小时内夹层没有稳定，病情极易突然变化，并发症和死亡率极高，应定为急性期；72 小时～14 日为亚急性期，此间多数患者病情趋于稳定，但组织水肿严重，少数急性期有并发症但还幸存的患者有可能在此期间死亡；14 日以后为慢性期，此期间病情基本稳定，无论是手术治疗还是介入治疗，均是比较安全的时期。但如何改进临床分期并指导临床治疗的分期方案尚无定论。

六、临床表现

急性主动脉夹层发病非常突然，临床表现为胸、背或腹部刀割样或撕裂样锐痛。剧烈疼痛者往往出现休克，吗啡类药物亦难镇痛。病变起始于升主动脉时，症状类似心绞痛。当血流在高压下向中层剥离时，刀割样疼痛能自胸部传至腹部。夹层内膜剥离或管腔内较高血压作用，可造成主动脉瓣关闭不全，出现急性左侧心力衰竭；压迫头臂分支、冠状动脉及肾动脉和肋间动脉的开口则可造成脑缺氧、心绞痛或心肌梗死、无尿及下肢瘫痪。

七、辅助检查

临床上一旦疑诊主动脉夹层，就须尽快通过影像学检查确诊夹层的存在及获得下列重要的资料：夹层类型、累及范围、破口位置、重要分支血管及主动脉瓣累及情况，是否有心包积液以及假腔是否血栓化，在此基础上决定治疗措施。随着影像学技术的发展，诸多影像检查手段可用来诊断主动脉夹层，每一种技术在准确性、特异性、诊断速度、获取方便性、安全性以及价格方面都有自身的优点与不足，因此需要根据具体情况决定加以优选。

1. 胸片 X 线检查

诊断主动脉夹层为非特异性，主要表现为纵隔影或主动脉影增宽。结合病史和临床表现，对诊断有一定帮助，有研究表明突发胸痛呈撕裂样或刀割样，脉搏或者血压不对称以及胸部 X 线摄片纵隔或主动脉影的增宽，三者结合起来可以诊断大约 96% 的急性主动脉夹层，因此胸部 X 线检查可以作为主动脉夹层筛选、初步诊断的手段。

2. CT 检查

CT 机作为大多数医院拥有的设备，往往作为急性主动脉夹层的首选检查手段，敏感性为 83%～94%，特异性为 97%～100%，但对于升主动脉夹层的敏感性却小于 80%。主要不足是需要应用造影剂，难以评估升主动脉分支血管累及和正确辨认内膜撕裂口位置，以及不能提供主动脉瓣是否存在反流的信息。近年来，随着多排螺旋 CT 和电子束 CT 的应用，不仅诊断主动脉夹层敏感性和特异性有很大提高，而且获得的三维图像重建能够较全面显示内膜片和真假腔的形态学特点，有助于评价动脉分支血管受累的情况及其真假腔。CT 检查具有快速、简便、无创、准确率高等优点，可以作为主动脉夹层的诊断首选和治疗后的随访评价的检查技术。

3. MRI 检查

MRI 成为诊断主动脉夹层成熟而有效的无创性技术。Nienber 等系列研究，其敏感性和特异性均为 98%，目前被认为诊断主动脉夹层的金标准。MRI 利用大视野、多体位、多平面、无须对比增强成像，可以准确提供夹层主动脉形态结构变化、破口的位置、受累血管分支和血流动态等方面资料，主要应用于慢性夹层或病情稳定的患者以及随访中并发症的评估。虽然 MRI 技术的发展进一步缩短了检查时间，但对于不能耐受较长时间检查的急性期病例，检查速度仍然限制了 MRI 的使用；MRI 还不适用于安置起搏器等带有金属物体的患者；另外效价比也是其不足之处。

4. 经胸超声心动图（TTE）

TTE 诊断夹层的敏感性与特异性主要取决于夹层的位置，对近端夹层诊断率较高，但对降主动脉探查明显受限，而且诊断效果容易受肺气肿、肋间隙狭窄、肥胖、机械通气等方面影响。

5. 经食管超声心动图（TEE）

TEE 已经得到广泛使用，其简便、安全、快速的特点可用于诊断大部分的主动脉夹层，敏感性为 98%～99%，特异性为 77%～97%。可以显示内膜撕裂口、假腔内血栓、异常血流、冠状动脉与主动脉弓分支是否受累及、有无心包积液、主动脉瓣反流等特征，一定程度上可用于真假腔的鉴别。TEE 主要不足是具有一定的假阳性率，诊断依赖于检查者的经验，在随访中难以客观地进行评估。

6. 血管内超声（IVUS）

IVUS 实时显示主动脉及血管的形态结构变化，对内膜片和内膜撕裂口的显示、假腔扩张的程度、夹层累及的范围以及分支血管与真假腔的关系等方面具有优良价值。随着主动脉夹层腔内治疗的开展，IVUS 对支架的精确定位及放置起着重要辅助作用。

7. 主动脉造影

主动脉造影属于有创性、具有潜在危险性、且准备和操作费时的检查，随着无创影像诊断技术的发展，已很少作为主动脉夹层的初始检查。但主动脉造影与数字减影血管造影（DSA）是应用于带膜血管内支架置入治疗的重要技术。

综上所述的影像学检查方法，尚无某一种技术能够高效益地提供所有的诊断信息，因此在选择检查方法时要兼顾诊断性与实用性的统一，以满足各种治疗方法的需要。

八、诊断和鉴别诊断

根据主动脉夹层的解剖学形态结构，临床上有 Debakey 分型和 Stanford 分型等分型方法。

（一）Debakey 分型

根据原发内破口起源与夹层累及范围分类：Ⅰ型内破口位于升主动脉，而夹层范围广泛；Ⅱ型内破口位于升主动脉，夹层范围局限于升主动脉；Ⅲ型内破口位于降部上段（左锁骨下动脉远端），夹层范围局限者为Ⅲa，广泛者为Ⅲb。

（二）Stanford 分型

凡是累及升主动脉的夹层均为 A 型，其余为 B 型。根据主动脉根部病变情况，可将 Stanford A 型主动脉夹层分为 A_1、A_2 型和 A_3 型。

（三）Crawford 分型

主要为远端慢性主动脉夹层的分型，共分 4 型。

Ⅰ型：夹层累及全部胸降主动脉及部分腹主动脉。

Ⅱ型：夹层累及全部胸降主动脉及全部腹主动脉。

Ⅲ型：夹层累及远端胸降主动脉及全部腹主动脉。

Ⅳ型：夹层累及膈肌以下全部腹主动脉。

（四）不典型夹层

不典型夹层包括：①无内膜破口与真腔不相交通的主动脉壁间血肿；②无血肿的内膜撕裂，形成膨出的局限性夹层；③穿壁粥样硬化性溃疡，溃疡通常侵入外膜形成局限性的血肿；④医源性或创伤后夹层。

（五）主动脉夹层的鉴别诊断

急性主动脉夹层发病时多存在剧烈胸痛，需与急性冠状动脉综合征相鉴别。心电图及心肌酶学检查可有助于鉴别诊断，必要时可考虑进一步行冠状动脉 CT 检查或根据病情选择冠状动脉造影检查。

依据病理形态，扩张性主动脉疾病可分为 3 大类：第 1 类是主动脉瘤，指各个部位的真性动脉瘤；第 2 类是假性动脉瘤，指感染、外伤、手术、溃疡破裂等导致的主动脉周围血肿；第 3 类是主动脉夹层，包括 Stanford A 型夹层和 Stanford B 型夹层。因此，主动脉夹层尤其是慢性主动脉夹层须与其他扩张性主动脉疾病相鉴别。

九、治疗

（一）治疗原则

急性主动脉夹层的治疗应以挽救生命为原则，控制临床症状并积极预防和治疗并发症，尽最大可能消灭主动脉夹层，处理好主动脉根部和弓部，努力减少再次手术的可能性。慢性期夹层的治疗应针对形成的动脉瘤、主动脉瓣关闭不全和重要脏器缺血。

（二）内科治疗

主动脉夹层的内科治疗是基础，目的是降低血压，减少对主动脉壁的压力；其次是减少左心室搏动性张力。因此，需要联合应用降压、扩血管和抑制心肌收缩的药物。血压升高的患者可静脉应用降压药联合 β 受体阻滞药，直到口服药物开始平稳起效。血压正常的患者可静脉应用或口服 β 受体阻滞药治疗。

对症治疗包括镇静镇痛，镇咳，控制左侧心力衰竭等。

一般支持治疗包括卧床，保持大便通畅，纠正水、电解质失衡及调整营养等。

治疗中须对患者进行持续监护，包括意识、四肢动脉压和脉搏、中心静脉压、尿量、心电图及胸腹部体征等。

（三）外科治疗

外科治疗适用于近端夹层（除了伴有严重并发症不耐手术的患者），以及远端夹层并发夹层主动脉明显扩张，或并发主动脉破裂、心脏压塞、重要系统受累缺血、夹层主动脉迅速扩张或有局部隆起等并发症，目的是应用人工血管部分或完全置换被切除的主动脉（包含内破口部分），阻断真假腔之间的血流交通。随着麻醉技术和外科技术的发展，外科治疗夹层效果有了很大的提高。

对患者进行分型后选择不同方案的外科治疗。

1. Stanford A 型主动脉夹层

Stanford A 型夹层的病变范围广泛，牵扯多脏器的供血。一旦确诊，原则上应按急诊手术治疗，尤其是对有并发症的患者应行紧急手术。在我国受地域、技术和经济条件的制约，手术时间均偏晚，应努力尽早手术，减少术前死亡率。手术方式应根据不同病理类型来确定，主动脉窦部正常型主动脉夹层不需要替换主动脉窦部，手术比较简单，预后比较好；主动脉窦部轻度受累型手术比较复杂，须进行主动脉窦部成形、保留自身主动脉瓣的根部替换或冠状动脉开口的移植，围手术期风险比较大，但术后生活质量较主动脉窦部重度受累型高；主动脉窦部重度受累型手术比较简单，行主动脉根部替换术，术后需要终生抗凝血，易出现凝血方面的并发症，A_2 型和 A_3 型夹层易出现急性左侧心力衰竭和冠状动脉受累导致的急性心肌供血障碍等并发症，更应急诊手术治疗。

（1）主动脉夹层近端的处理方法。

1）主动脉窦部正常型：在主动脉窦管交界上方约 1.0 cm 处横行切断，直接与相应直径的人工血管吻合（必要时行主动脉瓣交界悬吊成形术），远端在深低温停循环（DHCA）下开放吻合，手术方式根据主动脉弓部情况选择。

2）主动脉窦部轻度受累型：此型的处理难度最大，技术操作复杂。根据病变程度的不同，手术方式应根据主动脉窦、主动脉瓣和冠状动脉受累情况以及外科医生的经验个性化地选择。如果窦部病变较轻，主动脉瓣少量反流可以行窦部成形＋主动脉瓣交界悬吊术。如果窦部病变偏重，主动脉瓣有少到中量反流，外科医生有丰富的手术经验，可以行部分主动脉窦部替换＋主动脉瓣成形术或保留主动脉瓣的根部替换术（David 手术）。如果主动脉瓣有中到大量反流，医生的经验有限，手术应采用本托尔（Bentall）手术。可能因冠状动脉受累行冠状动脉旁路移植术。并发马方综合征的急性 A_2 型夹层患者行 David 手术的指征尚存在很多争议。有学者认为，马方综合征的患者应行 Bentall 手术。还有学者认为，马方综合征行 David 手术后的早期、中期病死率和再手术率与 Bentall 手术比较无显著性差异，且可以得到与其他方法近似的近期效果，还可以减少二次手术的可能，避免抗凝血和机械瓣相关的并发症的发生。

3）主动脉窦部重度受累型：此型病理改变较为严重，无法行主动脉瓣成形术，行传统的带瓣人工管道的主动脉根部替换术（Bentall 手术）。

（2）主动脉弓部的处理方法。

1）主动脉弓部病变复杂型主动脉夹层：①原发内膜破口在弓部或其远端，夹层逆行剥离至升主动脉或近端主动脉弓部；②弓部或其远端有动脉瘤形成（直径大于 5.0 cm）；③头臂动脉有夹层剥离；④病因为马方综合征。

此型主动脉夹层病变复杂，如果单纯行升主动脉或部分弓部的人工血管替换术，假腔闭合率低，有可能出现夹层剥离导致的脑供血障碍，或再次手术。对于此类患者常规采用全主动脉弓部替换术 + 象鼻术的术式。全主动脉弓部替换术可以完全切除病变的升主动脉和主动脉弓部，二次手术的可能性降低，但是手术操作复杂、手术时间较长、手术的并发症发生率和病死率较高。马方综合征患者在主动脉根部替换术后再出现夹层和瘤样扩张的可能远远高于其他疾病，是主动脉夹层二次手术的主要危险因素，所以应争取在首次手术时行全主动脉弓部替换术，这样可以降低再手术率，也可以降低二次手术的难度，减少因再次正中开胸导致的并发症。象鼻术可以避免远端吻合的针孔漏血，提高远端假腔闭合率，降低再手术率。

2）主动脉弓部病变非复杂型主动脉夹层：可考虑行升主动脉及部分主动脉弓部替换，升主动脉 + 部分主动脉弓部替换术操作相对简单，手术时间短，术后并发症发生率和病死率相对较低，体外循环下鼻咽温度降到 18～20 ℃时，全身停循环 + 选择性脑灌注，人工血管在开放下与无名动脉近端的主动脉相吻合。手术要点是尽量切除病变和被钳夹损伤的主动脉壁。也有学者主张选择全主动脉弓部替换术 + 象鼻术的术式。

2. Stanford B 型主动脉夹层

Stanford B 型主动脉夹层在治疗上争议比较大。在急性期，多主张非手术治疗。随着主动脉夹层介入治疗的广泛开展和外科手术技术的提高，无论介入治疗还是手术治疗均取得了良好效果，但是在急性期主动脉夹层还不稳定，介入治疗和手术治疗的并发症发生率均很高，建议对没有并发症的患者应尽量在 3 日以后进行介入或手术治疗。积极的干预治疗可以预防动脉瘤的形成，减轻或者预防主动脉夹层造成的脏器缺血，尤其是肾性高血压、肾萎缩和肾衰竭。

（1）无论是在急性期还是在慢性期，只有夹层内膜撕裂未累及到左锁骨下动脉及远端主动脉弓部以及胸降主动脉和腹主动脉扩张不明显的患者才适合行腔内带膜支架主动脉腔内修复术治疗。

（2）Stanford B 型主动脉夹层根据分型也可能须选择手术治疗：我国的 B 型夹层患者青壮年居多，预期寿命长，诊断明确后应积极治疗。早期手术可以避免降主动脉的广泛扩张，缩小手术的范围。脊髓的缺血损伤和术后截瘫是降主动脉手术后的灾难性并发症。文献报道称，在高危者中神经系统并发症发生率高达 30%～40%。深低温停循环被认为是可以有效降低神经系统和内脏缺血损伤的方法。在深低温停循环下行降主动脉的手术不仅可以避免游离主动脉的近心端和在正常主动脉上阻断，还可以在无血的视野中辨认和切除主动脉的真假腔间的内膜，适用于主动脉近端无法阻断，或广泛的胸降主动脉、胸腹主动脉病变，或术后有可能发生脊髓缺血损伤的患者。虽然深低温停循环可以降低术后各器官缺血损伤的可能，但是需要延长体外循环时间，术后肺部和凝血相关的并发症发生率明显升高。夹层内膜撕裂累及左锁骨下动脉及远端主动脉弓部以及胸降主动脉和腹主动脉扩张明显的患者需在深低温停循环下手术治疗。

1）夹层累及降主动脉近端，主动脉无扩张或仅有降主动脉近端扩张，中、远段直径接近正常的 B 型夹层：体外技术可采用常温阻断 + 血泵法血液回收股动脉或股静脉输入技术，也可采用股动脉—股静脉转流（股—股转流），股—股转流和左心转流可以降低循环血液的温度。必要时采用深低温停循环，经股动静脉建立体外循环，股静脉插入二阶梯静脉引流管，使其尖端达右心房水平，鼻咽温降至 18～20 ℃时，在停循环下完成降主动脉近心端的吻合，之后在人工血管上插动脉管恢复循环并开始复温，再进行远心端的吻合。手术方式可选择部分胸主动脉替换术或部分胸主动脉替换术 + 远端支架象鼻术。

2）夹层累及全胸降主动脉，整个胸降主动脉均扩张，腹主动脉直径接近正常的 B 型夹层：体外技术可采用常温阻断 + 血泵法血液回收股动脉或股静脉输入技术，也可采用股—股转流。必要时采用深低温停循环。手术方式可选择部分胸主动脉替换术 + 主动脉成形术，或全胸降主动脉替换术。

3）夹层累及全胸降主动脉、腹主动脉，胸降主动脉和腹主动脉均扩张的 B 型夹层：胸腹联合切口，行全胸降主动脉及腹主动脉人工血管替换术。经左侧胸腔和腹膜外游离胸腹主动脉全程，深低温停循环，鼻咽温度降至 18 ℃时全身停循环，在左锁骨下动脉附近切断降主动脉与四分支人工血管主干端一端吻合，后将备用的动脉灌注管与分支人工血管连接恢复上半身循环。将右肾动脉、腹腔干动脉和肠系膜上动脉的开口修剪为血管片与人工血管主干的远心端吻合。保留肋间动脉开口附近的主动脉瘤壁，将其成形为直径为 1 ~ 2 cm 的直桶形组织与其中直径 8 mm 的分支人工血管吻合，恢复脊髓的血供。再分别将左侧肾动脉、左右髂动脉和肠系膜下动脉与人工血管分支吻合。常温阻断下行全胸降主动脉及腹主动脉人工血管替换术，安全时限短，技术要求较高。

（四）介入治疗

腔内隔绝术治疗主动脉夹层是一项有效的治疗方法，这一治疗方法彻底颠覆了传统的手术模式，极具挑战性，为主动脉夹层的治疗提供了全新的选择。应用腔内疗法治疗主动脉夹层可以改变主动脉夹层的自然病程。几乎所有的患者在隔绝原发裂口后可以恢复真腔血流灌注，不仅可以防止夹层破裂，也可以避免因真腔塌陷而发生灌注不良。假腔血栓使主动脉成为单一管腔，使动脉瘤扩张破裂的危险被消除。如果在导管室手术，随后的造影检查可以准确了解因夹层造成的持续性灌注不良，并可迅速地采用相应的覆膜或非覆膜支架置入真腔。这是一种比传统主动脉手术更能保持内脏动脉灌注的可靠方法，对内脏动脉本身来讲也比直接手术的损伤更小。移植物不宜过长，远端不要超过 T_6 水平，可以减少截瘫的发生率。另外，腔内疗法同样也可以纠正灌注不良综合征，如对于内膜片撕开后引起的分支动脉开口的局限性血流梗阻，可以使用非覆膜支架。假如只是分支动脉起源于假腔且灌注不良，可使用一种导管针，对夹层撕裂产生的内膜片进行开窗治疗，穿刺针和导丝一起穿越内膜片，导入球囊扩张，增加进入假腔的血流。这种技术特别适用于远端主动脉，以及伴有假性梗阻的髂动脉。

Stanford A 型夹层病变累及升主动脉，适合开胸手术。急性 Stanford A 型主动脉夹层手术修补的目的是努力减少后期并发症，Kazui 等认为，腔内治疗也有一定的作用。对年轻人或者并发马方综合征的患者来讲，在夹层慢性期动脉瘤并发症也很多，特别是一些横跨主动脉弓的夹层问题更多。为了尽量减少后期并发症，Kazui 为这类年轻人和高风险的患者行升主动脉和主动脉弓腔内治疗，其死亡率可以接受。对于动脉瘤退行性变化局限在降主动脉和腹主动脉，有学者提倡在近端降主动脉放置一个移植物，既可以减少后期动脉瘤形成也可以促进假腔血栓化，有效避免了双腔主动脉形成，防止晚期并发症。

当前对无并发症的 Stanford B 型主动脉夹层最常用的治疗方法是抗高血压疗法，外科手术则适合那些有并发症的患者，包括难治性疼痛、动脉瘤直径快速增至 4.5 ~ 5 cm、灌注不良综合征、即将发生的主动脉瘘或主动脉破裂。遗憾的是 Stanford B 型并发症患者的手术死亡率超过60%。治疗过程中患者本身就有10%的住院死亡率，这些患者中大约70%有持续开放的假腔，20%会发展为动脉瘤。2007年上海市中山医院血管外科符伟国总结了141例Stanford B型夹层治疗经验，认为其治疗选择应遵守以下原则：①严格的降压、镇静治疗应贯穿治疗的始终；②术前完善影像学、功能检查和细致缜密的评估是保证手术成功的关键；③对于无严重并发症的急性期夹层患者应待其病情平稳进入慢性期后再进行腔内治疗；④主动脉濒临破裂或重要脏器坏死的情况下，在稳定生命体征以及充分的医患交流后可考虑急诊选择腔内隔绝术或手术治疗；⑤对于病情复杂的患者如夹层累及左锁骨下动脉、肠系膜上动脉或双侧肾动脉，可以考虑在搭桥手术解除缺血情况下施行二期腔内治疗；⑥术后严密随访，严格控制血压，如有Ⅰ型内漏、新发破口等严重并发症应施行二次腔内治疗。

慢性主动脉夹层的瘤壁增厚并纤维化，重要的分支动脉常来自假腔供血，有的患者存在多个真假腔间的交通，这些问题都明显地阻碍了腔内隔绝术的进一步推广和应用。如何保留重要分支动脉，特别是起源于假腔的低位肋间动脉，或者保留重要的内脏动脉，防止腔内隔绝术后产生的缺血性损伤，这些难题还悬而未解。然而，腔内治疗的目的是能够使移植物进入真腔，或者通过球囊扩张和隔膜支架来保证假腔血供。在处理假腔引起的动脉瘤扩大问题上已经有了短期的成功经验，降主动脉近端部分看上去有假腔扩大的倾向，在此植入移植物常常可以覆盖原发撕裂口。尽管隔膜开窗术常常在膈肌水平或者在内脏动脉开口附近的远端进行，但一小部分患者中近端动脉瘤样扩张的假腔可以血栓化，而血栓能否长期静止还不知道。

关于主动脉夹层使用支架型人造血管修复术的手术指征目前尚无定论，Nienaber等提出的支架型人造血管修复术的指征得到较为广泛的认可，其手术指征如下：①近端撕裂口与左锁骨下动脉开口距离>1.0 cm；②主动脉夹层动脉瘤最大直径>5.5 cm；③存在持续开放的原始内膜撕裂口；④存在假腔进行性扩张趋势；⑤反复发作性疼痛；⑥至少一侧肾动脉及肠系膜上动脉由真腔供血；⑦至少一侧髂动脉无夹层分离，且该侧动脉无严重狭窄或扭曲等。

移植物放置过程中的医源性损伤不能低估。在急性期，假腔的外膜非常薄，一根细导丝也许就会穿破外膜，带来灾难性的后果；同样，夹层隔膜也很脆弱，使移植物远端无法牢固地锚定。Dake在其个人交流文章中提到，有某些患者出现诸如移植物远端固定部位隔膜的破裂，考虑急性夹层隔膜容易发生侵蚀性损伤。甚至在无夹层病变的近端主动脉内放置移植物也会出现并发症，有报道称，在近端部分放置为裸支架的腔内移植物后，主动脉弓横断面会形成假性动脉瘤，夹层的原发裂口会进一步撕裂到左锁骨下动脉开口，此时无法有效隔绝假腔，需要在左颈动脉远端的主动脉弓内再植入一段移植物，以遮蔽左锁骨下动脉开口。部分患者可因支架造成夹层逆向撕裂累及升主动脉，需紧急开胸行升主动脉（和弓部）人造血管置换手术。在保留左锁骨下动脉开口的问题上，Stanford中心的成功经验是设计一种左锁骨下动脉到左颈动脉的移位或者旁路，然后结扎左椎动脉近端起始部的左锁骨下动脉，防止从左锁骨下动脉到瘤腔的反流。另一种方案是使用带分支的腔内移植物以保留左锁骨下动脉，或者用日本学者Inoue设计的适合保留主动脉弓全部分支血管的移植物。

近年来腹主动脉瘤腔内治疗的经验推动了腔内移植物的开发设计和使用推广。例如：锥形的、可弯曲的、经导丝释放系统（直径小于20 F）穿越扭曲的髂动脉几乎很少会失败；移植物近端的倒刺使近端锚定更加牢固。尽管复合式移植物较单体式应用范围更广，但支架与支架之间的连接重叠所产生的压力也会容易产生后期的失败。成角区域所产生的严重压力作用于移植物使其结构趋于疲劳，而支架主体和外覆纤维织物间的移动会导致移植物破损，因此长期随访非常重要。Eurostar 的数据库表明，每年有超过 10% 的患者需要再次治疗。原因在于动脉瘤囊是动态发展的，需要每年来随访观察，动脉瘤发展不停止和（或）体积不缩小就不能避免破裂。因此，要定期随访来观察移植物锚定区域和动脉瘤腔的变化。在解剖学上需要足够的远近端瘤颈来固定移植物，病变段主动脉上存在混乱的动脉分支，则无法采用腔内治疗，只有相对较直的主动脉适合腔内治疗。在主动脉弓远端较近的位置植入移植物出现中风的概率比较大，这可能是由导管在升主动脉和主动脉弓内操作引起的，严重者甚至导丝在动脉硬化的主动脉弓内操作也会产生少量栓子引发卒中。

随着介入产品的更新换代和技术进步，较小的外观轮廓、良好的弯曲性、容易导入和释放、手术时间的缩短、失血量的减少、住院时间、总的并发症和死亡率的降低，使得临床医师和患者有了更多的治疗选择。但这些预期的优点是否能够实际需要更深入的研究、更长久的随访观察。

有些学者报道了使用 Talent、Excluder 和其他自制移植物对 Stanford B 型主动脉夹层择期治疗的结果，大多数可以做到完全覆盖原发裂口，70%～80% 的患者假腔完全血栓化，除了腔内隔绝术后综合征外，很少有其他并发症，而该综合征在 4～7 日内也可以处理。虽然 Stanford B 型夹层可以采取腔内治疗，但是哪些患者需要治疗，对其潜在并发症的认识，远期疗效如何，需要获得更多的临床经验。

在治疗主动脉夹层这一疾病中腔内疗法还有其特殊的用途，大约有 5% 的 Stanford A 型夹层患者，其原发裂口位于左锁骨下动脉远端，然后夹层向升主动脉逆行撕裂。处理这类患者非常具有挑战性，因为常规的升主动脉修补手术并不处理原发裂口，置换近端降主动脉则不处理升主动脉夹层。而用腔内移植物覆盖原发内膜撕裂口可以同时治疗升主动脉和降主动脉夹层。Von Segesser 等建议对降主动脉夹层并向升主动脉逆行撕裂的夹层患者的处理原则是处理病变严重段的主动脉。主动脉直径增大，心包积液和（或）主动脉瓣膜功能不全的患者建议使用胸骨正中切口切除病变的升主动脉，必要时置换主动脉瓣膜和主动脉弓部血管。对于远端的夹层，伴有降主动脉扩张和（或）有远端并发症，最好从侧胸部进行手术。而裂口部位非常远的升主动脉夹层，如果升主动脉几乎完整又相对较小，主动脉弓也比较小，假腔已经血栓化，则采用和 Stanford B 型夹层一样的处理方法，可以利用腔内疗法。Kato 报道一组病例结果显示，10 例 Stanford A 型夹层患者，原发裂口都位于降主动脉，9 例在近端降主动脉真腔内放置 Z 形支架，1 例放置在降主动脉中段，所有患者的原发裂口都被封闭，升主动脉假腔内完全血栓化，无操作并发症，经过平均 20 个月的中期随访未发现主动脉的破裂和动脉瘤形成。因此得出结论：通过仔细选择患者，对撕裂入口在降主动脉的主动脉夹层的患者使用腔内疗法是安全有效的，可以代替常规的主动脉置换手术。

自 Parodi 开展腔内隔绝术以来，腔内血管疗法得到了迅猛发展并取得了鼓舞人心的结果，但这项技术仍然处于起步阶段。Dake 和 Nienaber 的研究被认为是胸主动脉疾病腔内治疗发展过程中的里程碑。但腔内隔绝术仍有诸多问题尚未得到解决，如移植物的损坏和移位、内漏，支架造成的主动脉夹层逆向撕裂累及升主动脉以及腔内隔绝术的远期疗效等依然是这一领域没有得到解决的重要问题。随着材料和技术的不断进步，在不久的将来肯定会有设计更加完善的移植物，材料也会不断改进，操作步骤的优化可提高手术成功率。患者的选择以及术后长期或终生随访有助于腔内隔绝术不断走向成熟。

十、并发症

随着对主动脉夹层认识的不断深入、外科技术的提高和临床经验的积累、神经系统保护技术的应用，主动脉夹层术后并发症的发生率也不断降低。

（一）出血

大出血是主动脉外科常见且最危险的并发症，也是手术死亡的最主要原因。因此，出血的防治是主动脉手术，特别是主动脉夹层手术成功的关键。应注意以下几点：选择适宜的体外循环方法及脑保护方法，以便有良好的术野及充足的操作时间。手术操作轻柔精确，吻合口平顺，对位准确，避免夹层动脉壁撕裂、扭曲造成出血。出血时不应依赖人造止血材料填塞止血，因为动脉出血填塞效果不佳，且易感染或在局部形成假性动脉瘤。近端吻合口出血时，可用残余瘤壁包裹并与右心房分流，止血效果满意。出血量较小时，分流逐渐闭合，不致影响循环功能。

（二）神经系统并发症

神经系统并发症包括昏迷、苏醒延迟、定向力障碍、抽搐、偏瘫、双下肢肌力障碍等。发生上述情况与以下因素有关：①术前原因，夹层累及头臂血管，高龄患者伴有颈动脉或脑血管病变；②术中因素，气栓、血栓和动脉硬化斑块脱落引起栓塞，神经系统保护措施不当，术中灌注压过低过高；③术后原因，术后血压因各种原因过高过低，头臂血管吻合口狭窄或血栓形成，夹层术后剥离累及头臂血管或加重头臂血管病变。在诸多因素中，神经系统保护措施不当和气栓造成神经系统并发症者最为常见。高龄和血压不稳是重要的危险因素。因此，选择适当的神经系统保护措施十分重要，如条件允许，尽量采用选择性脑灌注技术。术中注意排气和清除血栓，远端吻合时采用开放吻合技术，防止阻断段血栓或斑块脱落。围手术期注意控制血压，避免较大范围波动。胸主动脉人造血管替换时要注意重建肋间动脉供血。目前，神经系统并发症治疗主要为脱水，提高胶体渗透压，维持血压平稳，应用神经细胞营养药物。如果患者情况允许，可行高压氧治疗。

（三）急性肾衰竭

急性肾衰竭主要原因为：围手术期血压过低造成肾供血障碍；术中肾缺血时间过长；体外循环时间过长、血红蛋白尿对肾脏的影响；以及术前长期高血压，夹层累及肾动脉造成的肾功能不全。预防措施主要有选择适当的基本方法，在行升弓部手术或"象鼻子"手术时，在右锁骨下动脉和股动脉插动脉灌注管；必要时上下半身分别灌注；在行胸主动脉人造血管替换术时采用血泵法全血回收动脉输入技术或股动脉—股静脉转流以缩短肾缺血时间；围手术期防止血压过低；尽量缩短体外循环时间；术后应用利尿药，碱化尿液，使游离血红蛋白尽快排出等。急性肾衰竭预后较差，处理原则是维持良好血流动力学状况；纠正水、电解质失衡，特别是高钾血症；采用血液滤过或血液透析；因夹层累及双肾动脉造成肾供血障碍，导致急性肾衰竭者，如果患者一般情况允许，可行"自体"肾移植，将肾动静脉与未被夹层累及的髂内动静脉吻合。

（四）急性呼吸衰竭

急性呼吸衰竭多为Ⅱ型急性呼吸衰竭，深低温停循环和体外循环时间过长是引起肺损伤的最常见原因。此外，大量输入库血引起肺毛细血管微栓；左心引流不畅造成肺循环压力增高导致的肺水肿；左侧开胸、肝素化后，手术过程中翻动肺组织，造成机械损伤等，都是引起急性呼吸衰竭的重要因素。术前伴有慢性阻塞性肺疾病也是诱因。针对以上原因，采用相应的处理是预防急性呼吸衰竭的关键。主动脉夹层术后急性呼吸衰竭的处理原则与一般急性呼吸衰竭的处理原则相同。

（五）远期并发症

1. 吻合口假性动脉瘤形成

吻合口假性动脉瘤形成多与感染与局部血肿有关。临床表现不明显，偶有压迫症状，多在术后复查 CT、MRI 时发现。术中注意无菌操作及术后合理应用抗生素，可减少感染的发生。吻合口出血时尽量避免使用人造止血材料充填压迫止血，以减少局部血肿的产生。假性动脉瘤应采用手术治疗，行破口修补或人造血管替换术。有学者报道，采用经皮腔内带膜支架治疗吻合口假性动脉瘤，效果较好。

2. 吻合口狭窄

吻合口狭窄多发生于头臂血管吻合口，由吻合技术不当、血栓形成以及头臂血管夹层内血栓压迫造成。如症状明显，应考虑手术治疗。

（六）其他

包括喉返神经损伤、乳糜胸、心包积液、胸腔积液和肺不张等。

Stanford A 型夹层手术治疗并发症发生率为 14.5%，急诊手术并发症发生率 21.7%。Stanford B 型主动脉夹层介入治疗并发症发生率为 2.9%，外科手术并发症发生率为 18.8%，神经系统并发症发生率为 10.9%，其中脊髓并发症发生率为 7.8%，永久截瘫发生率为 1.6%。

十一、预后

急性主动脉夹层发生后，若不进行治疗，48 小时死亡率为 36%~72%，1 周内死亡率达到 62%~91%，即使在院内治疗平均死亡率也高达 27%，夹层若累及重要血管分支引起脏器缺血，死亡率会更高。

早期主动脉夹层的外科治疗效果并不理想，并发症多，死亡率高。随着 CT、MRI 等检查在临床普遍应用，诊断水平的不断提高，外科技术在近来也有很大的进展，特别是神经系统保护技术和新型人造外科手术材料，如人造血管、缝线等在临床上的应用，手术死亡率不断降低。

大量资料表明，急性 Stanford A 型主动脉夹层的早期手术死亡率为 10%~20%，慢性 Stanford A 型主动脉夹层早期手术死亡率为 10%~15%，主动脉窦部正常的 Stanford A 型夹层早期病死率和并发症发生率低，长期预后较好，术后无须服用抗凝血药物。主动脉窦部受累的 Stanford A 型夹层的治疗较复杂，操作难度大，对外科医生的技术要求高，绝大多数患者可以保留自身主动脉瓣，术后无须服用抗凝血药，无抗凝血相关并发症的发生，患者的生活质量明显提高。如果治疗方式选择不合理，有因主动脉根部和瓣膜病变而二次手术的可能。Bentall 手术需长期抗凝血，生存质量相对较差，但可以避免针对近端主动脉病变的二次手术。

Stanford B 型主动脉夹层内科非手术治疗无并发症的早期病死率为 10%，发病后第 1 年的病死率为 20%，长期随访中因主动脉扩张形成动脉瘤需要外科手术的比例达 20%。急性 Stanford B 型主动脉夹层的手术死亡率为 20%~35%，慢性 Stanford B 型主动脉夹层的手术死亡率为 15%。死亡原因：Stanford A 型主动脉夹层主要是神经系统并发症、急性肾衰竭和出血。而 Stanford B 型主动脉夹层为出血、急性肾衰竭和夹层破裂。主动脉夹层外科治疗的远期效果受诸多因素影响，难以评价，如手术时患者的状况能够耐受何种手术，就诊医院的综合技术能力，术后药物治疗的效果，术后复查的诊断水平，患者的经济条件等。

（王　东）

第二节　胸内大血管损伤

按照受伤机制胸内大血管损伤可分为钝性损伤和穿透性损伤。随着交通事故的不断增多，胸内大血管损伤也在增多。文献报道，主动脉和锁骨下动脉是发生损伤最多的血管，占全部大血管损伤的 50% 以上。

一、胸内大血管钝性损伤

（一）胸主动脉损伤

胸内大血管损伤最常见的是钝性损伤后胸主动脉破裂。交通事故死亡者中，胸主动脉破裂占 10%～15%。

1. 病理

钝性损伤所致主动脉破裂常常为主动脉横向或环行的裂伤，边缘光滑，累及内膜、部分肌层或全层。因为胸主动脉 60% 的强度是由血管外膜所提供，所以患者存活与否取决于外膜的完整性。车祸后胸主动脉破裂者中，约 85% 是主动脉全层破裂，并导致胸腔内大出血而迅速死亡，其余约 15% 则至少是部分主动脉外膜及纵隔胸膜保持完整，并能存活至医院就诊。

破口最常见的部位为主动脉峡部，即位于左锁骨下动脉远端的降主动脉起始部。在尸体解剖统计中，破口在主动脉峡部为 36%～54%，升主动脉为 8%～27%，主动脉弓部为 8%～18%，降主动脉远段为 11%～21%，多个破口占 6%～18%。升主动脉等破裂者往往当即死亡，很少能存活至医院就诊，所以在外科手术患者统计中，破口绝大多数发生在主动脉峡部，占 90%～95%。

2. 受伤机制

突然减速和胸部的直接撞击是引起创伤性主动脉破裂最常见的受伤方式。目前一般认为动脉韧带、肋间动脉、壁层胸膜和左主支气管等组织使得降主动脉起始部相对固定，而心脏、升主动脉与主动脉弓相对活动度较大，在突然减速时，这两部分的减速差异所产生的切应力就容易引起交接处（主动脉峡部）破裂。在胸部受到猛烈撞击或挤压时，如在车祸中，胸廓遇前置物（如方向盘）撞击时，心脏常向左胸后方移位，旋转应力作用可使升主动脉发生旋转，并可使主动脉峡部发生急性弯折。此外，急性挤压伤或垂直方向减速伤（如高处坠落）时，产生水锤作用，可导致主动脉破裂和升主动脉水平方向破裂。总之，目前认为引起胸主动脉急性损伤性破裂的机械性应力有 4 种，其中旋转应力和水锤应力与升主动脉破裂有关，而切应力和弯折应力，则与主动脉峡部破裂有密切关系（图 4-1）。

旋转应力

弯折应力

切应力

水锤应力

图 4-1　主动脉损伤机制

3. 诊断

能存活至医院的胸主动脉损伤患者，在入院后的 48 小时内至少有 50% 的死亡率，所以必须正确诊断并在最短时间内及时处理。

（1）病史：有高速行驶中车祸受伤史（车速大于 35 km/h），若伤者为驾驶者，或未系安全带，从车中抛出则胸主动脉损伤的可能性更大，或行人被车辆撞伤以及高处坠落伤（高度大于 2.5 m）等受伤史。

（2）临床表现：症状无特异性，且常常被其他合并损伤的症状掩盖。胸部和（或）上背部疼痛以及呼吸困难是最常见的症状，但往往被归因于胸壁损伤所致。纵隔血肿引起的症状如喘鸣、吞咽困难、声嘶或上腔静脉阻塞等较为少见。通常合并的损伤包括四肢和（或）骨盆骨折（约 67%），严重的头部损伤（约 50%），肺部和（或）心脏挫伤（约 50%）以及腹部损伤（约 33%）。值得注意的是，有的主动脉损伤患者并无任何症状。

体格检查也通常无特异性。70%～90% 的患者存在胸壁损伤，如肋骨和（或）胸骨骨折。值得注意的是，有的年轻患者由于胸壁顺应性及弹性好，并无外在的胸壁损伤表现。少于 33% 的患者存在双上肢血压不等和（或）上肢血压高而下肢血压低（称为假性主动脉缩窄综合征），10%～20% 的患者有心前区和（或）肩胛间区的收缩期杂音。2%～5% 的患者存在截瘫，为合并的脊髓直接损伤或主动脉破裂引起脊髓缺血所致。因为截瘫是最重要的手术并发症，所以术前仔细检查和记录下肢的运动及神经状况是极其重要的。

（3）辅助检查。

1）胸部 X 线摄片：胸部 X 线检查为初步诊断最主要的依据。最常见的异常征象是纵隔增宽。纵隔增宽通常定义为主动脉球部水平纵隔影宽度大于 8 cm，或主动脉球部水平纵隔影宽度与同水平两侧肋骨内缘宽度之比大于 0.25。约 90% 主动脉破裂有纵隔增宽的征象，但其特异性不高，约 80% 的纵隔内出血引起的纵隔增宽是由于小血管破裂出血所致，同时还要考虑到取前后位摄片（大多数急性外伤患者的摄片方式）、放射性球管与放射片间距离较近、仰卧位等因素影响。其他重要征象是主动脉球部消失和（或）主肺动脉窗消失（侧位胸片）；气管或鼻胃管右移；左主支气管受压（>140°）；气管前移（侧位胸片）；左侧血胸；左胸顶血肿所致左胸顶"帽"状阴影；第 1 肋骨或第 2 肋骨、肩胛骨或胸骨骨折；胸椎骨折、脱位；主动脉边缘模糊；主动脉球部钙化分层；主动脉双影等。

2）主动脉造影：动脉造影为诊断主动脉破裂的"金标准"，敏感性和特异性极高，并能对损伤精确定位。但因其为有创检查、有一定的并发症、造影剂有一定的肾毒性及价格贵、花费时间等原因，限制了其临床应用。

3）胸部 CT 检查：敏感性较高但特异性较差，因为其无创性、价格相对便宜等原因，常作为对胸部 X 线摄片阳性患者做主动脉造影前筛选性检查。目前，先进的螺旋 CT 能进行 CT 血管造影和三维重建，能很好地再现血管的解剖和病变状况。虽然其准确性还有待的验证，但不失为一种未来的发展方向。

4）MRI 检查：MRI 是了解胸主动脉形态的很好方式，特别是对于动脉瘤和主动脉夹层的患者。但由于该检查并非随时都能进行且检查时间很长，对病情不稳定的患者，检查时无法严密观察其病情变化，故目前其多用于术后随访及病情平稳的患者。

5）经食管超声心动图：经食管超声心动图是近年来出现的检查胸部创伤后心脏和主动脉情况的一种方法。敏感性和特异性均较高。相对于主动脉造影而言，其优势为无创性，费时少，无须造影剂，能在手术等操作的同时进行，并能同时观察有无心肌挫伤、心包积液或瓣膜关闭不全等情况。其缺点为由于气管和左主支气管的干扰，其对主动脉弓及其分支显示不清，并且目前尚缺乏有足够经验的专业人员。

4. 治疗

（1）非手术治疗：通过综合病史、临床表现及胸部 X 线摄片等情况高度怀疑是胸主动脉破裂者，如患者血流动力学稳定，应立即予以药物治疗以减少受伤的主动脉壁张力，防止破裂。而后再通过进一步检查明确诊断。通过静脉输入降低心肌收缩力的药物，如普萘洛尔或拉贝洛尔等 β 受体阻滞药，以减少主动脉压升高的速率（dP/dt）。监测心率和血压（最好监测右桡动脉有创血压），控制收缩压在 90～110 mmHg，平均压在 60～70 mmHg。逐渐增加 β 受体阻滞药剂量直到血压达到上述水平或心率控制在 55～60 次/分。若心率达到该水平而血压未达要求，则须加用硝普钠。注意不能单独使用硝普钠等血管舒张药，因其减少舒张压程度大于收缩压，从而增加主动脉压升高的速率。并根据具体情况适当运用止痛药和镇静药。进行任何有创性操作（如置鼻胃管或胸腔引流管）前，应适当运用表面或局部甚至全身麻醉。严格的血压控制应一直持续到主动脉损伤修复术后。

抗高血压治疗仅用于血流动力学稳定的患者，对于不稳定的患者，要注意合并的其他损伤。对于来医院就诊的患者，其主动脉破裂往往并不是引起血流动力学不稳定的主要原因，因为若主动脉全层破裂而大出血，患者往往当即死亡而不能存活至医院。所以疑似主动脉损伤的患者，其血流动力学不稳定很多情况下是所合并的其他损伤所致，多见于腹腔、骨盆等损伤。因此，对于腹穿阳性或头颅 CT 提示硬膜外血肿的患者，若胸腔无活动性出血，则应在行主动脉造影及主动脉修复术前，先行腹部及颅内手术。骨盆骨折的患者应先行外固定。

主动脉破裂诊断一旦成立，就应选择手术修复。但以下 4 种情况的患者应该在严格控制血压的条件下延迟主动脉手术。一是有严重头部损伤，且神经功能状况预后不明的患者，因为主动脉手术中无论钳夹还是不钳夹胸主动脉，都会引起脑灌注压剧烈波动，从而加重脑病变部位损伤，因此只有在神经功能显著恢复时，才能考虑主动脉手术。二是有明确的脓毒症的患者，只有在感染得到充分的控制下才能考虑主动脉手术。例如，一个合并结肠损伤的患者，数日后诊断有主动脉破裂，若此时患者存在腹腔脓肿，则主动脉术后所置换的人工血管的感染机会大大增加。三是合并广泛烧伤的患者，其发生败血症的风险较大，所以同样要在烧伤皮肤切除和移植后，发生脓毒血症的可能性减少的情况下才能考虑主动脉手术。四是合并严重右肺挫伤的患者，在降主动脉手术中，可能无法耐受左肺塌陷，所以应该在右肺挫伤好转后手术。

对于微小的主动脉内膜损伤，由于其有自愈的可能性，可以在严密观察、定期和长期的随访条件下采取非手术治疗，同时要应用 β 受体阻滞药及避免高血压。对于因合并有其他严重损伤而不能耐受手术修复的患者，目前有报道称，可行血管内支架置入术代替开胸手术。其远期效果还有待进一步的临床证实，但对于无法耐受手术的患者不失为一种可以选择的方法。

（2）手术治疗。

1）降主动脉破裂：手术切口选择标准的左后外侧切口第 4 肋间进胸。选择双腔气管插管或单腔气管插管加支气管钳夹阻断使左肺塌陷。较小的非横断性损伤可以一期缝合，通常需要用人造血管代替受损的主动脉。最严重的术后并发症是截瘫。

手术方式可分为简单夹闭主动脉修补破口（图 4-2）和修补前先建立暂时性主动脉分流后再阻断两种方法。许多学者主张在修补时简单夹闭主动脉，认为该方法快速而且简单易行，特别是对于那些主动脉破口有活动性出血并且血流动力学不稳定、无法及时建立暂时性主分流的患者，研究表明，常温下脊髓可以耐受 30 分钟的缺血而不致出现截瘫，所以预计在 30 分钟之内可以完成修补者多选择这种方法。

图 4-2　简单夹闭主动脉进行修复手术

A. 直接吻合；B. 人造血管吻合

为了减少术后截瘫的发生率及减少钳夹主动脉后左室后负荷的增加，许多学者建议修补前先建立暂时性主动脉旁路进行远端灌注。远端的灌注压应当被监测并应保持在 60 mmHg以上。目前有以下 3 种方法来建立暂时性主动脉旁路进行远端灌注。

一是通过股静脉（插管至右心房）和股动脉建立体外循环，其缺点是需全身肝素化。对于多发性创伤的患者，体外循环手术死亡率较高，因此不宜应用。目前也有采用离心泵及内壁表面结合有肝素的循环管道，无须全身肝素化；或者不需要氧合器，直接将静脉血进行远端灌注，从而不用或仅用少量肝素。研究表明，在血红蛋白量大于 100 g/L，灌注流量充分（2~3 L/min）的情况下，动脉血氧分压约 40 mmHg（血氧饱和度为 45%~60%）的静脉血流灌注能够满足组织的氧供，同时还可以用纯氧进行肺通气来提高混合静脉血氧饱和度。该方法的优点是可以在开胸前即可将管道插好，不影响术野。相对于左心转流而言，其优点是无须解剖左心房和肺静脉，从而避免了解剖过程中分破周围的纵隔血肿。

二是左心转流。直接或通过左上肺静脉插管至左心房，通过离心泵及内壁表面结合有肝素的循环管道，转流至降主动脉破口远端或左股动脉（图4-3），无须全身肝素化。或从左心室心尖部插管至降主动脉实现转流。

三是升主动脉到降主动脉肝素化旁路（Gott分流）。即用内径大于7.5 mm的内壁表面结合有肝素的聚乙烯导管，称为"Gott"导管，或管内预充含有100 mg肝素的500 mL等渗盐水。一般体外循环用动脉插管及连接管道，两端分别插入升主动脉（或主动脉弓）和降主动脉远端（或股动脉），操作简单容易，同样无须全身肝素化（图4-4）。因为该方法需要暴露升主动脉或主动脉弓，所以可能需要将切口向前延长。其缺点是无法精确调控远侧灌注流量和灌注压。

图4-3　左心转流

离心泵

A　　　　　　　　B

图4-4　升主动脉到降主动脉旁路
A. 主动脉转流；B. 经股动脉体外循环

无论是否应用主动脉旁路，在对主动脉损伤部位进行任何操作之前，都要通过尽量少的解剖，游离主动脉近端和远端并放置阻断带（图4-5）。在取得主动脉的近端和远端控制前，尽量避免分破纵隔血肿造成大出血，这是手术中最关键也是最危险的一步。

降主动脉近端一般都被血肿遮盖，所以近端控制通常在左颈总动脉和左锁骨下动脉开口之间，左锁骨下动脉要单独游离和套带。主动脉弓套带时注意要紧贴主动脉外壁游离，避免损伤周围重要结构，如肺动脉、迷走神经和喉返神经。远端控制应尽量靠近主动脉损伤部位，以能够保留尽量多的肋间血管供血至脊髓。如果要应用主动脉旁路，应进行相应插管。

主动脉阻断前5分钟，提前告知麻醉师，准备静脉给予甘露醇及血管扩张药（如硝普钠或硝酸甘油）。如果要应用人造血管，应选择好适当尺寸，最常见的是16 mm、18 mm或20 mm编织涤纶血管。当一切都准备好了之后，如果有主动脉损伤则开放主动脉旁路，然后阻断主动脉近端、远端和左锁骨下动脉并注意计时。在损伤最重的部位横向切开主动脉，评估受伤程度。绝大多数情况下可以看到主动脉内膜和肌层完全横断，两断端之间有数厘米宽的裂隙。注意要将主动脉断端和食管游离开，以避免全层缝合时损伤食管，造成继发性主动脉食管瘘。修补可以采用一期缝合，用3-0血管缝合线连续缝合，保证内膜与内膜对合整齐。更多的情况是置入一段短的人造血管（3～4 cm长），同样用3-0血管缝合线先吻合近端，再吻合远端。远端吻合完成前排气，先松开远端主动脉和左锁骨下动脉阻断钳，然后缓慢松开近端阻断钳以免血压突然下降。吻合口出血点可以用带垫片的4-0血管缝合线褥式缝合修补，缝合和打结时用侧壁钳或手指部分阻断主动脉以降低主动脉壁张力。

图4-5　主动脉近端和远端放置阻断带

　　手术死亡率往往取决于患者的合并损伤。手术最严重的并发症是脊髓缺血引起的截瘫，发生率为4%～20%。目前尚没有任何一种方法（包括旁路）有足够确切的证据表明其在预防截瘫方面有优越性。因为截瘫的发生还受到诸多可变因素的影响，如脊髓血管供应的变异、围手术期低血压或休克时间的长短、术中脊髓缺血时间的长短、术前神经系统的状况、阻断钳之间阻断主动脉的长度以及由于手术造成的永久性脊髓血供的丧失等，而这些因素在不同的研究中无法统一地加以控制。

　　术后常见的肺部并发症包括肺不张、呼吸衰竭、肺部感染及ARDS等。对于有肺挫裂伤和可能发生ARDS的患者，要严格控制液体输入量。对于血流动力学稳定的带气管插管的患者，呼气末正压通气（PEEP）可以帮助减少肺不张，必要时行气管切开。注意充分镇痛，鼓励患者下床活动。术后出血多数是由低温、酸中毒和大量输血后引起的凝血功能障碍所致，所以要检测凝血功能，必要时补充相应的血液成分，有时胸腔引流液可收集回输。人造血管移植后，要特别注意避免菌血症。在对危重患者紧急抢救时，许多静脉通道或血管内置管是在消毒并不十分严格的情况下置入的，术后在监护室患者稳定的情况下，这些管道应重新置入，术后抗生素的用量和时间也应足够。建议人造血管移植后的患者在进行如拔牙等侵袭性操作时，预防性地服用抗生素。

　　2）升主动脉破裂：由于大出血或心脏压塞，升主动脉破裂的患者很少能够存活至医院，故临床上该类患者并不多见。和自发性升主动脉夹层一样，升主动脉破裂必须急症手术，而没有延期的情况。如果因为颅内或腹腔出血需要做开颅或剖腹手术，则必须和主动脉修补同时进行。

　　手术方法是胸骨正中切口，全身肝素化，股动脉—股静脉体外循环转流，升主动脉阻断，心脏停搏等。体外循环方法也可根据升主动脉损伤情况，在升主动脉远端（或主动脉弓近端或右锁骨下动脉）和右心房或右上肺静脉之间插管建立体外循环。通常须置换一段人造血管。手术方法和升主动脉瘤手术基本类似，只是很少涉及主动脉窦、冠状动脉和主动脉瓣，人造血管所需要的长度也较短。如果损伤累及主动脉弓部，可将切口延伸至颈部以利于暴露。如果升主动脉远端损伤严重，可以考虑在深低温停循环下实行无阻断的开放对端吻合。

3）主动脉弓损伤：主动脉弓简单的损伤可以直接缝合修补，严重的损伤或主动脉弓假性动脉瘤形成且主动脉破口大时，需在体外循环下行补片修补或主动脉弓置换术。手术一般采取深低温停循环的方法，经股动脉和右心房或右上肺静脉插管建立体外循环，鼻咽温降至15～18 ℃，脑电图监测示零电位时，停止体外循环，并配合其他脑保护措施，如头部戴冰帽，甲基强的松龙经静脉和体外循环机各给予 15 mg/kg，术中头低位 30°，术中及术后静脉注射甘露醇等。在此情况下，停循环 45 分钟是安全的。如果手术复杂，估计停循环时间超过 45 分钟，可行右锁骨下动脉或无名动脉低流量［约 10 mL/（kg·min）］灌注或经上腔静脉低流量（同前）逆行灌注，有利于脑保护。

（二）主动脉弓分支损伤

主动脉弓分支损伤机制和胸主动脉破裂一样，都是突然的减速或加速，从而造成主动脉弓分支起始部撕裂。其中最常见的是无名动脉损伤，左颈总动脉和左锁骨下动脉钝性损伤较为少见。其症状体征可有上肢缺血表现、伤侧脉搏减弱、血管杂音、周围血肿等。这些损伤在胸部 X 线摄片上表现为上纵隔影增宽，并常伴有左胸顶血肿所致左胸顶"帽"状阴影及气管右移。确诊需做血管造影，经食管超声心动图对主动脉弓分支不能很好地显示。

无名动脉损伤手术可经胸骨正中切口（图 4-6），并将切口延长至右颈部以获得对无名动脉破裂处远端的控制。如果损伤处有活动性出血，则在无名动脉起始部的主动脉上置放一侧壁钳以控制出血，并用 4-0 带垫片血管缝合线连续缝合闭合无名动脉近端，也可在升主动脉—右颈动脉外转流下（在升主动脉和远端颈动脉之间架一临时人工血管桥进行外转流术）。再在升主动脉上置一侧壁钳，并用 4-0 或 5-0 血管缝合线将内径为 8～10 mm 的人造血管端侧吻合在升主动脉上，人工血管另一端以端端或端侧方式吻合在无名动脉远端。如果损伤处没有活动性出血，则应先进行人工血管的吻合以减少脑缺血的时间（图 4-7）。

图 4-6　无名动脉损伤及建立旁路

图 4-7　无名动脉损伤修复

左颈总动脉和左锁骨下动脉钝性损伤手术途径分别经胸骨正中切口和左前外侧切口或二者联合切口进行暴露。对于不稳定的患者，经左前外侧切口入路能迅速进行近端控制，套入止血带控制出血（图4-8）。为获得远端控制，胸骨正中切口经左胸锁乳突肌前缘延长至颈部，左锁骨下动脉损伤需做锁骨上切口以暴露远端血管。同无名动脉损伤一样，通常采取受损血管近端缝闭，人造血管与升主动脉端侧吻合后再与远端血管进行端端吻合，也可用人工血管连接远近端锁骨下动脉。

图4-8 左锁骨下血管破裂出血控制及人工血管修复

（三）创伤性假性动脉瘤

如果主动脉损伤在急性期没有得以治疗，存活的患者可能发展为慢性假性动脉瘤，实际上它是主动脉壁破裂出血，被主动脉管壁外层结缔组织和邻近组织或器官所包绕而形成局限性血肿，血肿机化后形成外层瘤壁，瘤壁部位无内皮层存在。Parmeley 等及 Bennett 等分别报道 2% 及 5% 的急性主动脉损伤的患者有机会形成假性动脉瘤。临床症状主要有瘤体压迫引起的胸痛、声嘶、咳嗽、吞咽困难、上腔静脉阻塞等，瘤体附壁血栓脱落导致栓塞症状及瘤体局部或全身感染所致发热等。一些患者是在常规 X 线检查发现主动脉阴影而得以确诊。因为慢性假性动脉瘤患者半数病情不稳定，可能发生破裂大出血，所以慢性假性动脉瘤被诊断后，应予以手术治疗。手术方法与急性主动脉破裂基本类似。手术死亡率一般小于 5% 。

二、胸内大血管穿透伤

胸内大血管穿透伤受伤原因为火器伤及刺伤。二者在临床表现上有所不同，有 75% 火器伤患者存在神经功能损害，而仅有 29% 刺伤患者存在神经功能损害。

相对于钝性损伤而言，穿透伤的诊断和处理一般要更直接一些。伤口及穿透伤道邻近的结构是易损伤的部位。当然，子弹进入体内后，其弹道并不一定是入口与出口或体内残留点的连线，如果子弹入口在胸前乳头内侧或背部肩胛骨内侧，则伤及纵隔内大血管的可能性就很大。

如果患者病情稳定，可以进行动脉造影术，它能够显示出损伤的范围、假性动脉瘤、动静脉瘘、内膜断裂及动脉闭塞等情况。但临床上大多数患者病情不稳定而不能接受此检查，故动脉造影术在穿透伤患者的临床应用受到限制。

患者到达急诊室后，应迅速对患者生命体征、呼吸道通畅度、血容量丢失程度、有无心脏压塞、血气胸、外在的血肿及其是否压迫气管，伤侧的桡动脉和（或）颈动脉搏动是否消失或减弱等情况进行检查和判断。迅速建立静脉通道并输入足够的晶体和胶体以恢复血容量，多数情况下须行气管插管并保证足够的通气。拍摄胸部X线，必要时行胸腔闭式引流术。

此时，患者可以被分为3类情况。第1类是患者极度垂危，处于严重的休克状态，输入液体无反应，但仍有生命体征，这时需要立即在急诊室行开胸术。气管插管并行正压通气后，经左前外侧切口第4肋间入胸，其目的在于解除心脏压塞，控制胸腔内出血，通过暂时性地钳夹降主动脉以升高中枢血压，进行胸内心脏按摩等。对于这种胸内大血管穿透伤的患者，要尽可能地抓紧时间进行手术探查，因为对这类患者，手术是唯一可选择的方法。对于仍有生命迹象，但由于急性心脏压塞而发生心脏停搏者，急诊室开胸复苏的成功率约为8%。第2类是补充血容量后情况仍不稳定但血压尚能维持或有血肿进行性扩大的患者，这类患者需要立即在手术室行开胸手术。第3类是病情稳定的患者，这种情况，医生有时间进行动脉造影、内窥镜或食管造影等检查以明确损伤的部位和范围以及有无其他重要纵隔器官如气管及食管损伤。

在手术室开胸手术中，切口的选择极其重要。如果患者左胸腔出血难以控制且不知其具体来源，推荐采用左前外侧切口，消毒铺巾时要留有余地，以便术中能横断胸骨，切口延长至右侧变成双前外侧切口。若胸前的损伤怀疑伤及升主动脉或主动脉弓大分支，则采用胸骨正中切口，并延长至颈部以暴露主动脉弓大分支。若考虑降主动脉损伤，则采用左后外侧切口。左锁骨下动脉起源于主动脉弓后方并向后外侧走向，故其近侧段损伤显露最为困难，可采用高位的左前外侧切口（第3肋间）进行近端控制，再通过锁骨上切口暴露损伤部位进行修补。少数情况下，这些切口需要连为一体形成"书"形或"门扇"形切口，这样就能将上部胸壁掀开，将其下的血管暴露出来。还可以将锁骨中段切除以获得更好的暴露。腹股沟区应进行常规消毒和铺巾，以便术中能取大隐静脉作为自体移植材料或通过股动静脉插管进行体外循环。上下肢都应有静脉输入通道并应准备自体血回输装置。

和所有血管手术一样，大血管手术也必须遵守以下原则，如先获得近端和远端的控制，修补时勿使管腔狭窄及无张力的吻合等。大血管的损伤应尽可能地进行修补或移植，因绝大多数情况下其缺乏足够的侧支循环，如结扎单侧的颈动脉可使33%的患者出现严重的神经功能损害（而结扎单侧的椎动脉仅引起3%的患者出现神经功能损害）。搭桥可使用合成的涤纶或戈尔—特克斯（Gore-Tex）血管（1970年Gore研究出膨体聚四氟乙烯，可使聚四氟乙烯塑料成为近似海绵结构的含孔弹性体，拉伸成的人工血管称为Gore-Tex），补片最好采用自身的静脉材料，但也需外衬一层人工血管片，以防日后出现动脉瘤。锁骨下血管较脆且活动度小，大多数情况下需要置换一段人造血管。

（一）升主动脉损伤

可通过胸骨正中切口获得良好的暴露。先用手指压迫控制出血，然后边退手指边用4-0血管缝合线缝合修补伤口。有时如果手指压迫无法控制，则可经损伤处插入一球囊导管，充气后轻轻牵拉压迫控制出血（图4-9）。如果后壁也同时受损，可能需要在体外循环下进行修补。修补完成后一定要检查其他大血管有无损伤。若就诊时生命体征尚能维持，手术存活率约为50%。

图4-9　升主动脉损伤修复

（二）主动脉弓及其分支损伤

采用胸骨正中切口并延长至颈部。主动脉弓简单的损伤可以直接缝合修补，复杂的损伤如主动脉弓后壁或合并有肺动脉损伤，建议在体外循环下进行修补。和升主动脉损伤类似，手术存活率约为50%。相比之下，主动脉弓分支的损伤更为多见。按照一般的原则，发出椎动脉前的近段右锁骨下动脉及距开口2 cm内的右颈总动脉的任何损伤都要通过胸骨正中切口以获得近端控制，切口可向颈部或沿锁骨延长以获得远端控制。无名动脉损伤，须游离并牵拉左无名静脉以暴露右锁骨下动脉和右颈总动脉近段，必要时可结扎切断左无名静脉以获得良好的暴露并避免静脉牵拉伤（图4-10）。也可先将左无名静脉切断，断端暂时夹闭，待动脉损伤修复好后再重新吻合。无名动脉的穿透伤多位于其远段，也可发生在其任何部位。若损伤较小，可直接缝合修补。若缺损较大，需行血管移植术，先用侧壁钳夹闭升主动脉侧壁，然后将一段人造血管与升主动脉行端侧吻合，再与无名动脉远端吻合。若合并气管或食管伤，在修复后，应取胸大肌或胸锁乳突肌瓣移植于修复的血管和气管、食管伤之间，并术后加强抗感染。左颈总动脉损伤的手术途径和方法与无名动脉基本相同。

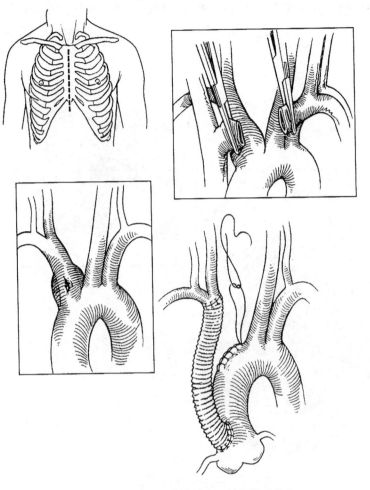

图 4-10　无名动脉穿透性损伤及修复

　　锁骨下动脉的显露最为困难（图 4-11、图 4-12）。手术中最重要的一点是取得近端控制，右锁骨下动脉的近端控制可通过胸骨正中切口完成，必要时切断无名静脉或颈静脉以获得右锁骨下动脉近段的显露。左锁骨下动脉近段的显露，可通过左前外侧切口或后外侧切口第 3 或第 4 肋间入胸，能够很容易地显露主动脉弓上的左锁骨下动脉起始处。锁骨上切口用来显露发出椎动脉水平的中段锁骨下动脉，锁骨下切口则可暴露更远段的锁骨下动脉。无论是左侧或右侧锁骨下动脉损伤，都可切除一段锁骨以帮助显露，而联合行锁骨上和锁骨下切口可避免锁骨切除。切口可以沿锁骨下动脉走行，逐层分离直到完全暴露近端和远端。锁骨下动脉损伤常常需要血管移植，可采用自体大隐静脉或直径为 6 mm 的 Gore-Tex 人造血管。修补术中，注意避免伤及膈神经（在前斜角肌前表面走行）、迷走神经（右侧与右颈总动脉伴行并从右锁骨下动脉前方跨越）、喉返神经（右侧环绕右锁骨下动脉并在右颈总动脉后方上行）、臂丛神经及左侧的胸导管和右侧的颈淋巴导管。锁骨下动脉损伤常伴有臂丛神经损伤，术前仔细检查并记录臂丛神经功能状态非常重要。

图 4-11　右锁骨下动静脉损伤暴露

图 4-12　左锁骨下动脉损伤暴露

（三）降主动脉损伤

降主动脉损伤患者入院前死亡率高达 85%。如果初诊时未考虑主动脉损伤，则入院 48 小时内患者死亡率为 50%。这类损伤多伴有左侧大量血胸。手术经左胸后外侧切口，阻断主动脉以获得近端和远端控制后进行修补（图 4-13）。

图 4-13　降主动脉穿透伤紧急控制与修复

（四）腔静脉损伤

上腔静脉的损伤多伴有无名动脉、颈静脉或无名静脉的损伤。尽管颈静脉或无名静脉可以结扎，但上腔静脉必须重建。取胸骨正中切口或右前外侧切口第 4 肋间显露血管，控制出血。大多数腔静脉裂口都可做一期修补缝合。缝合时需用生理盐水反复冲洗裂口，摘除腔内血栓，并注意防止外膜嵌入血管腔内。连续缝合不宜过分拉紧线袢，以避免引起管腔狭窄。腔静脉缺损过大时，可用自体心包或自体静脉材料或人造血管补片，在断裂损伤无法进行修补或补片时，可做端端吻合。如缺损过长或端端吻合张力过高，则做血管移植。通常认为人造血管静脉移植长期通畅率不够理想，大多数学者建议尽量采用自体静脉材料，如螺旋成形的大隐静脉或股静脉等进行血管移植。目前也有部分学者认为采用涤纶人造血管进行血管移植同样安全且更加简便。在修补或吻合术中，可采用内分流法保证回心血流和无血术野，即从右心耳插入带有侧孔的导管，在裂口的远近端收紧围绕腔静脉的阻断带以控制破裂口出血（图 4-14）。

图 4-14　上腔静脉损伤控制及修复图

心包内下腔静脉损伤引起急性心脏压塞，死亡率很高，特别是下腔静脉与右心房连接部位的损伤。下腔静脉的显露极其困难，只有通过股静脉插管至腹段下腔静脉建立体外循环下才能进行显露和修补（图4-15）。修补时，切开右房，放入一带气囊的导管（如福莱导尿管）进入下腔静脉，充气后阻断回血，然后经右心房在下腔静脉腔内修补破口。

图4-15　下腔静脉损伤修复

（五）肺血管损伤

心包内肺血管损伤的患者到达急诊室时病情都极危重，其损伤并无特征性，术前往往诊断为血性心脏压塞，经开胸探查后方能证实。通常采用胸骨正中切口或双侧前外侧切口途径，主肺动脉及左肺动脉近段较容易显露，心包内右肺动脉在上腔静脉与升主动脉间分离显露。通常需要用手指压迫止血，然后缝合伤口。肺动脉前壁的破口可以直接缝合修补，后壁的损伤通常需要在体外循环下进行修补。心包内肺血管损伤的死亡率大于70%。

心包外肺血管如肺门处或主要分支损伤的患者，临床表现主要是休克、大量血胸、呼吸困难及咯血等。手术经患侧的后外侧切口第4或第5肋间入胸后，先用手牢牢握住控制肺门，再用另一只手拿一把无损伤血管钳将整个肺门阻断以控制出血，然后辨认出受损血管加以修补。如果一叶的肺动脉难以修补，可以将其结扎。因为支气管动脉的血供一般能使肺组织保持活性，所以单纯结扎肺动脉不会引起肺坏死。如果肺静脉需要被结扎，则其所回流的肺叶应该被切除以避免肺淤血、肺水肿，发生咯血。

肺血管损伤特有的并发症为空气栓塞，它是由于空气经肺门等处的肺静脉破口或经肺静脉—细支气管瘘进入体循环造成，包括脑部动脉和冠状动脉等血管的栓塞，正压通气技术可使空气栓塞更易发生。肺静脉内压力正常约为 5 cmH_2O，正压通气时气管导管内压力峰值一般约 30 cmH_2O，而便携式带活瓣的呼吸囊能产生超过 120 cmH_2O 的压力。研究表明，气道压力超过 60 cmH_2O 时，将促使肺静脉—细支气管瘘的产生并使空气栓塞发生率增高。其临床表现为突然发生的偏瘫、癫痫发作或室颤等，常在正压通气开始后出现。诊断空气栓塞后，应立即行开胸手术，阻断肺门以防止进一步的空气栓塞，在心尖及升主动脉排气，进行胸内心脏按摩，通常还需行肺叶切除术。也可考虑行体外循环排气，但抢救成功的报道罕见。

（六）外伤性主动脉—腔静脉瘘

胸部穿透伤偶尔可以造成升主动脉与上腔静脉交通而引起主动脉—腔静脉瘘，其临床表现据瘘口大小而异，局部出现大量左向右分流，上腔静脉压急剧增高，颈静脉怒张和进行性心功能不全。胸部听诊可在分流部位听到连续性杂音，彩色多普勒超声检查和主动脉造影可以明确诊断和分流部位，右心导管检查可以了解血流动力学变化。

主动脉—腔静脉瘘诊断确立后，手术修复是唯一合理的治疗方法。手术取胸骨正中切口，经股动脉及上、下腔静脉插管建立体外循环，升主动脉阻断钳和上腔静脉阻断带均应置于瘘口的远侧。在完全心肺转流和心脏停搏下，探查主动脉—腔静脉瘘，应用自体心包片或人工织物分别修复主动脉和腔静脉破口。陈旧性瘘口则可纵形切开升主动脉前壁，从主动脉腔内显露瘘口，应用人工织物进行修补。

（王　东）

第五章

胸壁疾病

第一节　胸壁畸形

胸壁畸形主要包括先天性胸壁畸形和外伤、手术引起的胸壁畸形，本节只讨论先天性胸壁畸形。

一、漏斗胸

漏斗胸是指胸骨、肋软骨和部分肋骨向脊柱方向凹陷，形成漏斗状畸形。一般胸骨柄和第 1、2 肋软骨正常。

（一）流行病学特点

漏斗胸的发病率为每 300～400 个存活新生儿中有 1 个发病。80%～86% 的患者在 1 岁以内被发现，青春期后才发现的不到 5%。约有 37% 的患者有家族史，并发其他先天性畸形者占 10%，男女比例为（3～4）：1。

（二）病因和发病机制

漏斗胸的病因尚不清楚，一般认为是下胸部肋骨和肋软骨发育过度，挤压胸骨向后移位形成的，也有学者认为是膈肌胸骨部发育不良，向后牵拉胸骨所致。胸骨、肋软骨和部分肋骨向脊柱方向凹陷，使胸骨和脊柱之间的间隙减少，胸腔与纵隔内的脏器受到压迫，影响其心肺功能。患者膈肌明显下降，肺活量随之下降。

（三）临床表现

漏斗胸较轻者可无明显症状，变形较重者可压迫心肺，产生呼吸循环症状，并可影响患儿生长发育。主要表现为胸部漏斗状畸形，肺活量减少，残气量增加，反复出现呼吸道感染症状，活动后心悸、气短，甚至出现心前区疼痛。症状多随年龄的增长而加重。学龄前畸形多对称，对心肺功能影响较小。随年龄增加畸形逐渐加重，多为不对称，常有轻度驼背，腹部凸出等特殊体形，给患者带来严重的精神创伤。漏斗胸患者可伴有左肺发育不良或缺如，也可并发左侧缺肢畸形。

（四）实验室检查和特殊检查

1. 胸部 X 线和 CT 检查

可清楚地显示胸壁凹陷程度及心脏移位情况。由于心脏受压向左移位，胸部 X 线摄片显示心脏右缘与脊柱平齐。侧位片示胸骨体凹陷，胸骨与脊椎间距明显缩小，严重者几乎接触。膈肌下降，活动减少。手术后可见上述畸形恢复情况。

2. 心电图检查

由于心脏左移和右心室受压，心电图可见 V_1 导联的 P 波倒置或双向，QRS 波呈 rSR 型，T 波倒置。也可有右束支传导阻滞。经及时治疗，心脏复位后，心电图改变可逐渐恢复正常。

3. 呼吸功能检查

可表现肺活量减少，残气量增加，小气道通气受阻。手术后限制性通气功能障碍可消失。

4. 超声心动图检查

可见射血分数和左室短轴缩短率较正常儿童明显偏低。

5. 心导管检查

可描记到右室压力在舒张期斜坡和平台，类似缩窄性心包炎。心血管造影显示右心受压畸形和右室流出道受阻。

（五）诊断和鉴别诊断

漏斗胸通过视诊即可做出诊断，但同时必须明确畸形程度和有无其他畸形。判定畸形程度的方法如下。

1. 盛水量测定

患者平卧位，向前胸凹陷部位注水，以所盛水的量来判定畸形程度，或用橡皮泥填满凹陷部位，将橡皮泥取下，放入盛满水的容器中，以其所排出的水量来表示畸形程度。超过 200 mL 者为重度。

2. 胸脊间距测定

根据胸部侧位 X 线摄片，胸骨凹陷最深处后缘至脊椎前缘的距离表示畸形程度。胸脊间距距离大于 7 cm 为轻度，5~7 cm 为中度，小于 5 cm 为重度。

3. 漏斗胸指数（FI）表示法

$$FI = (a \times b \times c) / (A \times B \times C)$$

式中，a 为漏斗胸凹陷部位纵径；b 为漏斗胸凹陷部位横径；c 为漏斗胸凹陷部位深度。A 为胸骨的长度；B 为胸廓的横径；C 为胸骨角至椎体的距离。

漏斗胸指数大于 0.3 为重度，0.3~0.2 为中度，小于 0.2 为轻度。

4. 体表波纹分域图

利用光源和格子的投照方法，将胸壁凹陷部分的波纹等高线的图像拍照下来，并将波纹等高线的间隔和数目输入计算机，计算出凹陷部位的容积，可确定漏斗胸的畸形程度及评价手术效果。

（六）治疗

研究发现，药物治疗和胸部锻炼不能减轻胸部畸形程度。因此，轻度漏斗胸无须处理，中、重度均需手术治疗。手术的目的不仅是为了美观，也是为解除畸形的胸壁对心肺的压迫，纠正受损的心肺功能。由于漏斗胸畸形随年龄的增长而加重，手术应尽早进行，一般认为 3~10 岁为宜。3 岁之前有假性漏斗胸，很可能自行缓解。Haller 报道，对 4 岁幼儿做切除 5 根肋骨以上的胸壁整形手术，阻碍胸壁的生长发育，使幼儿呼吸功能减退，难以进行跑步等运动，认为手术最好选择在 6 岁以后进行。但也有学者主张，只要有明显的畸形，就应立即手术，不应等加重后再手术。年龄越小，畸形越轻，治疗效果越好。学龄前进行畸形矫治，可避免心理上产生不良影响。

1. 胸骨翻转术

将胸骨带血管蒂旋转 180°，并行适当地修剪和固定。此手术适于成年患者，手术效果满意。

（1）带血管蒂胸骨翻转术：胸腹正中切口，将胸大肌向两侧游离，显露凹陷的胸骨及两侧畸形的肋软骨，并沿腹直肌外缘游离腹直肌至脐水平。切开肋弓下缘，游离胸骨和肋软骨内面的胸膜。在肋软骨骨膜下，切断两侧所有畸形的肋软骨，切线由前内向后外斜行，通常包括第 3 至第 7 肋软骨和肋间肌。彻底游离胸骨后组织，切断附着于胸骨体两侧缘的肋间肌束和附着于肋软骨和剑突上的腹直肌。在胸骨上段，第 2 肋间水平游离出约 10 cm 胸廓内动脉，用线锯横断胸骨。将胸骨左右翻转 180°，检查双侧乳内动脉及腹壁动脉血供情况，应避免有张力，至少保证一侧动脉通畅供血。将两侧相对应的肋软骨修整固定。如胸骨过度凸起，也应修整剪平，并将横断处缝合固定。胸骨后放置闭式引流管，缝合胸大肌，皮下组织和皮肤。本法术中不切断乳内动脉和腹直肌，胸骨翻转后血运丰富，术后胸壁稳定，无反常呼吸，患者可早日下床活动，畸形纠正效果满意。

有些学者报道，在横断胸骨前，先游离并切断胸廓内动脉，只保留腹直肌蒂作为胸骨的血液供应，或在剑突水平，切断乳内动脉与腹壁动脉的交通，只保留上下一端血管供血，也可取得同样效果。胸部扁平的患者将翻转后的胸骨上端切成斜面，重叠缝合于胸骨柄上，部分过长的肋软骨也重叠缝合，术后可获得更满意的胸廓外形。

（2）无蒂胸骨翻转术：采取胸骨正中或双乳下横切口，切开畸形肋软骨的骨膜，切断肋软骨，将肋软骨和胸骨从骨膜下剥出。从畸形开始处将胸骨切断，切除过长的肋软骨，用抗生素溶液冲洗后，翻转 180°缝于胸骨和肋骨上。

无蒂胸骨翻转术适用于已骨化的患者，其优点是不需要异物支撑，合乎生理。缺点是可能造成胸骨坏死，创伤大。注意在剥离肋软骨骨膜时，应轻柔操作，剥离充分。肋软骨骨膜、肋骨骨膜、肋间肌应保持完整，尽量不要损伤肋间血管和胸廓内动脉，胸骨翻转后将肋软骨骨膜、肋骨骨膜、肋间肌包绕缝合在翻转骨瓣和肋骨、肋软骨前端。

2. 胸骨抬举术

将肋软骨适当修剪，使下陷的胸骨抬高，手术简单，适用于下陷较平的患者。

（1）肋骨成形术：单侧较深而胸骨无畸形的漏斗胸，可行肋骨成形术。从中线向患侧做一曲线切口，骨膜下将畸形的肋骨和肋软骨解剖出来，在肋骨和肋软骨做多个横行切口；用巾钳将肋软骨向前上方牵拉，使向前下方斜行的肋骨上移到正常的肋骨走行位置，切除过长畸形的肋软骨，缝合固定两侧相应的肋软骨断端。由于两侧肋软骨向上牵拉合力，可将凹陷的胸骨拉起保持上举前挺的位置。本术式适用于骨质较为柔软的小儿患者。

（2）胸骨抬高术：骨膜下切断全部畸形的肋软骨，通常是 3 ~ 6 根，左右两侧分别进行。年龄较大的患者，肋软骨外端要切至肋骨骨质。切断附着于胸骨下部肋软骨的腹直肌肌束，游离出剑突，剪断与胸骨相连部分，将胸膜推向两侧；切断相应的肋间肌束，使胸骨自第 2 肋骨以下完全游离，胸骨向下凹陷开始处两侧的正常肋软骨，通常是第 3 肋软骨、距胸骨外缘 2 cm 处，骨膜下由内前向外后斜行切断。抬起胸骨，使此肋软骨胸骨端位于肋骨端前面，并缝合固定。杠杆作用使胸骨上抬，如矫正满意，固定即可。如矫正不满意，可于第 2 肋骨水平将胸骨后壁横向截骨或前壁楔形截骨，在横向截骨处嵌入肋软骨片，并缝合固定，使胸骨抬高至适当水平。将肋间肌、胸大肌、胸筋膜和腹直肌缝合在胸骨上，缝合皮肤。为了更好地固定胸骨，有研究者用克氏针或其他金属支架，将胸骨固定于第 3 或第 4 肋骨上，使胸骨固定更加牢靠，避免了术后发生反常呼吸。此方法需再次手术取出金属材料。

（3）不对称漏斗胸胸骨肋骨抬举术：不对称漏斗胸胸骨向右旋转，右前胸壁凹陷，普通胸骨抬高术不能矫正，具体操作如下。骨膜下切断畸形的肋软骨、肋间肌和剑突，使胸骨体游离。胸骨柄行斜性楔形切开，将胸骨体扭转并抬高到正常位置并缝合固定。胸骨旁两侧畸形开始处肋软骨斜行切断，胸骨端重叠在肋骨端前并缝合固定，保持胸骨抬高位置。如右前胸壁凹陷较深，右侧肋软骨低于左侧，可在右侧肋软骨断端之间垫入软骨块，再用合成缝线缝合。如胸骨重度旋转，可在胸骨柄楔形截骨下方，再做一楔形切开，缝合固定后可使胸骨进一步回转至正常位置。

3. 钛合金板

与克氏针相比，钛合金板有许多优越性：①能透过 X 线；②不影响 MRI 检查；③通过机场安全检查时，不引起金属探测器报警；④弹性好，不容易移位；⑤有很好的依从性和组织相容性，避免了使用克氏针后对患者术后的生活的限制。钛合金板正逐渐成为漏斗胸矫正手术的首选材料。生物可吸收网也被用于进行胸骨固定，效果良好。避免了术后因胸骨固定不良，造成的胸骨移位和疼痛，并对重建胸壁和上腹壁有重要作用。Marlex 网也是很好的固定胸骨的用品。

4. 胸腔镜

胸腔镜的发展给漏斗胸矫正手术带来了革命性的变化，很大程度上减小了手术创伤。1997 年 Nuss 报道了此手术，常规麻醉后，两侧锁骨中线切口，乳头水平经胸肌至胸腔打一隧道，胸腔镜下将弯曲的钢条凹面向前穿过胸骨后方，到达另一侧穿出。翻转钢条，使其凹面向后，将胸骨抬起，畸形被矫正。再用钢丝将钢条固定于两侧肋骨后面。手术安全，创伤小，并发症少，受到患者和医生的欢迎。

（七）预后

漏斗胸矫形手术术后并发症极少且轻微，为 5% ~ 8%，包括气胸、血胸、心包炎和心包积液、伤口感染、胸骨或克氏针移位，以及心血管并发症，其中气胸最为常见。微创手术后有发生脊柱侧弯者。胸骨翻转术最严重的并发症是胸骨缺血坏死和切口感染，胸骨抬举术最严重的并发症是术后复发，往往发生于多年以后，通常为身体瘦长，肌肉发育较差者。Shamberger 和 Welch 报道 704 例漏斗胸矫形手术，术后复发 40 例，复发率为 5.7%。

导致复发的原因是：①上举胸骨缺乏有效固定，自体肋骨固定不够，金属支架断裂或过早取出；②年龄越小，肋骨切除越广泛，复发率越高。肋骨肋软骨交界处纤维化，形成瘢痕阻碍胸壁发育，造成胸骨周围带状狭窄，影响肺功能。

预防术后复发要点：①漏斗胸矫形手术，年龄应在 6 岁以后；②严格掌握手术范围，肋软骨切除每侧不超过 4 根，长度不超过 2.5 cm，尽量保留肋软骨骨膜，肋骨膜和肋间肌；③术后体育锻炼，改变体形姿势。

二、鸡胸

鸡胸为胸骨向前凸出，两侧肋软骨凹陷形成的畸形，因类似鸡胸而得名。约 90% 的患者为对称性，即胸骨向前凸出，两侧肋软骨呈对称性凹陷。约 9% 的患者为不对称性，即一侧肋软骨向前凸出，另一侧胸骨正常或倾斜。约 1% 为胸骨柄畸形，累及胸骨的骨性连接，造成胸骨柄突出和胸骨体下陷。

（一）流行病学特点

鸡胸好发于儿童，一半以上发生于 11 岁以后，发生率为漏斗胸的 10%～20%，男孩明显多于女孩，26% 的患者有家族史，12% 的患者伴有脊柱侧弯。Robicsek 报道 720 例胸壁畸形，其中鸡胸占 22%。仅次于漏斗胸。

（二）病因和发病机制

鸡胸的病因尚不清楚，多数学者认为是肋软骨过度生长，挤压胸骨向前移位，胸骨下部因受膈肌的反向牵拉，使胸骨形成中央部向前凸出的弓形。Brodkin 和 Chin 等认为膈肌的发育异常是鸡胸形成的主要原因。

（三）临床表现

鸡胸常无明显临床症状，多为自己或他人无意中发现。胸骨前突和脊柱后突使胸廓前后径增加，胸壁柔软性减小，限制了胸部的扩张，呼吸动度减弱，可引起慢性肺部感染。约 33% 的患者有中度气短、乏力和胸疼，但无心肺功能严重减退表现。多数患者对自己的体形较为悲观，不同患者畸形的情况有所不同，较常见的是胸骨下部向前凸出明显，两侧肋软骨向后凹陷；有些则是胸骨柄明显前凸，胸骨迅速回降，继而转向前方，形成"Z"形畸形。有学者则把鸡胸分为 4 型：胸骨弓状前凸型，胸骨非对称前凸型，胸骨柄前凸型，胸骨抬举型。

（四）实验室检查和特殊检查

胸部侧位 X 线摄片可清楚显示胸骨的畸形状况，其他检查常无异常发现。

（五）诊断和鉴别诊断

一般目测即可诊断，胸部 X 线摄片有助于确定鸡胸的类型和有无其他胸壁畸形存在，超声心动检查可发现有无心脏畸形。

（六）治疗

严重的鸡胸即使症状不重，也应手术治疗。3 岁后即可接受手术，年龄越小，疗效越好。手术可分为胸骨翻转法和胸骨沉降法。

1. 胸骨翻转法

和治疗漏斗胸手术一样，切开胸部皮肤和皮下组织，分离胸大肌，切断两侧肋软骨和胸骨，将胸骨板翻转 180°，经适当修剪后缝合固定。

2. 胸骨沉降法

分离胸大肌后，软骨膜下切除畸形的肋软骨，对于极度隆起、伸长的肋软骨，要切除其全长。剩留的肋软骨骨膜要逐根缝缩，可使原来隆起的胸骨，恢复到正常位置。如仍不能平整复位，可将胸骨横行截骨，将胸骨向后放置至适当位置固定。有时为了更好地纠正畸形，胸骨需 2 次截骨。对于肋软骨胸骨柄畸形则需从第 2 肋软骨开始切除畸形的肋软骨,在胸骨前突最明显的部位,行更大范围的楔形截骨术,再将上段胸骨向后推移,同时将下段胸骨向前推移,对合骨截面,固定缝合。如遇复杂畸形,可配合胸骨斜行截骨,使胸骨向前移位并旋转。如遇剑突畸形或生长不正者,可将剑突切除。缝合皮肤前胸骨后要放置引流管。畸形不对称时,对于一侧隆起的肋软骨,可逐根进行处理,先在软骨膜上做横切口,分离软骨膜后切除隆起的肋软骨,逐一缝缩剩留的肋软骨骨膜。如胸骨位置正常,只切除隆起的肋软骨即可矫正畸形。如胸骨扭转,切除隆起的肋软骨后,则需将凹陷侧胸骨横断,并将胸骨恢复到正常位置后缝合固定。如畸形侧肋软骨广泛切除,正常侧肋软骨需行小段切除,使两侧肋软骨保持平衡,以免术后胸骨左右倾斜,畸形更加严重。

所有鸡胸矫正手术在缝合软组织与皮肤前,最好先用巾钳将两侧肌肉和皮肤拉拢对合,观看胸廓外形及其表面是否光整,及早修整遗留畸形,使手术更加完美。胸腔镜技术使鸡胸矫正手术能够成为微创手术,切口小,也更加美观。

(七) 预后

鸡胸矫正手术安全可靠,并发症发生率低于 4%,包括气胸、伤口感染、复发及术后肺炎等。再次手术者均为复杂畸形。

三、胸骨裂

先天性胸骨裂是一种少见的胸壁畸形,其特征是胸骨部分缺如,心脏前方失去骨骼保护,多伴有心脏异位或其他先天性心脏畸形。

(一) 病因和发病机制

正常胸骨由中胚叶侧板的两侧胸骨索相互融合而成,如胚胎发育至第 8 周时两侧胸骨索未融合或融合不完全,则出生后表现胸骨裂。胸骨裂可以是完全的,也可以是不完全的。患者胸骨中间的裂隙被其他组织填充,心包、胸膜和膈肌完好无损,可伴有或不伴有心脏或其他畸形。

(二) 临床表现

胸骨裂按裂隙的程度和部位分为上段胸骨裂、下段胸骨裂和全胸骨裂。多数胸骨裂发生于胸骨上部,亦可延伸至剑突。缺损呈"V"形或"U"形,甚至完全分裂。皮肤薄而透亮,当啼哭或做 Valsalva 动作(用力呼气并关闭声门)时,缺损部隆起,吸气时相反。可见明显的心脏跳动。根据心脏异位的情况可分为 3 种。①单纯胸骨裂,不并发异位心脏。缺损区皮肤甚薄,似破裂样透亮,有时自脐孔至颈部皮肤增厚,色素沉着,如瘢痕样。②胸部异位心,前胸壁无其他组织覆盖心脏,心脏暴露于胸廓之外,从胸壁的中上部膨出,一般没有心脏本身的畸形。③胸腹部异位心(Cantrell 五联症),低位胸骨裂,膈肌前部缺损,心包壁层缺失,分开存在或与之连续的脐膨出,多数患者有心脏畸形。

(三) 实验室检查和特殊检查

胸部 X 线检查可明确胸骨缺损程度,胸部 CT 检查可提供胸壁软组织缺损、心脏位置等更加详细的情况,超声心动图主要检查是否并发心脏畸形。

(四) 诊断和鉴别诊断

本病根据临床表现和胸部 X 线、CT 检查、超声心动图等即可做出明确诊断。

（五）治疗

单纯胸骨裂提倡在新生儿期进行手术，缺损修补可不用替代材料，对"U"形缺损胸骨裂，将其尾端相连处切断，即可将分离的两半胸骨并直接缝合，术后无压迫心脏、复发和愈合不良等并发症。而年龄较大的患者直接缝合难度较大，产生心脏压迫的机会较多。有研究表明，行多根肋软骨斜行切断术，以延长肋软骨，有利于减轻心脏压迫。目前多采用 Marlex 网作为修补材料，并用自体肋骨劈开骨片作支撑物，手术相对简单，不对心脏产生压迫。应用其他自体移植物或合成材料修补，以及切断肋弓等，均有过报道。并发异位心者向胸腔内还纳心脏，可引起大血管阻塞，手术死亡率超过80％，只有少数婴儿成功地施行了外科修复手术。手术方法有皮肤遮盖、纳入皮下隧道成形术等。此型患者多伴有先天性心脏畸形，术前应做心导管检查，如发现室间隔缺损等病变，应先做心脏修补手术，再进行胸壁修补。Cantrell 五联症患者需用涤纶或 Marlex 网等合成材料修补，单纯用皮瓣难以成功。Welch 和 Shamberger 总结了已报道的43例手术治疗患者，死亡25例（58％），其中2例术前心导管诊断并发法洛四联症，在低温下做心脏直视手术取得成功。

（刘雪雪）

第二节　胸壁结核

胸壁结核指胸壁组织（包括骨骼和软组织）发生的结核性病变。多形成脓肿或窦道，常需手术治疗。

一、流行病学特点

胸壁结核可见于各年龄段，但以青少年较为多见，男女比例为（1.2~2）∶1。近年来，随着肺结核发病率的提高，胸壁结核也有增加的趋势。

二、病因和发病机制

胸壁结核多继发于肺结核和胸膜结核，可与原发病灶同时存在，多数发现胸壁病变时，原发病灶已愈。胸壁结核脓肿多起源于胸壁深部的淋巴结，穿透肋间肌到达胸壁浅层，往往在肋间肌内外各有一个脓腔，中间有孔道相通，形成哑铃状病变。肋骨结核易发生于第5~7肋骨，多由胸膜结核引起。结核蔓延至胸壁的主要途径如下。

1. 淋巴途径

结核杆菌从肺或胸膜病变处，经淋巴管侵至胸壁淋巴结，再穿破淋巴结侵入周围组织，形成结核脓肿。这是胸壁结核最常见的感染方式。

2. 直接蔓延

靠近胸膜的肺结核和胸膜结核可直接蔓延至胸壁各层组织，胸壁病灶和胸内病灶经肋间较细窦道相通，形成典型的哑铃形的病灶。

3. 血行播散

结核杆菌经血液循环到达肋骨或胸骨，引起结核性骨髓炎，穿破骨皮质后形成脓肿或窦道。

三、临床表现

患者多因无痛性胸壁肿块就诊，或因肺结核或胸膜结核就诊时发现。单纯胸壁结核中毒症状轻微，同时患有肺结核或胸膜结核时，患者可伴有不同程度的结核中毒症状，如低热、乏力、盗汗、食欲不振、体重下降等。部分患者早期出现胀痛和触压痛，当皮下出现寒性脓疡时，疼痛反而减轻。胸骨结核患者上肢活动时有牵扯痛，咳嗽、深呼吸时疼痛加重。60%~70%的患者病变累及肋骨。肿块多好发于第3~7肋间前胸壁或侧胸壁，基底较宽，固定，中等硬度，有时可触及波动感。局部不红不热，无明显压痛。混合感染时皮肤变薄变红，皮温增加，有压痛等急性炎症表现。破溃后排出水样浑浊脓液，无臭，伴有干酪样物质，或创口经久不愈，形成溃疡或窦道。

四、实验室检查和特殊检查

大多单纯胸壁结核血象不高，红细胞沉降率较快，结核菌素试验阳性。胸部X线检查可发现胸膜和肺内结核病灶，但显示的病变程度往往比实际的要轻。因此，胸部X线摄片阴性不能排除诊断。有学者总结820例胸壁结核，胸片有明显肋骨破坏25例，而术中发现肋骨破坏530例（占64.6%），严重者破坏达5~6根。破坏长度为2~10 cm。肋骨或胸骨侧位和斜位像可显示病变骨呈溶骨性破坏，骨质缺损、死骨形成，胸骨角凹凸不平、间隙增宽。有时可发现胸骨后形成圆形或椭圆形脓肿，凸向纵隔。对于胸部X线不显影的胸壁结核应做胸部CT扫描。CT能很好地显示病变的范围、形状以及病灶与胸腔的关系、胸膜和肺的病变情况。一般表现为周围强化的低密度病灶，可见钙化，肋软骨和骨质破坏。软组织脓肿，肋软骨和骨质破坏，死骨形成对胸壁结核的诊断是具有特异性的。对于有脓肿的胸壁结核，二维超声检查能准确探及脓肿的存在和范围，还可定位。诊断性穿刺可抽出黄白色、无臭稀薄脓液或干酪样物，抗酸染色和细菌培养可确定诊断，并可进行药敏试验，针吸活检抗酸染色阳性率为30%~60%，细菌培养阳性率为30%~80%，聚合酶链反应（PCR）诊断阳性率更高。穿刺时应注意从肿块上方进针，经过一段潜行刺入脓腔，严格无菌操作，防止造成混合感染。有慢性窦道或溃疡形成时，可行病理活检，发现结核结节即可确诊。

五、诊断和鉴别诊断

发现胸壁无痛肿块，按之有波动，或窦道溃疡，应首先想到胸壁结核的可能。胸部X线及CT检查能发现其他结核病变。细菌学和病理学结果是诊断的确定因素。诊断时要与化脓性骨髓炎和化脓性胸壁脓肿相鉴别。深部的结核性脓肿可能与胸壁肿瘤相混淆，特别是胸壁血管瘤，也可触及波动感，诊断性穿刺有助于鉴别。穿刺部位应选在脓肿的上方，避免垂直穿刺导致脓液沿针道流出形成瘘管。胸壁放线菌病也属胸壁慢性炎症，肿块坚硬，有多数瘘管，脓液中找到硫磺样颗粒可确诊。胸壁结核要和结核性脓胸所致胸壁穿通流注寒性脓肿相鉴别。应常规做胸部X线检查、二维超声检查，必要时CT检查以明确诊断，避免误诊误治。肋骨结核需与肋骨巨细胞瘤、肋软骨炎相鉴别。肋骨巨细胞瘤呈梭形，表面有凸凹不平，硬韧性肿大，无波动，胸部X线摄片即可明确诊断。肋软骨炎均在肋软骨与肋骨相接处，肋软骨呈膨胀性增大，表面光滑硬韧，有压痛，无波动，有时上肢活动或深呼吸可产生牵扯痛，胸部X线摄片不显影。

六、治疗

胸壁结核是全身结核的一部分，治疗时要注意全身情况，检查肺部及其他脏器有无结核。单纯依靠抗结核治疗治愈的可能性较小，建议以手术治疗为主。一般情况下，术前正规抗结核治疗 2 周，注意休息营养。应用异烟肼 300 mg、利福平 450 mg、乙胺丁醇 750 mg，以上 3 种药物均每日 1 次，口服；链霉素 750 mg，每日 1 次，肌内注射。由于抗结核药物大多对肝脏有损害，应定期检查肝功能。病情稳定后再行手术治疗。并发化脓性感染时应切开引流，控制感染后再行手术治疗。较小的胸壁结核脓肿可在应用抗结核药物的同时，行脓肿穿刺抽脓，局部注入抗结核药物，部分患者可治愈。效果不好时应考虑手术治疗。

胸壁结核手术治疗原则是彻底清除结核病灶，消灭脓腔。术中应仔细探查窦道分支及范围，将脓腔、窦道和肉芽组织彻底清除。一定要切除位于脓腔上面的肋骨，使脓腔彻底敞开，不留任何残腔。创面要彻底止血，局部可应用抗结核药物。残腔过大可用临近带蒂肌瓣填补，放置引流管后伤口严密缝合，加压包扎 2 ~ 3 周。拆线时间以术后 10 ~ 14 日为宜。术后正规抗结核治疗 6 ~ 9 个月，并发其他部位结核者可根据病情适当延长抗结核时间。如胸壁结核并发包裹性脓胸，应在病灶清除术基础上尽可能行胸膜剥脱术，以利于肺的复张和功能的恢复。肺难以复张者行病灶清除和胸廓成形术。肋骨和肋软骨结核应彻底清除结核坏死组织和死骨，将破坏的肋骨从两端接近健康骨质处切断清除。沿肋骨床、脓肿四壁探查，邻近肋骨骨膜有否破坏脱落，有否瘘管和邻近肋骨后面相通。病变可累及一段肋骨，也可累及多段肋骨，每穿通一根肋骨后达到另一根肋骨间隙均形成哑铃形病灶，术中一定要找到病灶，凡累及的肋骨必须全部切除，方能达到彻底治疗的目的。胸骨及胸锁关节结核病灶内清除脓液、干酪样物、结核肉芽组织，必要时行锁骨胸骨端切除，清除锁骨后面的结核坏死组织。直至清除到健康、新鲜出血的骨质为止。对并发胸骨后脓肿者要彻底清除，脓肿壁要刮干净，探查有没有瘘管和纵隔内相通。注意勿损伤乳房内动静脉，避免大出血，关闭创口时要严格止血，防止术后血肿影响创口愈合。

七、预后

经手术和正规的抗结核治疗，90% 以上的患者可一期治愈，3 周后出院。少数患者病变复发，需行二次手术治疗，主要原因是窦道切除不彻底和抗结核药物应用不规范。手术并发症有术后出血、窦道形成、伤口愈合不良和肺结核活动。有报道称，长期慢性胸壁结核与发生 B 细胞型淋巴瘤和上皮型血管肉瘤有密切关系，应密切随访。

（刘雪雪）

第三节 胸壁肿瘤

一、分类

胸壁肿瘤指各种各样的胸壁深层组织（胸骨和肋骨）及软组织（神经、血管和淋巴系统等）肿瘤，不包括胸壁皮肤、皮下组织、浅层肌和乳腺的肿瘤。

在临床上，胸壁肿瘤分为原发性和继发性两大类，其组织来源复杂，病理类型众多，临床表现不一，临床确诊及诊疗有一定的困难。其中，原发性约占 60%，继发性约占 40%。原发性肿瘤又可分为良性和恶性两种，前者约占 40%，后者占 60%。据文献统计，原发于胸壁骨骼部分的肿瘤占全身原发肿瘤的 5%~10%。其中，约 95% 发生于肋骨，5% 发生于胸骨；恶性占 52.5%，良性占 47.5%。肋骨肿瘤发生于前胸壁及侧胸壁者多于后胸壁。原发于深部软组织如肋间组织和骨膜者多为软组织肉瘤及神经类肉瘤。

胸壁原发性肿瘤的病因尚不明确。过去有学者认为与胸壁创伤有关，但近年来此说法已被放弃。主要是胸壁创伤的发生率较高，而胸壁肿瘤的发病率相对较低，两者相差极为悬殊之故。

继发性胸壁肿瘤多来自他处恶性肿瘤的转移，也有来自邻近器官如乳腺、肺、胸膜和纵隔的原发肿瘤对胸壁的直接侵犯，常造成肋骨的局部破坏或病理性骨折，引起疼痛，但肿块多不甚明显。较多见的胸壁继发肿瘤多来自肺癌、乳腺癌、肾癌、胃癌、食管癌、直肠癌等，少数也可来自甲状腺癌和鼻咽癌。

胸壁肿瘤的病理类别繁多，各家分类也不一致。胸壁骨骼肿瘤中良性者以软骨瘤、骨软骨瘤、骨纤维结构不良（或称骨纤维瘤、骨囊肿）等为常见；恶性者以软骨肉瘤（或骨软骨肉瘤）、骨肉瘤（或骨源性肉瘤）、恶性骨巨细胞瘤、多发性骨髓瘤、尤因肉瘤（Ewing肉瘤）等为常见。软骨肿瘤约占全部肋骨和胸骨肿瘤的 48%。发生于胸壁深层软组织的肿瘤，良性者以神经纤维瘤、纤维瘤、脂肪瘤等较为常见；恶性者以纤维肉瘤、神经纤维肉瘤、血管肉瘤等为常见（表 5-1）。

表 5-1　胸壁肿瘤的分类

原发性肿瘤				继发性肿瘤	
骨骼肿瘤		软组织肿瘤		转移性肿瘤	邻近器官肿瘤侵犯
良性	恶性	良性	恶性		
肋软骨瘤、骨纤维发育不良、骨软骨瘤、骨巨细胞瘤、肋骨骨囊肿、骨纤维瘤等	软骨肉瘤、成骨肉瘤、肋骨尤因肉瘤、肋骨恶性嗜酸性肉芽肿、骨髓瘤、恶性骨母细胞瘤、恶性骨巨细胞瘤、胸骨浆细胞瘤等	脂肪瘤、淋巴管瘤、血管瘤、纤维瘤、横纹肌瘤、神经纤维瘤、神经鞘瘤、硬纤维瘤等	脂肪肉瘤、淋巴管肉瘤、血管肉瘤、纤维肉瘤、横纹肌肉瘤、神经纤维肉瘤、恶性神经鞘瘤等	胸壁转移性癌、胸壁转移性肉瘤	肺恶性肿瘤、乳腺恶性肿瘤、胸膜恶性肿瘤、纵隔恶性肿瘤

胸壁肿瘤分类给我们的启示是区分胸壁肿瘤的良性与恶性、原发与继发、部位与范围及其组织病理类别，对于制订治疗方案十分重要。尤应注意的是，有些肿瘤，如软骨瘤、纤维瘤和神经纤维瘤等尽管在病理组织学检查时属于良性，但其生物行为呈恶性，即其生长既具有浸润性，极易复发，又具转移性。因此，在治疗方案上应按恶性新生物处理。

二、临床表现

胸壁肿瘤的症状取决于肿瘤的部位、大小、组织类型、生长速度及与周围组织器官的关系。胸壁肿瘤一般生长缓慢，在早期可能没有明显的症状，只在体检或局部受撞击引起疼痛时才被发现。随着肿瘤的不断生长和发展，约 2/3 的患者有不同程度的局部疼痛或压痛，一般骨骼肿瘤的疼痛程度多重于软组织肿瘤，尤是恶性肿瘤及肋骨转移性肿瘤。胸前壁及侧壁的肿瘤比较容易被发现，胸后壁的肿瘤由于有较厚的肌层和肩胛骨的掩盖，往往发现较晚。有严重持续局限性疼痛者常提示为恶性肿瘤，但无疼痛者亦不能完全排除恶性。有的胸壁肿瘤向胸内生长，外表并不显著，因而有时直到肿瘤引起胸内压迫症状后才被检查发现。瘤体压迫和浸润周围组织、肋间神经、臂丛及交感神经时，除有神经痛外，还会有肢体麻木或霍纳（Horner）综合征。

肿瘤直径大于 5 cm 者，多为恶性。生长迅速的肿瘤多数是恶性的表现，或是在原来良性的基础上发生了恶变。生长很快的肉瘤有时会发生中心坏死、溃破、感染或出血，引起更为严重的症状。晚期的胸壁恶性肿瘤则可能有他处转移、胸膜腔积液或血胸，患者常有体重下降、气促、刺激性咳嗽、贫血等表现。部分患者可发生病理性骨折。瘤体在体表形成肿块，并发生坏死溃疡者，可能为肉瘤。

根据肿瘤的部位，也可帮助判断肿瘤的性质，胸骨肿瘤几乎多为恶性，良性者甚少。软骨瘤多发生在肋骨、肋软骨交界处，增大迅速者多为软骨肉瘤。肋骨纤维结构不良，多位于后部肋骨。

三、诊断和鉴别诊断

为了确诊胸壁肿瘤并选择合适的治疗方法，临床医师必须解决以下 4 个方面的问题。

（一）是否为肿瘤性肿块

胸壁肿块和疼痛是胸壁肿瘤患者常见的主诉。然而，许多非肿瘤性胸壁疾病也表现为肿块与疼痛，需要加以鉴别。

1. 胸壁结核

在胸壁非肿瘤性疾病中，胸壁结核比较常见，通常不难与胸壁肿瘤鉴别。必要时可穿刺活检，抽出物为典型结核性脓液，即可确诊。但胸壁和胸膜结核有时可能与胸壁肿瘤同时存在，应予注意。

2. 慢性非特异性肋软骨炎（Tietze 病）和其他非特异性肋软骨增生

少数慢性非特异性肋软骨炎或肋软骨增生临床表现为肋软骨高度增生肿大，需与胸壁肿瘤鉴别，必要时须切除活检。通常，位于上位肋软骨的增生或非特异性肋软骨炎较易诊断，而下位肋软骨膨大却易误诊为软骨瘤。

3. 胸壁巨淋巴细胞增生症

胸壁巨淋巴细胞增生症是一种少见的、表现为胸壁肿块的疾病，应注意与胸壁肿瘤鉴别。必要时术前穿刺活检或术中在冰冻活检定性后再决定手术方式。

4. 炎性囊肿

有报道，术前诊断为胸壁肿瘤，术后病理报告为炎性囊肿。

（二）是良性肿瘤还是恶性肿瘤

胸壁肿瘤是良性还是恶性对手术方案与疗效具有重要意义。一般来讲，胸壁恶性肿瘤的疼痛较重，病程短，肿块发展快，体积较大。

1. 疼痛

约有 67% 的胸壁肿瘤患者出现不同程度的疼痛，特别是严重的持续性局限性疼痛，常提示为恶性胸壁肿瘤。但是，无疼痛症状者也不能排除恶性肿瘤，其原因可能是胸壁解剖结构有其特殊性。恶性肿瘤生长快，迅速扩张，压迫和侵犯周围组织、肋间神经、壁胸膜等，因而疼痛症状较良性肿瘤明显。然而，由于个人感受性的差异，也有例外。

2. 病程

胸壁肿瘤的病程长短因肿瘤的良性或恶性而有显著不同。统计表明，胸壁恶性肿瘤患者入院前的平均病程短，肿瘤发展快。有些肿瘤如软骨肉瘤、软组织肉瘤等病史可较长。但不论病程长短，若在短时间内增大经常是恶性肿瘤的表现。如果有手术病史，追查首次手术的病理诊断，更易于明确诊断。

3. 肿块

胸壁肿块的大小是确定胸壁肿块是否是恶性的指标之一，肿块直径超过 5 cm 者多为恶性。由于胸壁肿瘤发生于深部组织，多数瘤体部分凸入胸腔，肿块的实际大小往往超过体检所见。即使体检未发现肿块，也不能排除恶性肿瘤的可能。如果体检发现较大肿块，再结合临床病程较短、疼痛较重等特点，即应考虑恶性肿瘤的可能。

胸壁肿瘤发生部位较深，表面有较厚的覆盖组织，一部分肿瘤来源于骨骼，因此体检发现多数肿块触之较硬，而且较固定。因此，肿块软硬度与活动度仅可作为鉴别胸壁肿瘤性质的参考，与一般肿瘤有所不同。胸壁肿瘤肿块如表面温度增高、血管扩张或侵犯覆盖组织而造成坏死、溃疡，则恶性肿瘤的可能性较大。

肿块发生部位对肿瘤性质的鉴别也有参考价值。据报道，胸骨肿瘤几乎全部为恶性，良性者极少。软骨肿瘤多起源于肋软骨交界处，若迅速增大多为软骨肉瘤；骨纤维结构不良多位于后胸壁，也有部分在前胸壁，转移癌多发生于后肋。

4. 实验室检查

实验室检查对鉴别胸壁肿瘤的价值仅供参考。发展迅速的恶性胸壁肿瘤和转移癌患者红细胞沉降率可增快。然而，对于某些特殊病理类型的胸壁肿瘤，实验室检查的某些项目具有重要意义。如肋骨骨髓瘤患者尿中本周蛋白阳性，有广泛骨质破坏的恶性胸壁肿瘤患者血清碱性磷酸酶可增高。

5. 影像学检查

其影像学诊断思路如下。

（1）明确肿块是否存在以及是否来源于胸壁。

（2）明确肿块是来自胸壁软组织或者胸壁骨组织。

（3）明确肿块是良性或者恶性。

（4）明确恶性肿块是原发性或者继发性。

（5）明确肿块组织学分类诊断。

确定肿瘤是否发生于胸壁及其部位与范围，以往在胸部 X 线透视下转动体位仔细观察，并拍摄切线位片，使肿物瞄准 X 线片，用以判断肿瘤是否位于胸壁，鉴别和排除胸内病变。近年来，各大医院已逐步淘汰胸部 X 线透视，采用 CT 多能做出明确诊断。偶尔较小的骨质破坏密度减低区需要与骨血管瘤及骨质疏松等鉴别，增强 CT 对是否存在软组织肿物有更清晰的判断。有时胸壁来源的肿块需要与蔓延至胸壁的胸内肿块相鉴别，一般认为胸壁肿物起源于胸膜壁层以外的骨和软组织，而胸内病变指胸膜脏层以内的肺支气管、血管及纵隔病变，正常时胸膜壁层与脏层紧贴，X 线和 CT 均不易鉴别。通常胸壁肿瘤的瘤体中心位于侧胸壁，瘤体向胸腔突出时与胸壁成钝角，基底紧贴胸壁，长轴与胸壁一致，不能分开，瘤体两端可见胸膜反折线或胸膜掀起，瘤肺交界面因有胸膜包绕而多光滑。

不少胸壁常见肿物根据其 CT 表现可做出组织学定性诊断。胸壁脂肪瘤、神经源性肿瘤及血管瘤等具有影像学特征，其中脂肪瘤主要依据其特征性的 CT 值，同时边界清楚，密度均匀，增强扫描无强化。胸壁神经源性肿瘤多起源于肋间神经，大多数为神经鞘瘤与神经纤维瘤，有包膜，位于肋间隙，肿块多向胸壁内生长，常伴邻近肋骨下缘切迹或邻近肋间隙局限性增宽为其特征。胸壁血管瘤常位于胸壁肌肉内或肌间，多具有弥漫性生长的特点，病变范围较广，而界限欠清，肿瘤多仅向胸壁外生长，增强扫描呈延迟性明显强化，肿块内如能见到静脉石则具有特征性。肋骨骨纤维异常增殖症和骨软骨瘤亦有较特征的 CT 表现，肋骨骨纤维异常增殖症好发于肋骨体部，病变范围较广，病骨膨胀，密度降低，皮质完整，周围软组织无异常，磨玻璃样改变是其特征。骨软骨瘤起源于骨膜或骨旁，呈宽基底外生性的致密骨性结构，表面有钙化。胸壁结核大多数于 CT 平扫时表现为肋骨附近的软组织肿物，其中央区坏死囊性变，CT 增强扫描时肿块呈环形线样强化是其特征，可伴有继发性骨质破坏或骨膜增生。少部分胸壁结核表现以肋骨溶骨性破坏，周边见少许死骨及软组织肿胀，如同时伴有肺内、胸膜及纵隔淋巴结等其他部位的结核更有提示意义。

关于影像学检查方法的思考：多种影像学检查方法价值各异。常规 X 线摄片对单纯肋骨病变有重要作用，但对胸壁软组织结构的显示和对肿物的定位定性诊断价值有限，多作为初步检查方法，在体检中用以发现部分无症状和体征的胸壁肿瘤。超声检查方便价廉，对胸壁软组织肿块的囊实性鉴别较可靠，同时可指导软组织肿物的穿刺活检。MRI 对软组织分辨力高，多参数及多平面成像，可作为巨大软组织肿块定性诊断的补充检查。放射性核素多集中在对骨骼病变的显示，其敏感性高，但特异性低，多用于骨转移的诊断。CT 尤其是多层螺旋 CT 能快速薄层扫描及图像三维重建，图像具有良好的空间分辨力和密度分辨力，无影像重叠，可直接客观地反映胸壁各类肿物的有无、来源、部位和范围等，对显示脂肪、钙化、骨质破坏等有很高的敏感性和准确性。增强扫描还可以揭示肿物的血供及强化特征，对肿物的良恶性、原发或继发以及组织学定性均有重要价值。因此，目前 CT 是诊断胸壁肿物最主要的检查手段。

（三）是原发性还是转移性胸壁肿瘤

据报道，在胸壁单发性肿瘤中，转移性肿瘤与原发性肿瘤的发生率大致相等，区分原发性和转移性肿瘤相当重要，因为两者治疗方案不同，预后差别很大。

胸壁转移性肿瘤的临床特点为：①年龄相对较大；②病程短，发展快，多数病程在半年之内；③疼痛严重，多数为重度胸痛；④影像学检查可以表现为骨组织源性或软组织源性，其中肋骨转移瘤可分为囊状膨胀性、溶骨性、成骨性及混合性 4 种，以溶骨性最多见。怀疑转移性肿瘤时，做全身相关检查可发现原发灶及多器官受累证据，通过穿刺或手术活检以获得确切诊断。若尿本周蛋白增高，全身骨骼明显骨质疏松、病变区呈穿凿样骨质破坏应多考虑骨髓瘤。

（四）活组织检查对诊断胸壁肿瘤的意义

胸壁肿瘤在全身中并不多见，但其组织来源复杂，病理类型繁多。可来源于骨、软骨、造血组织、网状内皮组织、血管、神经、纤维结缔组织及其他胚胎迷走组织等。另外，还包括许多转移性肿瘤。因此，病理诊断对治疗和预后估计有重大意义。针吸活检实际操作有困难且存在假阳性或假阴性，据观察，在原发骨肿瘤中，针吸活检诊断的准确率对于恶性肿瘤为83%，良性肿瘤为64%。骨肿瘤质地坚硬，穿刺活检多难以施行且有导致瘤细胞转移可能，因此并不常规推荐，仅在怀疑尤因肉瘤、转移瘤和骨髓瘤时应用。在切除活检前应考虑到如果是恶性肿瘤即可能同时行根治性切除。手术操作要仔细认真，因为伤口内的血肿会造成肿瘤的扩散。活检伤口理论上应一期缝合，不放引流，因为引流可增加感染的机会，影响最后的切除及重建。切除活检适合于较小（2～3 cm）的病变和软骨瘤样病变，因为这些肿瘤在同一肿块内可同时含有良性和恶性组织。对于术中冰冻切片病理检查，应根据临床资料与可能的肿瘤性质，在讨论手术方案时周密计划，以既能取得足够的组织块，又不影响切口及下一步手术治疗的进行为准则。

四、手术适应证与禁忌证

对于原发性胸壁肿瘤不论良性与恶性，在全身无禁忌证的条件下均应尽早手术切除。对于胸壁良性肿瘤，值得注意的是软骨瘤，因为临床上很难将其与软骨肉瘤区别，对于低度分化的软骨肉瘤即使切开病理活检，也可能误诊，故应按恶性肿瘤的要求切除。另外还有神经纤维瘤，多发时即神经纤维瘤病，如位于脊柱附近，必须进行 CT、MRI 检查以确定肿瘤是否通过椎间孔向髓内延伸形成"哑铃形"肿瘤，如是则应要请胸外科与神经外科医师联合进行手术，以防脊髓并发症或切除不完全。软骨瘤、神经纤维瘤和硬性纤维瘤的病理表现均为良性，但瘤细胞生物行为表现为局部恶性，易侵犯邻近结构，应广泛切除。

胸壁恶性肿瘤常见的是软骨肉瘤、尤因肉瘤、骨肉瘤与软组织肉瘤。软骨肉瘤是最常见的广泛切除的适应证。成骨肉瘤常见于肋骨，恶性度高，预后不佳，其特点是早期血行播散，常见肺转移，故在治疗前特别需要组织学诊断（切开活检）和确定有无转移，尤其是肺转移的存在。如何处理成骨肉瘤当前仍有争论。一般主张如果病变小、无转移，则可行大块切除，包括受累肋骨全长及上、下两正常肋骨的一部分，还有距肿瘤边缘 5 cm 长的正常组织。当切口愈合后即开始化疗。如已转移，则首先采用化疗，这样可消除短期的转移并增加切除的可能性。广泛切除后再根据病理检查判断化疗药物的效果，继续进行化疗。尤因肉瘤的特征是向其他骨骼早期转移，如仅用放疗，其预后不佳。术前采用化疗联合放疗，继而进行肿瘤的大块切除，术后再辅以化疗效果较好。胸壁骨髓瘤病灶常常是多发性全身疾病的一部分，若无法确诊，可先做肋骨的局部切除以明确病理诊断。偶可见到胸壁孤立性病变而无全身病变征象，此多属于浆细胞瘤，可采用手术切除。而对多发性病变应选择放疗和化疗，对累及椎骨者应警惕压迫脊髓。对于胸壁软组织恶性肿瘤，手术切除是绝大部分患者的主要治疗手段。

侵犯胸壁的肺肿瘤约占5%，当仅局部侵犯胸壁而无区域性淋巴结扩散或远处转移的证据时，能否将受累的肺组织和胸壁大块切除，在很大程度上取决于受侵胸壁的部位和范围。只要无明确纵隔转移征象，支气管镜下未见气管或气管隆嵴受侵，CT 或 MRI 又可明确胸部受侵的确切范围，也无远处转移，即可进行肺与胸壁的大块切除并获得长期存活的希望。

乳腺癌的局部发展或复发可以侵犯胸壁，是全身扩散的一个表现。但是在不少患者也可能是恶性病变的唯一表现。此时将肿瘤和受侵胸壁一起大块切除，不但可以控制局部病变，而且可以取得一个有意义的 5 年生存率。

胸壁出现的孤立性转移肿瘤并不少见，在原发灶可一并切除或控制的前提下亦应手术，切除溃疡及肿块，不但可消除疼痛，改善生存质量，而且可能延长生存期。

五、胸壁肿瘤手术切除

一旦原发胸壁肿瘤明确诊断，即可行手术治疗。胸壁肿瘤术前准备是必不可少的环节，大块胸壁切除术后容易造成胸壁缺损后的反常呼吸、排痰困难和肺部感染，因而对有慢性支气管炎的患者，手术前后应使用足量的抗生素治疗1周以上。

正确切除良性肿瘤的方法为切除肿瘤的同时保留瘤体上面的皮肤和周围的肌肉。如果良性肿瘤为前述软骨瘤样病变中的一种，则应行广泛切除。多数报道中，最常见的原发性胸壁恶性肿瘤为软骨肉瘤，纤维肉瘤次之。辅助性化疗及放疗对一些原发性胸壁恶性肿瘤有一定的疗效，对于生长迅速的恶性肿瘤，根据病理类型不同，有时需要采用术前或术后化疗及放射治疗，以抑制肿瘤的生长，提高切除率。因此，对于任何一个胸壁肿瘤患者，在行根治性手术前均应请放疗科医生及内科肿瘤专家会诊。原发性胸壁恶性肿瘤的现代外科治疗原则是进行广泛的肿瘤切除术和胸壁缺损区的重建，胸壁肿瘤的姑息性切除是不符合其治疗原则的。但对广泛切除的范围，目前尚无统一的标准。切除范围在 $10\ cm \times 15\ cm$ 以上，应视为广泛切除。对于胸内脏器已受累的患者，不是手术的禁忌证。被累及的脏器，如肺、甲状腺、胸腺、心包等均可广泛切除。

通过分析影响原发性胸壁肿瘤长期生存率的因素，发现胸壁肿瘤切缘距肿瘤 $4\ cm$ 或 $4\ cm$ 以上，而且切缘无肿瘤残留的患者，术后5年生存率为56%，而切缘距肿瘤 $2\ cm$ 的患者的术后5年生存率为29%。多数学者认为，胸壁肿瘤的无瘤切缘应该为 $5\ cm$ 或 $5\ cm$ 以上，无瘤切缘为 $2\ cm$ 或切缘距肿瘤边缘为 $2\ cm$ 是不符合治疗原则的，因为肿瘤细胞可通过骨髓腔或组织切缘（如胸骨边缘或壁胸膜边缘）发生播散。大部分学者认为，所有经切开活检证实为原发性胸壁恶性肿瘤的患者，在进行胸壁肿瘤切除术时切缘距正常组织至少为 $5\ cm$；高度恶性的胸壁肿瘤应将受累的肋骨或胸骨完整切除。发生于肋骨的恶性肿瘤，如果肿瘤位于前胸壁，切除范围除了切除受累的肋骨之外，还应切除肿瘤上、下缘的各一段肋骨，并要将原发瘤所在部位的相应前肋弓一并予以切除，以预防术后肿瘤复发。

原发于胸骨和胸骨柄的恶性肿瘤，外科治疗的切除范围要包括受累的胸骨及胸骨柄，而且要切除与之相应的双侧肋弓。附着于肋骨上的任何组织，如肺组织、胸腺、心包或胸壁的肌肉亦应该切除而不能保留。但切除肿瘤时，应尽可能地保留正常皮肤及肌肉组织，为保证胸壁修补重建成功创造条件，因为成功的修补主要依赖于皮肤及正常软组织的闭合。

对胸壁转移瘤与乳腺癌术后复发的患者，手术切除与否及手术切除的治疗价值，现在仍有争论。但如果肿瘤已有溃疡形成，绝大部分胸外科医师认为应该进行手术治疗，切除肿瘤。这些患者的创口处理非常棘手，而手术切除是可供选择的唯一的治疗方法，其目的在于切除局部的肿瘤坏死组织，使创口得以愈合。虽然患者的术后生存期不能延长，但其生活质量可得到一定程度的提高，因为疼痛症状术后几乎完全缓解。

六、胸壁重建

（一）胸壁稳定性重建

大多数胸外科医生认为，胸壁大块缺损需进行胸壁重建的适应证是指切除3根以上肋骨及其肋间组织，或胸骨大部分切除术后的胸壁缺损。有学者认为，对于部分患者，肋骨切除虽在两根以内，但却因胸壁全层缺损而难以闭合胸膜腔，也应列入其中。胸壁重建手术包括两个方面，即胸壁稳定性恢复及软组织重建。有些情况下，单纯通过软组织重建就可达到恢复胸壁稳定性及正常呼吸的目的。而在有些情况下，应用几乎没有任何支持作用的软组织进行重建时，通常首先需要恢复胸壁的稳定性，即需要附加支撑固定措施。换言之，胸壁硬性结构的重建用以恢复胸廓的完整性、坚固性和稳定性；足够的软组织和皮肤覆盖以保证胸膜腔的密闭性，这两点应作为胸壁重建的基本要求。

患者的一般情况及呼吸能力是决定在胸壁重建手术中胸壁是否需要附加固定措施的主要因素。手术医生必须仔细检查需要行胸壁切除的患者，以确定患者耐受呼吸窘迫的能力以及术后能否尽早脱离呼吸机。有一个原则即肺功能检查、血气分析及运动试验证实能够耐受肺切除手术的患者，也应该能够耐受大的胸壁切除手术。对于不常见的在肺切除同时还要进行大的胸壁切除与重建的患者应特殊考虑。年轻强壮且营养状态良好的患者比老年虚弱且恶病质的患者更能耐受较大的切除与重建手术。

胸壁骨骼缺损范围在 5 cm×5 cm 以内，一般不需要进行修复和重建，尤其是位于后胸壁直径在 10 cm 以下的缺损，由于局部有比较厚而大的胸壁肌肉及肩胛骨的保护，肿瘤切除术后形成的小面积的胸壁骨骼缺损，并不影响患者的正常生理功能。

前胸壁和胸廓上部的肿瘤切除在技术上有一定难度，而且肿瘤切除后形成的较大胸壁骨性缺损需要进行修补重建。胸廓上部肿瘤的切除有时涉及锁骨、肩胛骨及胸壁比较大的肌群，而且肿瘤有浸润或侵犯臂丛神经、锁骨下血管的可能，因而增加了手术治疗的困难。如果肿瘤位于胸壁的前侧或外侧，切除肿瘤后形成的缺损在 5 cm×5 cm 以上，如不进行修复重建而仅用皮肤及皮下组织覆盖，患者在术后便会发生胸壁肺疝及反常呼吸。不仅容易受到局部暴力的损伤，而且会因胸壁软化而影响肺的通气功能及有效咳嗽，容易发生肺部并发症，是胸壁肿瘤切除术后导致患者早期死亡的主要原因之一。因此，胸壁肿瘤或病变切除后形成的胸壁骨骼的大块缺损的修补重建和修补材料的选择是胸壁重建的主要课题。

自临床上开始进行胸壁重建手术以来，许多种材料被尝试和使用，用于重建胸壁的稳定性。这些材料分为两大类。第一类即生物性材料，其中同种材料包括自体肋骨、肋软骨、髂骨、胫骨、腓骨、筋膜，同种异体材料如异体胸骨、硬膜、筋膜和心包等。异种材料有动物硬膜、牛心包和筋膜等。机体自身组织移植的优点是取自机体本身，具有良好的生物相容性。在人工替代物问世之前，这些材料的应用非常普遍，而且取得了很大的成功。但是它的缺点也很明显，对感染缺乏抵抗力，手术时间的延长，患者痛苦与不适感的增加，坚固性不足等。而且随着时间的推移，由于周围固定组织的压力增加和这些材料本身内部缺乏有机结构成分（如蛋白）会发生软化，致使机体对其产生强烈的纤维化，因此，近年来生物性材料的应用在不断减少。第二类即人工材料，包括了金属类、合成材料与其他材料。金属类材料中有钛合金和不锈钢等。合成材料主要有 3 种：片状或网状的聚四氟乙烯片、尼龙聚丙烯、Prolene 网、Vicryl 网等；固体性的硬质替代物，如丙烯酸树脂、硅胶和醛酮树脂等；复合材料，如 Marlex 网等。其他类材料则是指有机玻璃和玻璃纤维素等。

实践证明，人工材料具有多样性和良好的稳定性，取材方便，因此应用越来越广泛。尤其是近年来，这些材料可以制成片状和网状，可单独使用或联合应用，在胸壁重建中起稳定作用，并获得了许多成功的经验，进一步扩大了其使用范围，提高了其适应性。如可沿受力方向进行垂直伸展的 Marlex 网，由双股编织各个方向承重的 Prolene 网，不透气不透水却非常柔软的 Gore-Tex。对于一些胸壁缺损、形状复杂难以重建的患者，还可以应用计算机进行设计，将人工材料塑形而达到胸壁外观相对完美、稳定性得以重建的最终目的。然而人工材料的一些缺点与不足也逐渐引起了外科医生和科研工作者的重视，如由于胸壁是不断进行呼吸运动的活动性结构，故硬性人工材料有移位和折断的倾向，并有损伤组织（如肺）和引起大出血的隐患。这些材料均不能视为永久性的，部分患者中在胸壁恢复可靠的稳定性后应将其取出。另外任何物质放入人体后都不会是绝对的稳定，在胸壁中都可能引起强烈的纤维化。同时人们还注意到了人工材料更为危险的"缺点"，即是否绝对的不致癌，这些方面的问题集中体现在硅酮树脂一类物质的安全性上。人工替代材料与机体组织（如肺）是否发生化学反应也是值得注意的问题。

尽管如此，由于多种替代材料，特别是人工材料的出现和质量得到日益提高，使胸壁缺损修复、胸廓稳定性重建手术日臻完善，为许多患者（如胸壁肿瘤）创造了手术机会，提高了临床治疗效果，大大降低了手术死亡率。目前在修复材料特别是人工材料的选择时，生物相容性好，组织反应小，质地结构坚固，能保证胸壁稳定性，同时兼顾胸部相对正常外形与美观的材料应作为首选。随着基因工程技术的不断进步，临床更实用的、个体化的生物人工新型复合材料将会用于胸壁疾患患者。

（二）胸壁软组织重建

在胸壁缺损的重建中，要全面分析与胸壁重建有关的许多因素，如缺损的部位、大小、患者的全身情况以及胸壁局部组织的情况或条件等。其中最重要的因素是胸壁缺损的部位和大小，然而患者的既往史和胸壁的局部条件有可能改变重建术式的选择。只要有可能，一次完成胸壁重建是最为理想的选择。如果胸壁的缺损属于部分而非全层组织缺损，而且缺损范围不大，就应该用皮瓣予以修复；胸壁的放疗性坏死，则宜选择大网膜转移及皮瓣进行修复。

胸壁任何解剖位置出现缺损均可进行带蒂组织重建，某些部位需要重建的机会可能更多。进行重建时必须选择合适的组织瓣，因为组织瓣边缘或蒂的张力过高都会导致重建的失败。同时每例重建手术都必须设计好第二个组织瓣，因为仅用一个组织瓣而不增添其他组织有时不能覆盖全部缺损，或者如果第一个组织瓣不合适时，可能需要转移应用第二个组织瓣。

覆盖前侧或前外侧胸壁可选择的肌瓣最多，因为在此区域可以成功地应用许多带蒂组织瓣。可应用到这个区域的大的带蒂组织瓣包括胸大肌、腹直肌及背阔肌肌瓣或肌皮瓣以及大网膜，有时还可有限地应用前锯肌瓣。

可供侧胸壁进行重建的带蒂组织瓣较少。在此区域重建的第一选择是背阔肌肌瓣或肌皮瓣。腹直肌肌瓣或肌皮瓣是第二选择，第三选择是大网膜。前锯肌肌瓣或腹壁肌肌瓣在此区域作用有限，但在主要肌瓣不够或无法应用时也可应用。

由于可选择的肌瓣很有限，背部胸壁的重建要困难得多。背阔肌肌瓣或肌皮瓣是修补头端缺损的最佳选择。在后上胸部，斜方肌可用来覆盖脊柱及其周围的缺损。修复起来十分困难的患者，只要仍可维持合适的动静脉血运，可以应用游离肌皮瓣；不要使蒂有张力，同时组织瓣的边缘不能过度紧张。

偶尔，缺损巨大，需要多个肌瓣才能提供足够的软组织覆盖缺损。在这种情况下可能需要第 2、第 3 个肌瓣移植，才能有足够的软组织修复缺损，而且保证血管蒂及组织瓣周围没有张力。在严重的情况下，肌瓣的蒂可以尽量游离至最长程度，并将肌瓣尽量伸展才能完全覆盖缺损。曾有报道，联合应用背阔肌和腹直肌肌瓣闭合双侧巨大胸壁缺损。

大网膜是一种极好的安全有效的修补材料，可用于胸壁重建，有转移到前侧及外侧胸壁和两侧胸膜腔内所有区域的巨大能力，能够深入缺损的底部，充填不规则腔隙。它含有丰富的淋巴组织，能够清除局部的感染，并且有低压、高效率的血供特性，从而可转运炎症细胞及纤维细胞，抑制排斥反应，使缝合组织再血管化，促使伤口愈合。对于裂开的胸骨正中切口及胸壁放射性损伤的修复，大网膜使感染局限及填充不规则缺损的能力得到充分体现。

（钱文丽）

第六章

胸膜疾病

第一节　脓胸

胸膜内积存有脓液即称为脓胸。医学史上早已有关于脓胸的记载，最初希波克拉底（Hippocrates）广泛地描述了这一疾病的临床症状和自然病程。在发现抗生素以前，约有10%的严重肺部感染患者发展为脓胸，脓胸是一严重威胁人们健康的疾病。抗生素的问世，使肺炎后脓胸的发生率大大减少。临床能有效控制肺部感染，促进胸腔外科手术的进步，从而开展了以前未能进行的许多胸内疾病的外科手术，结果手术后脓胸并发症成为了脓胸的主要内容。手术后脓胸与肺炎后脓胸特点不同，处理方法也不尽一致。如今，各种有效抗生素和外科手术技术的提高，术后脓胸也不多见。

一、病因和病理

（一）病因

原发性脓胸临床极为罕见，绝大多数是胸膜腔内继发感染所致。约60%继发感染从邻近胸膜腔的脏器或组织感染而来，其中肺部感染最为常见。肺炎后脓胸产生机制可能是细菌和感染物堵塞了肺部淋巴管，致淋巴液逆流，感染通过淋巴管从肺部病灶传递到胸膜腔；或者是肺炎直接扩散至胸膜腔，细菌产生溶组织酶引起组织坏死和微小脓肿形成，终末小支气管的脓肿破溃可直接污染胸膜腔产生脓胸。因此，胸膜腔内有无效腔存在，胸膜腔内有积液成为细菌培养基，加上细菌污染的共同作用才引起了脓胸。临床上"原发性脓胸"实际上都是亚临床肺炎。其他引起脓胸的原因还有来自纵隔内的感染，如食管破裂最终会造成脓胸，若曾有过器械或内镜检查的病史可帮助诊断脓胸和产生的原因，但是在缺乏产生脓胸的明显诱因时，应尽力寻找，也应警惕自发性食管破裂的可能。某些少见的情况亦可造成脓胸，如颈后深部软组织感染、胸壁感染、胸椎感染以及极罕见的纵隔淋巴结感染等。在附近脏器感染蔓延所致脓胸中，临床上膈下脓肿较常见，它常造成胸腔反应性积液，偶尔严重感染蚀破膈肌也可直接感染胸膜腔。隐袭发生的腹腔内脓肿有时也有类似情况发生。

细菌直接种植胸膜腔也是产生脓胸的一个原因，占35%～40%，如胸腔诊断性穿刺、胸膜腔置管引流、较大的胸腔内手术操作以及食管或肺等污染性手术均可造成手术后脓胸。另外，胸部创伤有两个因素对于脓胸产生最重要，胸壁穿透伤和血气胸，前者是因为附有细菌的异物存留于胸膜腔，后者是因胸腔穿刺、置管或邻近肺组织感染污染胸膜腔，从而继发血胸感染。已有研究表明，血气胸比单纯血胸或单纯气胸更容易继发感染。少见的胸外伤所致脓胸还有食管钝性破裂和急性膈破裂造成肠嵌顿绞窄坏死等。更少见的是，血源性细菌播散发生在一侧全肺切除后脓胸，在脓胸发病原因中，它占不到1%。

（二）病理分期

脓胸一般按疾病的进程分为3期：急性期（渗出期）、亚急性期（纤维素性脓性期）及慢性期（机化期）。

1. 急性期

急性期又称渗出期或脓胸前期，此期的主要病理改变是胸膜局部炎症造成胸液正常平衡，胸膜炎性渗出，渗出液稀薄清亮，细胞成分少，无纤维素沉着，培养无细菌生长。若此时积极抗炎或者抽液排空胸膜腔，肺组织能迅速复张不留无效腔。

2. 纤维脓性期或移行期

炎症持续数日后，细菌繁殖，炎症加剧，脏和壁两层胸膜上开始形成纤维素层，使肺膨胀受到一定的限制。胸液逐渐变得黏稠和浑浊，胸液内有大量中性粒细胞，培养可发现细菌。此阶段即使抗炎、引流，也很难使肺全部复张，病情向慢性脓胸转变。

3. 慢性期或机化期

一般4周以后，因治疗延误或者不彻底，或者早期引流不畅，同时合并支气管胸膜瘘或食管胸膜瘘、肝脓肿、膈下脓肿、异物残留、结核或者真菌感染一般抗生素不易控制等原因，脓液变得黏稠呈胶冻状，胸膜表面长入成纤维细胞形成极厚的纤维素板，并有大量新生毛细血管和成纤维细胞，纤维素板机化变硬，严重束缚嵌闭肺组织，使肺组织失去的舒缩作用和呼吸功能。膈肌表面也有纤维素沉着增厚成板状使之固定。纤维板的机化过程可以早于发病后的7~10日，通常是在病后4~6周即进入脓胸的慢性期。脓胸的并发症可以出现于脓胸病程中的任何一期，但是临床多发生在脓胸的慢性期。脓胸最终结果是脓液从胸壁软组织分离，它可穿通胸壁皮肤形成窦道。另外，脓液侵蚀可穿破肺组织，脓液自发经支气管内引流，形成支气管胸膜瘘。少见的并发症还有肋骨骨髓炎和椎骨骨髓炎、化脓性心包炎、纵隔脓肿、脓胸经膈裂孔造成腹膜腔感染。

（三）脓胸的致病菌

在有效的抗生素发现以前，肺炎球菌和链球菌是脓胸最常见的致病菌。目前抗生素广泛大量应用，葡萄球菌已成为呼吸系统最常见的致病菌，尤其是2岁以下的儿童脓胸患者，92%培养出的细菌是葡萄球菌。其他致病菌还有革兰阴性菌，如假单胞菌属、肺炎杆菌、大肠杆菌、产气杆菌、变形杆菌和沙门菌等。随着细菌培养技术的提高，以上这些细菌引起的脓胸越来越多地被辨识出来。

二、临床表现

肺炎后脓胸并无特殊的临床表现。对于急性肺部感染的患者，并发胸腔积液，应时刻想到急性脓胸的可能。典型急性脓胸患者常见主诉有患侧胸部疼痛、沉重感。全身症状可有发热、疲乏无力、心跳及呼吸增快，有时患者可有咳嗽并咳出脓痰。体格检查可发现受累侧胸廓呼吸动度减弱，肋间隙饱满增宽；叩诊有疼痛，发现浊音；听诊可闻及胸膜摩擦音，呼吸音减低或消失。

初始胸部 X 线摄片可能显示肺炎或肺组织炎以及中等量胸腔积液，或一侧胸腔因大量积液变得完全不透明。当然不含气的肺组织与胸腔积液在胸部 X 线摄片上具有相同的密度，面对一侧胸腔灰白、完全不透明，放射科医师单从胸部 X 线摄片上很难判断有多少不张的肺或肺实变，又有多少是胸腔积液。此时，胸部听诊可有较大帮助，肺实变可闻及支气管性呼吸音，胸腔积液则听不到呼吸音。另外，大量胸腔积液时，气管与纵隔可被推移向健侧，而肺不张时气管和纵隔可被拉向患侧。有时纵隔移位可产生严重的呼吸循环障碍，出现明显的临床症状。

超声检查对于胸腔积液与肺实变、肺不张的鉴别提供较大帮助。

胸部 CT 能清楚显示胸膜腔内的病变，如积液的量、部位以及肺内病变等。一旦证实胸腔内有积液，即应行胸膜腔诊断性穿刺。抽出脓液即可明确诊断。

胸腔穿刺抽出的胸液要做细菌培养和药物敏感度试验，包括革兰染色、厌氧菌培养。研究表明，耐青霉素的金黄色葡萄球菌、革兰阴性菌和厌氧菌是造成脓胸的最主要病菌。Bartlett 等也提出 76% 的脓胸患者或者单独（35%）有厌氧菌，或者合并（41%）有需氧菌。

在胸腔积液的实验室检查中，最有争议的是关于胸液的生化指标。有学者认为，若胸液内的 pH 值低于 7.0，葡萄糖含量低于 50 mg/dL，乳酸脱氢酶（LDH）含量高于 1 000 U/L，则应行胸腔引流。因为这些参数预示着将要发生脓胸等并发症，这些生化指标改变在细菌染色和培养结果出来以前即已显示。解释原因是白细胞活性以及酸性代谢产物增加的结果。

尽管 50% 经抗生素治疗的患者细菌培养结果阴性，但是胸腔内感染依然存在，这是因为抗生素对细菌培养的掩盖作用，也可能是未进行全面的细菌培养，如厌氧菌培养。在进行胸液细菌培养的同时，还需要做痰细菌检查和培养，原因是产生肺部感染的致病菌同时也是造成脓胸的致病菌。若连续多次细菌培养均为阴性，而患者症状无明显改善，此时应怀疑是特殊菌如结核菌或真菌感染所致。另外，纤维支气管镜检查的目的是排除气管或支气管内有无肿瘤存在，有无异物存留。

鉴别诊断方面，脓胸需与肺脓肿鉴别。一般来讲，脓胸的脓腔形态比较均匀，位置靠近胸壁，垂直向和水平向比其横向更大。典型肺脓肿多呈球形，并不一定贴近胸壁，肺脓肿周围有较重的肺组织感染。

急性脓胸发作 6 周后即进入脓胸的慢性期。慢性脓胸多是由于急性脓胸未能及时发现，或者虽然发现了却未能适当治疗，引流不彻底而致。另外，某些患者是因为胸内有异物存留，存在支气管胸膜瘘，邻近脏器有慢性感染，如肋骨骨髓炎、膈下脓肿，还有些患者是因患有肺结核病。患者多表现为消瘦，全身衰弱，呈现贫血，营养消耗，低蛋白血症，还有慢性全身中毒症状，如乏力、低热、食欲不振等。体格检查可发现患者患侧胸廓塌陷变形，肋骨聚拢，肋间隙缩窄，纵隔移向患侧，呼吸音明显减低，有时并可见杵状指（趾）和脊柱侧弯（脊柱弯向对侧）。

慢性脓胸的影像学检查可发现胸膜广泛增厚、钙化或异物存留。有支气管胸膜瘘则可显示气液平面。包裹性脓胸脓腔较小或有窦道存在，可注入造影剂显示脓腔大小和范围以及与支气管胸膜瘘的关系。

三、治疗

（一）急性或移行性脓胸的治疗

正常胸膜腔，只要肺能完全膨胀就有很强的抵御细菌侵入的能力。肺部感染出现胸腔积液以后，发展至慢性脓胸，意味着肺内感染未能有效控制。一旦肺炎得到有效控制，胸膜腔本身即有能力清除积液和残渣。因此，处理肺炎后胸腔积液的重点应放在治疗肺部感染。处理慢性脓胸的许多方法，像开放引流、胸廓成形术、胸膜纤维板剥脱术都是因为身体本身缺乏肺部病变自愈的能力而采取的治疗措施。继发于肺炎的胸腔积液，可能是清稀浆液性的，或云雾状浑浊的，或完全是脓性的。后两种胸液可以诊断为脓胸。

对于急性和纤维脓性脓胸治疗的原则是：①全身和局部应用有效的抗生素控制感染；②充分引流排净胸腔积液；③促使肺复张闭塞胸膜腔。胸腔穿刺是最简单有效的排出胸腔积液的方法。首先确定积液的位置，再采用大号粗针进行穿刺，渗出性稀薄的积液有时一次穿刺即可抽净，加上应用敏感的抗生素，治疗效果极佳。当脓胸已有包裹时，脓腔定位并不容易。此时，胸部正侧位 X 线摄片帮助不大，胸部 CT 和超声检查对定位有重要作用。若胸腔穿刺抽出的稠厚脓液，送化验检查显示低 pH，低葡萄糖含量，高 LDH，则应胸腔闭式引流，以尽快排净胸腔积液，使肺重新复张。若胸液显示未被细菌污染，是因支气管内肿瘤或限制性肺炎而致肺不能膨胀，此时不宜插管引流，因为可能会造成胸膜腔污染和脓胸形成。至于采取哪种胸管（橡皮管、蘑菇头状或硅胶管），或是什么方式（切开或套管针）进行置管，依每个医师的经验决定，目标是充分引流尽快促使肺复张。需注意的是，置管具有一定的盲目性，不要损伤膈肌将胸管插入膈下。

当脓液比较稠厚时，穿刺不容易获得较多脓液，此时胸腔置管行闭式引流效果较好，它帮助排空胸内脓液，也促使肺尽快复张。有时反复胸腔穿刺后，胸内脓液逐渐变得黏稠，并因纤维素沉着，使游离的胸腔出现分隔，无论穿刺还是胸腔闭式引流均不能有效排出脓液，在这种情况下，肋骨切除胸腔引流术便有指征。具体做法是在全身麻醉下，切开胸壁及肌层，切除一小段肋骨，完全打通胸膜腔内所有的分隔，再吸净胸内脓液，冲洗胸腔，最后另戳孔置放胸腔引流管，接闭式引流。患者一般状况不好，可采用局部麻醉进行。术后是否行负压吸引则视各自情况酌情处理。据一些医生的体会，负压吸引并非如理论上所说有那么多的优点，单纯闭式引流不加负压吸引同样取得良好治疗效果，关键是胸管引流要通畅。胸管放置 2~3 周后，脓腔缩小，胸管的液面不再上下波动，脓液量逐渐减少，当每日引流量少于 2 mL，则可改成开放引流。胸腔开放引流的条件是胸内脓腔已经形成包裹，纵隔相对固定，胸管通向大气，也不会产生纵隔扑动，肺组织亦不会被压缩。具体做法是在距离胸壁约 1 cm 处剪断胸管，用安全别针和胶布固定胸管，以免胸管脱出或滑入胸膜腔，每日更换敷料。随着肉芽组织生长和纤维化逐渐填塞脓腔，胸管逐渐被推出，剪短，最后由肉芽组织自行将胸管完全推出胸膜腔，达到脓胸的完全治愈。在开放胸腔引流的过程中可进行脓腔造影，以了解脓腔的大小。注意不要主观地将胸管向外拔出，以免遗留残腔，日后脓胸复发。当然，在治疗脓胸的同时，还要治疗肺内的原发病灶，否则脓胸的治疗会不彻底。

对于稠厚黏滞的脓液，为了引流通畅，有学者推荐胸腔内注入纤维素溶酶。一般的做法是 250 000 U 的链激酶溶于 100 mL 的生理盐水后注入胸膜腔，目的是刺激纤维素液化促进引流。纤维素溶解酶仅用于脓胸的早期阶段，到了慢性期脓腔已形成包裹，纤维素溶解酶无任何作用。另外，在使用溶解酶时应慎重，偶尔有患者对此发生过敏反应。

对于急性脓胸，传统的治疗是胸腔引流，但是在 21 世纪初有学者推荐早期胸膜剥脱治疗急性脓胸。自 Lilienthal 介绍了早期胸膜剥脱概念后，以后不断有学者赞同这一做法。Fishman 和 Hoover 报道了他们应用早期开胸行胸膜剥脱术治疗先天性免疫缺陷和药物成瘾患者的脓胸，整体存活率优于长期置管胸腔引流。早期开胸行胸膜剥脱术的指征为患者一般状况好，脓胸已形成多房性分隔，或单纯依靠胸腔引流肺组织不能自行膨胀，此时单纯脏胸膜剥除即可达到治疗目的，因为一旦胸膜腔被排空，肺迅速膨胀，壁层胸膜自然变薄。

（二）慢性脓胸的处理

急性脓胸未能及时发现，或虽然被发现却没有合理、正确的治疗，或肺内病变未得到有效的处理，如存在支气管胸膜瘘、异物存留，或邻近脏器有感染灶存在，如膈下脓肿、肋骨骨髓炎或肺本身特异性感染，如结核病等多种原因均可造成慢性脓胸。到了这个阶段，肋骨切除引流或开窗引流，尚可有某些作用；但是若脓腔已经形成包裹固定，脓腔不再缩小，此时则需行胸膜纤维板剥脱、胸壁塌陷、肌肉瓣填塞残腔等胸廓成形术。

与急性脓胸不同，慢性脓胸的治疗原则是改善患者的全身状况，增强患者体质，消灭胸内残腔，保持肺的呼吸功能。慢性脓胸患者因长期感染和慢性消耗，往往有营养不良，全身衰弱。治疗应包括纠正水电解质紊乱和贫血、低蛋白血症，增加蛋白质和维生素的摄入，改善肺功能，减少痰量。鼓励患者轻度活动和锻炼，以提高手术的耐受力。慢性脓胸手术方法有改进脓胸的引流、胸膜纤维板剥脱术、胸廓成形术和胸膜肺切除术。

改进脓胸引流的最简单的方法是更换较粗的引流管或做一较大的胸腔造口，最好切除一段肋骨以使脓液得到充分引流。这是一个较小的手术操作，需在脏胸膜与壁胸膜之间形成较多的粘连，用于一般情况不佳，胸膜残腔不大且有可能较早地自行闭合的患者。肋骨切除胸管引流需要肉芽组织生长填塞残腔，故所需时间较长，剪断胸管和更换敷料较麻烦。

另一种有治疗效果的方法是胸壁开窗引流术。此方法由 Eloesser 提出并用于引流急性结核性胸膜炎，以后有学者加以评价。其主要做法是在脓腔之上切除 2～3 根肋骨，然后游离皮片，将之翻入胸腔缝与壁胸膜上形成脓腔的衬里，进行持续引流。开窗引流的优点是可以在直视下清除坏死的组织和纤维素碎片，以后随着脓腔的缩小变成无菌的干腔。用抗生素填塞后闭合窗口或残腔太大无法自行闭合可用肌瓣填塞残腔。开窗引流也为以后胸廓成形术和其他手术创造条件。

一侧全肺切除后脓胸的治疗可采用无菌残腔技术，这是 Clagett 等对于治疗慢性脓胸的贡献。其基本做法是通过原手术切口进行前胸壁开窗术，每日脓腔灌洗持续 4～8 周，当判断残腔已经干净无菌时，再将皮瓣拆除，腔内灌满抗生素溶液，分层缝合胸壁开窗伤口。虽然各组报道的结果不尽相同，但是总体说来，不合并支气管胸膜瘘的患者约半数可治疗成功，若有支气管胸膜瘘，则有效率为 5%～10%。无菌残腔技术也可用于未行肺切除的脓胸患者，效果较好。

自从 Abrashanoff 报道应用肌肉瓣填塞术治疗感染性胸膜残腔后，不管是胸腔闭式引流还是胸壁开窗，均获得了良好治疗效果，得到了广泛的应用。应用此技术关键是腔内要有活的肌肉组织。当然选择肌肉不仅只有存活一个条件，还要考虑脓腔的部位、大小和形状。同时应注意保护其血运、神经和成块的肌肉。手术时应保证使整块肌肉填满脓腔，不遗留间隙，以免日后脓胸再发。小于 2 mm 的支气管胸膜瘘不必缝合，大的支气管胸膜瘘应修剪后严密缝合关闭。术后脓腔引流要保留 10～12 日。

胸膜剥脱术和脓胸切除术的目的都是促使肺膨胀以填满胸内残腔，胸膜剥脱是清除增厚的胸膜纤维板，脓胸切除是彻底清除脓腔和其内容物。手术成功要求脏胸膜的完整，更重要的是使肺能够膨胀填满整个胸膜腔。有时为了彻底清除慢性感染的来源，不得不切除邻近的肺段或肺叶，极少情况下需做全胸膜肺切除术。

胸廓成形术应用在单纯胸管引流感染的胸膜腔不能闭合，没有满意的肌肉瓣填塞或不能填满脓腔，或者肺不能有效膨胀，这样需要胸壁本身塌陷来消灭残腔。去除几根肋骨减少胸腔的体积再使感染的胸腔塌陷以消灭脓腔的技术由 Scheede 和 Eastlander 提出，以后经学者不断改进，使此种技术逐渐完善。安全有效地施行此手术的基本要点是：全面考虑患者对于手术的耐受力，手术可一次或分次完成；为了保持颈部、肩带和上胸廓的骨性结构的完整性，保留第 1 肋是必要的；当椎旁间隙要塌陷时，切除肋骨应达到肋骨横突；为保持美观、结构完整，以及保护肺功能，前胸下部肋骨切除应持保守态度；有良好的术前准备，包括营养、水电解质平衡、纠正贫血、加强锻炼，小的支气管胸膜瘘术后可自行闭合，大的瘘口需严密缝合。过去数十年来，胸廓成形术在临床上的作用越来越少了，主要原因是患者难以耐受这种破坏性较大的手术。有报道，胸膜外胸廓成形术对于选择性患者有极好的效果。Hopkins 等报道一组 30 例患者，手术死亡率为 10%，82% 的存活者取得脓腔持续性闭合。而 Gregoire 等报道 17 例全肺切除后脓胸的患者，经一期胸廓成形术治疗无手术死亡率，15 例（88%）患者术后脓胸即获得控制。

（钱文丽）

第二节　乳糜胸

乳糜胸是指胸导管及其分支破裂，造成乳糜液漏入胸膜腔内。其特征是胸腔内液体颜色像乳糜一样，富含乳糜颗粒及三酰甘油。

一、胸导管的解剖和生理

胸导管解剖最大的特点是多变性，胸导管是汇集左侧淋巴系统回流的主要管道，较右侧淋巴管系统回流的主要管道粗大得多。胸导管始于腹腔内的乳糜池。乳糜池是长 3～4 cm，直径为 2～3 cm 的球形结构，通常位于邻近第 3 腰椎到第 10 胸椎的椎体之间降主动脉的右侧。约 50 人中有 1 个人乳糜池完全缺如。在第 12 胸椎水平胸导管经主动脉裂孔穿过横膈进入胸腔。在胸腔内胸导管位于脊柱表面食管之后，降主动脉与奇静脉之间中点偏右，通常在主动脉右肋间分支的前面。全长约 45 cm，不充盈时其直径约为 2 mm。在第 5 胸椎水平，它斜向左方，于主动脉弓后方上行进左后纵隔，沿食管向上达颈根部，终止于左颈总静脉和左锁骨下静脉的交点。因此，在第 5 胸椎以下损伤胸导管时，产生右侧乳糜胸。在第 5 胸椎以上胸导管损伤时则产生左侧，或左右双侧乳糜胸。来自右侧头颈部、右上肢、右上纵隔的淋巴经支气管纵隔干引流到右淋巴导管，右淋巴导管很细很短，在右颈内静脉与右锁骨下静脉交接处，右淋巴导管汇入静脉系统。

胸导管的解剖变异较多，变异主要出现在穿出横膈水平。在横膈以上，78% 的人具有单一胸导管，17% 的人在下部为两条分支，上行后汇集成一条主干，而 5% 的人一直保持两条胸导管。40%~60%的胸导管与奇静脉、肋间静脉及腰静脉存在的许多小的淋巴静脉吻合支尤为重要。胸导管是一内覆上皮的肌性管腔，从第6胸椎以上，每隔几厘米腔内就出现瓣膜，使淋巴液在胸导管内循单一方向流动。特别是在它汇入静脉处尚有成对的瓣膜，可防止静脉血反流入胸导管。

正常淋巴液的流量为1.38 mL/（kg·h），流量受进食成分，尤其是脂肪的影响，变异很大。摄入的食物和液体吸收后进入淋巴系统形成淋巴液，它对淋巴毛细管产生一种推动力，使淋巴液依一定方向流动。此外，淋巴管周围器官的肌肉活动，如呼吸运动中吸气使膈肌下降，腹内压增加，间歇地压迫乳糜池，同时吸气使胸内负压加大，从而提高胸腹腔之间的压力差，这些均有助于淋巴液向前流动。最后，胸导管、腹膜后淋巴管和乳糜池本身有自发节律性的收缩，推动淋巴液向前流动，这种收缩不受呼吸运动的影响。胸导管的节律性收缩每间隔10~15秒将淋巴液排空到锁骨下静脉。

胸导管内充满乳糜液。禁食时，胸导管内淋巴液较少，为澄亮的液体；进食后，尤其是脂肪餐时，乳糜液呈乳白色牛奶状，无味，碱性，比重为1.012~1.025，静置后不凝，其上形成一奶油层。加入乙醚后变澄清，苏丹Ⅲ染色后在显微镜下观察可发现脂肪球。一般来讲，每100 mL乳糜液含有0.4~0.6 g脂肪，人体摄入的脂肪60%~70%通过淋巴系统吸收并经胸导管进入血流。乳糜液含有多种重要成分和细胞，主要是中性脂肪、非酯化脂肪酸、磷脂、鞘磷脂和胆固醇脂等。碳链上少于10个碳原子的脂肪酸可通过门静脉系统直接吸收，这也是保守治疗乳糜胸时口服中链三酰甘油的原因。乳糜液内中性脂肪形成直径约为0.5 μm的乳糜微滴。乳糜液中总蛋白质含量为2.2~5.9 g/100 mL，约为人体血浆蛋白含量的1/2，主要是白蛋白、球蛋白、纤维蛋白原和凝血因子。胸导管淋巴内含大量白细胞，为2 000~20 000/mL，其中90%是T淋巴细胞，它对人体的细胞免疫起重要作用。研究证明，长期大量漏出乳糜液将明显损害机体的免疫功能。胸导管内也含有其他成分包括脂溶性维生素，各种抗体和酶，如碱性磷酸酶、淀粉酶等。由于乳糜液本身具有抑菌作用，呈碱性，含有大量脂肪酸、卵磷脂及淋巴细胞，故乳糜胸患者发生胸膜腔感染很罕见。

胸导管内95%淋巴液来自肝和小肠，来源于肢体的淋巴很少。摄入脂肪性食物后肝内淋巴量增加150%，肠淋巴液增加量约是静止时的10倍。饮水、进食、腹部按摩可使流量增加20%，流速由0.93 mL/min增加到3.9 mL/min。在人体胸导管内插管收集24小时乳糜液可达2 500 mL，流速为14~110 mL/h。在最大流速高峰时胸导管的压力为1.0~2.8 kPa。

如前所述，少量乳糜胸，可能对于呼吸、循环及内环境影响较小；但大量乳糜胸，如引流不及时或不畅，会引起呼吸功能障碍；乳糜瘘持久且大量，会造成严重的低白蛋白血症，免疫功能低下，水、电解质平衡紊乱，甚至是低血容量性休克。

二、病因

乳糜胸是由于胸导管破裂或阻塞引起的。引起乳糜胸的原因很多，创伤、手术、肿瘤、结核、静脉栓塞、丝虫病等都可能造成乳糜胸。一般来说，乳糜胸的病因可分为以下几种。

（一）先天性乳糜胸

先天性乳糜胸常见原因是先天性管壁缺陷包括胸导管闭锁、胸导管胸膜瘘等原因以及产伤，乳糜液可从胸导管、壁层胸膜、脏层胸膜下的淋巴管向外漏出。新生儿分娩过程中的产伤引起静脉压升高导致胸导管破裂，也可产生乳糜胸。

（二）外科手术后（医源性）乳糜胸

手术损伤是乳糜胸最为常见的原因，涉及颈部淋巴结切除或根治性淋巴结清扫、食管癌尤其是中上段切除及二野淋巴结清扫术、肺癌手术淋巴结清扫术、动脉导管未闭结扎、主动脉弓松解的手术如主动脉缩窄切除、胸主动脉瘤切除、纵隔肿瘤、左全肺切除、左锁骨下动脉处手术、交感神经切断术等，还有一些诊断性操作如腰动脉造影、锁骨下动脉插管、经房间隔左心导管检查等。在 1967 年，Roy 等报道 17 000 例胸心外科手术后出现 5 例乳糜胸，这个发生率较低，实际情况可能较高，为 0.3%～0.5%。手术后乳糜胸的症状在进食后表现明显，多在 1 周左右发现。外科医师应当警惕的是，在远离胸导管部位手术时也可能发生异常胸导管及其分支的损伤，如肺叶切除、胸骨正中切开的手术等。

（三）非外科手术（创伤）后乳糜胸

1. 锐器伤

子弹、刺刀穿入颈部、胸部、上腹部可能伤及胸导管及其主要分支。这些损伤在伤后多被附近其他重要脏器的损伤所掩盖，早期不易发现。

2. 钝性伤

椎管内压力增高，椎体突然过度伸展，可造成膈上胸导管撕裂，以前曾有过损伤或疾病使胸导管固定于脊柱时更容易发生。此外，爆震伤、挤压伤或剧烈咳嗽偶亦可致胸导管破裂。

闭合性损伤所致胸导管破裂在受伤与临床症状出现前常有一个间隔期，为 2～10 日，也可长达几周或几个月。胸导管破裂后在纵隔内形成胸膜外乳糜肿，此乳糜肿增大到一定体积后始破入胸膜腔。它多位于右下肺韧带基底部。闭合性损伤所致乳糜胸只有约 50% 的患者能自行闭合，剩余 50% 的患者若不经外科手术治疗最终导致死亡。

（四）非创伤性乳糜胸

1. 肿瘤性乳糜胸

良性或者恶性肿瘤均可通过淋巴引流、癌栓阻塞、侵犯胸导管等，导致胸导管破裂造成乳糜胸。最常见的是淋巴恶性肿瘤、原发性肺癌、食管癌晚期侵犯以及腹膜后淋巴瘤。肿瘤性乳糜胸可为单侧或双侧，乳糜胸后发生乳糜腹常提示腹膜后肿瘤。胸膜的恶性肿瘤也可并发乳糜胸。恶性乳糜瘘有时可侵犯心包，造成心包积液甚至心脏压塞，危及生命。

2. 特异性炎症

感染，如结核性淋巴结炎、非异物性纵隔炎、上行性纵隔炎以及丝虫病，引起胸导管的特异性炎症侵犯并阻塞胸导管引起乳糜胸。纵隔放疗后的纤维化亦可产生乳糜胸。

3. 循环障碍

胸导管进入左锁骨下静脉和左颈总静脉交界处的梗阻可致乳糜胸。其原因可为栓塞、炎症、肿瘤、创伤或某些尚未清楚的因素。

4. 其他原因

肺淋巴管瘤病是乳糜胸中比较少见的原因，主要发生于育龄妇女，以心悸、气短为主诉，除乳糜胸外，尚有气胸及咯血等症状，一般于发病 10 年内死于肺功能不全。

三、诊断

胸腔穿刺或胸管引流发现乳糜液即可诊断，但是乳糜胸的病因诊断常不容易，有时需数月、数年，有的甚至需要尸检才明确产生乳糜胸的病因。病史对诊断先天性和创伤性乳糜胸有重要价值。新生儿乳糜胸开始为胸腔积液，进食后才出现乳糜。手术后乳糜胸常在术后7~10日进食后出现。闭合性创伤后乳糜胸多有外伤史，症状出现前常有一段间隔期。乳糜液中加入乙醚摇动后，脂肪溶解，牛奶样浑浊变澄清可明确诊断。苏丹Ⅲ染色后在显微镜下检查可见脂肪球对于乳糜胸有特殊诊断价值。

在鉴别乳糜液时应区分假性乳糜。假性乳糜常因肿瘤或慢性感染引起，因该液体中含有卵磷脂蛋白复合物，外观也呈牛奶状，而细胞变性产生的脂肪较少，用苏丹Ⅲ染色无脂肪球出现，比重 < 1.012，沉渣中有大量细胞，淋巴细胞不是主要成分，蛋白质和胆固醇含量低于真正乳糜液。真性乳糜胸，三酯甘油含量一般超过 110 mg/dL。鉴别有困难时，可给患者进食混有亲脂性染料的液体，再抽胸腔积液送检。某些结核患者的胸腔积液亦呈牛奶状，易与乳糜胸混淆，此种胸腔积液系胆固醇性质的胸腔积液，胸腔积液中胆固醇结晶浓度较高。创伤性乳糜胸的胸液常混有血液，尤其开始时为血性，有时误认为结核。

乳糜胸除表现胸腔积液外，无特异性 X 线征象。淋巴管造影术自 1963 年由 Heilman 描述以来，应用不断增多。淋巴管造影能直接观察淋巴系统的形态改变，如狭窄梗阻，并能显示淋巴外漏的部位和范围，有时可以帮助病因诊断。淋巴管造影是有一定创伤的检查，操作稍复杂，有一定的禁忌证，有可能引起某些并发症。近年来，利用放射性核素淋巴显像技术诊断乳糜胸的报道逐渐增多。核素淋巴显像技术借助淋巴系统对标记化合物胶体颗粒或大分子的渗透吸收、转运、摄取和吞噬等作用，以显示淋巴通路的形态结构与引流功能，是一种生理性的无创检查，简单易行，无不良反应或并发症，并可重复应用，对于乳糜外溢不仅定性也能做定位诊断，并可用于术后监测疗效或预后。北京协和医院 34 例乳糜胸患者中，18例进行核素淋巴显影，13 例诊断为阳性，经手术证实有 5 例假阴性。理论上目前的许多检查都能对乳糜胸做出诊断，也能确定胸导管漏口的部位、范围、程度以及乳糜胸的病因。但是临床实际应用中却并非如此，有些乳糜胸特别是非外伤性（自发性）乳糜胸，淋巴造影或核素淋巴显像对胸导管漏口的定位经常是含糊不清。乳糜胸的病因确定常常无法明确，尽管进行了淋巴造影、核素淋巴显像、骨髓穿刺、肝活检、淋巴结活检甚至开胸活检，也未能获得确切的病因。对此种非创伤性乳糜胸，胸外科医师有时要先处理乳糜胸，减轻患者的临床症状，病因诊断则放在第二位。

四、治疗

在胸导管结扎手术开始应用以前，采用胸腔穿刺抽液和营养支持，约半数乳糜胸患者死亡，非创伤性乳糜胸患者无一例生存。1934 年，Heppner 提出胸导管瘘的愈合机制是瘘口周围胸膜腔的闭塞，非损伤胸导管本身的愈合。他建议每日胸腔穿刺后注入各种刺激性物质，如高渗葡萄糖溶液、氮芥、四环素、滑石粉等来治疗乳糜胸。后来发现直接处理胸导管不产生生理紊乱，于是有医生用银夹夹住胸导管控制乳糜液外漏。1948 年，Lampson 报道了用结扎胸导管方法成功地治疗乳糜胸的经验，从此以后乳糜胸的治疗有了显著的进步，死亡率从50% 降低到 15%，是乳糜胸治疗的里程碑标志。

对于先天性和创伤性乳糜胸，大多数学者认为先行一段时期的保守治疗，当效果不佳时再施行手术为宜。对于保守治疗的期限至今争论仍较多。有学者认为胸内乳糜的积累量不是判断手术时机的可靠指标，乳糜液的减少不是逐渐的而是在某个时刻骤然停止，因此提出保守治疗的时间以患者对于丢失乳糜液的耐受程度决定，当丢失量很大，保守治疗不应超过 3 周，以免发生严重的代谢紊乱和机体衰竭。Leele 认为，每日乳糜引流量成人超过 1 500 mL，儿童超过每岁 100 mL，持续 5 日即需手术处理。医源性（外科手术后）乳糜胸外科处理应更积极些，更早些进行结扎胸导管手术。由于对于液体、电解质和营养缺乏的深入理解，特别是静脉高营养的临床应用，有学者认为应进行严格积极的保守治疗，手术后乳糜胸很少需要外科手术治疗。

保守治疗一般是持续胸腔穿刺，当效果不显著时改用大口径的胸管引流。维持有效的引流，促进肺良好复张，可以促进胸导管破口愈合。最重要的是保证足够的营养支持，一般建议禁食为首位，因为经口进食或肠内营养会刺激乳糜大量产生，使乳糜液增多，不利于胸导管破口愈合，营养应以中心静脉高营养为主；大量临床实践证实，奥曲肽等对于乳糜胸尤其是食管癌、肺癌术后乳糜胸有不错的疗效，建议持续静脉泵入，方案为 0.6 mg 奥曲肽加入生理盐水微量泵入 2 mL/h，一般 3 ~ 7 日引流量减少到 200 ~ 300 mL。

尽管通过全胃肠道外营养适当地补充丢失的乳糜液，长期存在胸导管瘘，大量乳糜液漏出仍然会造成患者营养丢失和免疫功能的损害，有时达到非常严重的程度。此时，患者常表现大量的细胞外液和电解质丢失，负氮平衡而致体重减轻，最后免疫功能低下外周淋巴细胞明显减少。因此，在保守治疗无效时需考虑行外科手术治疗。是继续保守治疗还是改为外科处理应考虑到以下几个因素：①造成乳糜胸的病因；②乳糜瘘存在时间的长短；③每日胸腔引流量的多少；④营养缺乏和免疫功能损害的程度；⑤患者对于乳糜丢失的耐受能力。

上海胸科医院的经验建议外科手术指征如下：①创伤性和手术后乳糜胸，如无禁忌证，建议尽早手术，尤其是食管癌术后患者，因营养不良会造成患者吻合口瘘等更为严重的后果，甚至死亡；②成人乳糜胸每天丢失的乳糜液大于 1 000 mL，保守治疗 5 ~ 7 日，如无减少趋势，则应果断手术；③小儿或者新生儿乳糜胸常通过保守治疗治愈，如不能治愈，可考虑手术治疗；④肿瘤所致乳糜胸，需要行放疗和化疗，必要时再考虑手术；⑤结核所致乳糜胸，经过正规抗结核治疗后，如不能很好控制症状，可谨慎考虑手术。

目前，外科处理乳糜胸有两种手术方法被普遍接受，即直接闭合胸导管瘘和直接缝扎膈上胸导管。第一种情况单侧乳糜胸经有胸液的一侧进胸，特别是术后乳糜胸，此时直接处理损伤的胸导管比较容易。寻找胸导管漏口是手术中的困难问题。由于解剖变异和纵隔内大量纤维素凝块沉着，广泛解剖纵隔不仅找不到漏口，而且可使单侧乳糜胸变成为双侧乳糜胸。为此，有学者建议术前 3 ~ 4 小时口服牛奶，或口服混有亲脂性染料的牛奶，或者口服橄榄油 100 ~ 200 mL，食管壁内注射染料，开胸时自大腿注入 1% 的伊文思蓝，手术台上行淋巴管造影等方法以帮助手术时辨别漏口。一些医生的实践体会，注入染料并无必要，因为清亮乳白色乳糜液在手术台上能清楚显示，高浓度染料很容易逸出使很多组织着色，可能影响观察解剖结构。一旦发现漏口，先双重缝扎漏口远近断端并缝合纵隔胸膜，最后缝扎膈上胸导管。这是乳糜胸手术技术上的关键。但是临床上有时无法找到漏口，特别当纵隔胸膜广泛浸润乳糜时，此时仅在乳糜漏出的一处或多处缝合纵隔胸膜并于右侧膈上结扎胸导管即可。也有学者提出，对于手术中未能找到胸导管瘘口的患者，行部分胸膜切除并适当胸腔引流，也可达到治疗的目的。有学者提出，单纯缝扎右膈上胸导管而不去处理胸导管瘘就能获得有效治疗。不必企图找到胸导管漏口，只要找到膈上胸导管予以牢靠的缝扎，继之严密缝合纵隔胸膜，用纱布涂揩壁层胸膜诱发术后胸膜腔内的粘连，绝大多数患者可获得手术成功，术后乳糜胸完全消失。因此，推荐单侧或双侧乳糜胸均经右侧进入胸膜腔为宜。经右侧进胸的优点，主要是右侧进胸膈上胸导管位置比较固定，寻找和结扎胸导管比较容易，手术后能有效地控制乳糜外漏。也有学者报道，借助体外压力泵行胸腹腔引流，将胸内乳糜液引流到腹腔，成功地治疗新生儿乳糜胸。

非创伤性乳糜胸治疗比较困难，主要原因是其病因难以确定。对于非创伤性乳糜胸的患者，已知病因者可以直接处理原发病和保守治疗，已知肿瘤引起者可用放疗或化疗。若原发病因并不明确，直接治疗原发病常无的放矢，保守治疗多费时费力，效果难以估计。因此，在这种情况下，结扎膈上胸导管不失为减轻临床症状的权宜之计。对晚期肿瘤患者也可适用，但是恶性肿瘤患者结扎胸导管成功机会不大。除了结扎胸导管以外，壁层胸膜切除或应用胸膜刺激剂，如碘酊处理过的滑石粉、干纱布拭擦壁层胸膜，诱发胸膜产生粘连从而使胸膜腔闭塞，也是成功治疗乳糜胸的重要措施。由此可看出，原因未明的乳糜胸须尽力求得病因诊断，这需要全面体检和完整定量的化验检查，开胸探查仅为最后手段。若开胸探查不能切除病变，可行活组织检查，便于术后更合理地治疗。若未发现胸导管病变，此时手术可直接处理乳糜胸，包括胸导管结扎和壁层胸膜切除。

（刘　涛）

第三节　胸腔积液

胸腔积液是胸膜疾病最常见的临床表现，可原发于胸膜自身疾病或继发于肺部疾病，也可来源于全身性疾病。不同病因的胸腔积液其治疗和预后截然不同，准确的诊断常依赖于影像学检查和胸腔积液的实验室检查。鉴别胸腔积液是渗出液还是漏出液非常重要，漏出性胸腔积液常由心力衰竭、肝硬化引起，而结核性胸腔积液、恶性胸腔积液和肺炎相关胸腔积液是渗出性胸腔积液最常见的病因。

一、分类

胸膜腔为脏、壁层胸膜之间的一个潜在间隙，在生理情况下，脏层和壁层胸膜之间有一层很薄的液体（5~15 mL），在呼吸运动时起润滑作用。随呼吸周期胸膜腔的形状和压力发生变化，将胸壁的压力传达到肺，维持肺的形状。胸膜腔在很多疾病中起着重要的病理生理作用，只要这一潜在的间隙容量扩大，就可引起临床症状。正常情况下，胸膜腔内每日有500~1 000 mL 液体形成和吸收，任何原因使胸膜腔内液体形成过快或吸收过缓，即产生胸腔积液。根据胸腔积液的发生机制可分为漏出性和渗出性胸腔积液。根据病因可分为感染性、肿瘤性、免疫性、物理性、药物性胸腔积液等。

二、流行病学特点

目前，关于胸腔积液的流行病学资料缺乏大样本、多病种的系统研究，不同国家和地区、不同时期所统计的发病率和病种构成均有差异。在美国，胸腔积液年新发病例数153.7

万，充血性心力衰竭所致胸腔积液占 37.4%，在渗出性胸腔积液中，病因主要是肺炎相关胸腔积液和恶性胸腔积液。国内目前尚无全国性的流行病学资料，病因差异较大，可能与调查的对象和范围不同有关。总体来说，结核和恶性肿瘤是主要病因。

三、病因

既往认为胸膜腔内液体的交换取决于流体静水压和胶体渗透压之间的压力差，脏层胸膜薄的动物（如兔）其壁层胸膜主要由肋间动脉供血，脏层胸膜由肺动脉供血，受压力驱动，液体从壁层胸膜滤过进入胸膜腔，由脏层胸膜回吸收。但发现脏层胸膜厚的动物（包括人类）其壁层胸膜间皮细胞之间存在淋巴管微孔，脏层胸膜由体循环的支气管动脉和肺循环供血，从而对胸膜腔内液体的产生和吸收机制达成新的共识，即液体由于压力梯度从壁层和脏层胸膜的体循环血管通过有渗漏性的胸膜进入胸膜腔，通过壁层胸膜的淋巴管微孔经淋巴管回吸收，正常情况下脏层胸膜对胸膜腔内液体交换的作用较小。

肺、胸膜和肺外疾病均可引起胸腔积液，临床常见的病因（表 6-1）和发病机制如下。

1. 胸膜毛细血管内静水压增高

如充血性心力衰竭、缩窄性心包炎、血容量增加、上腔静脉或奇静脉回流障碍等，产生漏出液。

2. 胸膜通透性增加

如胸膜炎症、胸膜肿瘤、结缔组织病、肺栓塞、膈下炎症（膈下脓肿、肝脓肿、胰腺炎）等，产生渗出液。

3. 胸膜毛细血管内胶体渗透压降低

如低蛋白血症、肝硬化、肾病综合征、急性肾小球肾炎、黏液性水肿等，产生漏出液。

4. 壁层胸膜淋巴回流障碍

如癌性淋巴管阻塞、发育性淋巴管引流异常等，产生渗出液。

5. 损伤性疾病

如肋间血管损伤、主动脉瘤破裂、食管破裂、胸导管破裂等，产生血胸、脓胸和乳糜胸。

表 6-1 胸腔积液的常见病因

漏出液	
充血性心力衰竭	肾病综合征、肾小球肾炎、透析
缩窄性心包炎	肺栓塞
肝硬化	黏液性水肿
上腔静脉综合征	（米诺地尔、溴隐亭、二甲麦角新碱、普萘洛尔、
胸膜恶性肿瘤	硫喷妥钠、呋喃妥因、甲氨蝶呤、左旋多巴、
原发性（间皮瘤）	氨苄西林、胺碘酮等）药物性胸膜疾病
结核病	胃肠疾病
细菌感染（肺炎相关胸腔积液）	病毒性肝炎、肝脓肿、膈下脓肿、肝移植后、
真菌感染	胰腺炎、食管破裂、膈疝
病毒感染	石棉接触
寄生虫感染	电损伤
结缔组织病	心包切除术后或心肌梗死后综合征
系统性红斑狼疮	Meigs 综合征
类风湿关节炎	子宫内膜异位症
韦格纳肉芽肿	

续表

渗出液	
多发性肌炎/皮肌炎	肺栓塞
硬皮病	肺隔离症
变应性肉芽肿性血管炎	戈勒姆病
主动脉炎	黄甲综合征
结节性多动脉炎	结节病
干燥综合征	尿毒症
淋巴细胞异常	放射性损伤
浆细胞性白血病	遗传性球形红细胞增多症
Waldenstrom 巨球蛋白血症	组织细胞增多症
淋巴瘤	乳糜胸

四、临床表现

1. 症状

胸闷和呼吸困难较常见，少量胸腔积液一般无明显症状。部分急性胸膜炎早期胸腔积液量少时有明显的胸痛，随着积液增多，脏层和壁层胸膜分开而胸痛减轻，但逐渐出现气促。中、大量胸腔积液常表现为胸闷和呼吸困难，尤其在活动后明显。呼吸困难的原因主要是改变了呼吸肌长度与张力，引起呼吸肌机械性能变化所致；其次是由于肺组织受压。呼吸困难的程度与积液量、胸膜腔内压以及它们对力学和气体交换的影响有关，也与同时并发的肺部病变严重程度有关。极少情况下，可出现张力性胸腔积液，表现为严重的呼吸困难和血流动力学不稳定。伴随症状取决于胸腔积液的病因，如结核性胸腔积液患者可伴有低热、乏力、消瘦等结核中毒症状；恶性胸腔积液通常量较多，可伴有胸痛、咳嗽、咯血；肺炎相关胸腔积液和脓胸可伴有发热、咳痰；充血性心力衰竭有心功能不全的相应表现；肝脓肿时伴有发热、肝区疼痛。

2. 体格检查

少量胸腔积液时可无明显体征，部分患者可触及胸膜摩擦感或闻及胸膜摩擦音。中、大量胸腔积液时体格检查时可发现患侧胸廓饱满，肋间隙增宽，气管向健侧移位；患侧语音震颤减弱或消失，呼吸动度减低，局部叩诊浊音；听诊呼吸音减弱或消失，液平面以上由于肺组织受压，呼吸音可增强，或听到支气管肺泡呼吸音。体征上需与胸膜增厚相鉴别，胸膜增厚亦为叩诊呈浊音，听诊呼吸音减弱，但往往伴有胸廓扁平或塌陷，肋间隙变窄，气管向患侧移位，语音传导增强等体征。

五、辅助检查

1. 影像学检查

（1）胸部 X 线检查：少量胸腔积液时，肋膈角变钝。中等量积液时表现为中下肺野均匀的密度增高影，上界呈弧形，为外高内低、凹面向上的反抛物线状。大量积液时患侧胸腔全部为致密均匀阴影，纵隔向健侧移位。包裹性积液局限于一处，形成圆形、卵圆形或半月形密度增高影，不随体位改变而变动。叶间积液变为与叶间裂有关边缘光滑的菱形或圆形阴影，肺底积液在肺膈面和膈肌之间，易误诊为膈肌升高。积液可掩盖肺内原发病灶，抽尽积液后有利于发现肺内病变。

（2）胸部 CT 检查：CT 有较高的敏感性和分辨率，不仅能显示极少量或局限性胸腔积液，还能显示肺内、纵隔及胸膜的病变情况，有助于病因诊断。CT 检查时患者一般取仰卧位，积液量少时不易区分来自胸腔或者腹腔，可以通过以下 4 种征象进行判断。①横膈征，通过胸腔积液和腹腔积液与横膈关系不同的分布情况来鉴别。胸腔积液位于一侧横膈凸面的附近和外围，而腹腔积液及腹腔脏器则位于一侧横膈的附近和中央。②界面征，液体和肝、脾之间的界线。腹腔积液患者此界线清晰，而胸腔积液此界线模糊。③膈角移位征，横膈角被胸腔积液推移向前，这是由于横膈角和脊柱之间被液体插入所致。腹腔积液不会产生这种移位。④裸区征，肝右叶缺乏腹膜覆盖的部位称为裸区，此区域肝直接附着于后腹壁，故在此平面，肝后无腹腔积液。在对所有的胸腔积液、腹腔积液患者进行诊断时，这 4 种征象均应被评估，因为应用单一征象去评估可致诊断不明或误诊。

（3）胸部超声检查：超声检查对胸腔积液的诊断具有灵敏、准确、操作简便的特点，可以显示胸部 X 线常规检查难以发现的少量胸腔积液，确定包裹性积液或分隔性积液的位置，估计积液量、测量距离体表的深度和范围，准确定位指导胸腔穿刺抽液、胸腔闭式引流和胸膜活检等有创操作。胸腔积液在二维超声检查上表现为无回声的液性暗区，若暗区透声稍差、有光斑光束出现，提示积液中有沉淀物、纤维素形成；暗区与胸壁距离增宽则提示局部胸膜增厚。胸部超声检查有助于漏出液和渗出液的鉴别。根据胸腔积液内部回声分为无回声型（Ⅰ型）、无分隔散在点状回声型（Ⅱ型）、分隔兼有点状回声型（Ⅲ型）和均匀回声增多型（Ⅳ型）。漏出液为Ⅰ型，部分不含析出物的渗出液也可为Ⅰ型、Ⅱ型、Ⅲ型和Ⅳ型，其中Ⅳ型为血性胸腔积液和脓胸的典型表现。超声检查虽有助于积液性质的判断，但确诊仍依赖于穿刺抽液的实验室检查及必要的细胞病理学检查。

2. 胸腔穿刺抽液检查

胸腔穿刺抽液检查对于明确胸腔积液的性质及判断病因具有重要的价值。

（1）外观：漏出液清亮透明，静置后不凝固；渗出液一般颜色较深，微浊。肺栓塞、恶性疾病或外伤表现为血性胸腔积液；感染性胸腔积液常为黄色，浑浊而有脓性的积液提示脓胸；结核性胸腔积液呈浅草黄色；清亮乳白色液体提示乳糜胸诊断；巧克力色积液见于阿米巴肝脓肿穿破入胸腔。

（2）比重、黏蛋白定性试验（Rivalta 试验）、蛋白质含量和细胞学检查：漏出液比重 < 1.018，黏蛋白定性试验阴性，蛋白质含量 < 30 g/L，细胞数常少于 100×10^6/L，以淋巴细胞、间皮细胞为主；渗出液比重 > 1.018，黏蛋白定性试验阳性，蛋白质含量 > 30 g/L，细胞数常大于 500×10^6/L。中性粒细胞增多提示急性炎症，脓胸时白细胞计数可达 10×10^9/L 以上，结核性胸膜炎早期以中性粒细胞为主，其后则转为淋巴细胞为主；寄生虫感染或结缔组织病时嗜酸性粒细胞可增多。红细胞计数超过 5×10^9/L 时胸腔积液呈淡红色，多由恶性肿瘤所致；红细胞计数超过 100×10^9/L时，应考虑创伤、肿瘤或肺梗死。胸腔积液血细胞比容大于外周血的 50% 以上时为血胸。

（3）葡萄糖及 pH：正常情况下，胸腔积液中葡萄糖含量与血液中葡萄糖含量相近，漏出液与大多数渗出液的葡萄糖含量正常，而脓胸、食管破裂、类风湿性胸腔积液、系统性红斑狼疮、结核和恶性胸腔积液中葡萄糖含量可低于 3.3 mmol/L（60 mg/dL）。其中类风湿性胸腔积液和脓胸葡萄糖水平最低（<0.56 mmol/L 或 10 mg/dL）。

使用动脉血气分析仪可以测定胸腔积液 pH，漏出液 pH 一般在 7.45~7.55，渗出液一般在 7.3~7.45。较低的胸腔积液 pH（<7.3）和葡萄糖含量（<3.3 mmol/L）见于复杂性肺炎相关胸腔积液、恶性胸腔积液、结核性胸腔积液、类风湿胸膜炎、食管破裂、系统性红斑狼疮等。在肺炎相关胸腔积液中，低 pH 和葡萄糖含量较高的可能需要留置胸管引流，英国胸科学会建议胸腔积液 pH<7.2 提示需放置胸管引流；在恶性胸腔积液中，低 pH 和葡萄糖含量提示胸膜病变广泛，胸腔积液中细胞学检查阳性率高、胸膜固定术效果不佳、患者预后较差。

（4）酶：渗出性胸腔积液中乳酸脱氢酶（LDH）高于 200 U/L，且与血清 LDH 的比值大于 0.6；胸腔积液 LDH 水平与胸膜炎症程度相关，LDH >500 U/L 提示恶性肿瘤或并发细菌感染。

胸腔积液淀粉酶水平高于正常血清上限或胸腔积液/血清淀粉酶 >1.0，提示急性胰腺炎、胰腺假性囊肿、食管破裂或胸膜恶性肿瘤（特别是腺癌）。同工酶分析有助于确定淀粉酶的来源，如唾液淀粉酶升高，而没有食管破裂，则恶性的可能性更大。

腺苷脱氨酶（ADA）在淋巴细胞中含量较高。炎性渗出液常低于 45 U/L，恶性胸腔积液常低于 25 U/L，结核性胸腔积液中 ADA 多高于 45 U/L，其诊断结核性胸腔积液的敏感度较高。

根据胸腔积液和血液中总蛋白和乳酸脱氢酶的含量的比较，可以区分渗出液和漏出液。Light 标准：①胸腔积液蛋白/血清蛋白（PE/S pro）为 0.5；②胸腔积液乳酸脱氢酶/血清乳酸脱氢酶（PE/S LDH）为 0.6；③胸腔积液乳酸脱氢酶大于正常血清乳酸脱氢酶上限的 2/3（或 200 U/L）。凡符合以上 3 项中任何一项条件者可诊断为渗出液，否则为漏出液。其敏感性高达 85%~99%，但特异性较低，为 75%~90%，即根据 Light 标准某些实际上为漏出液的患者被误诊是渗出液。Light 推荐对于临床上考虑为漏出液而 Light 标准符合渗出液时，予以测定血清—胸腔积液的清蛋白差值，若超过 12 g/L，则诊断为漏出液。对于经过利尿治疗的充血性心力衰竭患者，因胸腔积液中蛋白和乳酸脱氢酶浓缩，用 Light 标准可误判为渗出液，此时血清—胸腔积液的清蛋白差值超过 12 g/L，则有助于漏出液的诊断。Romero 等以 PE/S pro >0.6、PE LDH >280 U/L、PE/S LDH >0.9 作为标准，可使特异性从 77% 上升到 93%。Porcel 等对 Light 标准进行调整，省略 PE/S LDH 进行鉴别渗出液和漏出液，也获得相似结果，敏感性为 95.4%，特异性为 83.3%。目前认为，Light 标准是胸腔积液中漏出液和渗出液鉴别的重要指标，适当调整相关指标数值可以提高诊断的特异性。渗出液与漏出液鉴别试验的敏感性和特异性见表 6-2。

表 6-2　渗出液与漏出液鉴别试验的敏感性和特异性

项目	漏出液	渗出液
病因	非炎症性	炎症性、外伤、肿瘤或病理性刺激
颜色	淡黄色	黄色、红色、乳白色
透明度	清晰透明	浑浊
密度	<1.018	>1.018

项目	漏出液	渗出液
凝固性	不易凝固	易凝固
Rivalta 试验	阴性	阳性
蛋白质定量（g/L）	<30	>30
积液蛋白/血清蛋白	<0.5	>0.5
葡萄糖（mmol/L）	接近血糖	<3.3
LDH（U/L）	<200	>200
积液 LDH/血清 LDH	<0.6	>0.6
细胞总数（×10^6/L）	<100	>500
有核细胞分类	淋巴细胞为主，可见间皮细胞	炎症以中性粒细胞为主，慢性炎症或恶性积液以淋巴细胞为主
细菌	无	有

（5）类脂：乳糜胸和假性乳糜胸可通过脂质分析鉴别。乳糜胸见于胸导管破裂，胸腔积液中三酰甘油含量大于 1.24 mmol/L（1 100 mg/L），胆固醇不高，脂蛋白电泳可显示乳糜微滴，如三酰甘油含量小于 0.56 mmol/L（500 mg/L）则可排除。假性乳糜胸胆固醇水平大于 5.18 mmol/L（2 000 mg/L），三酰甘油含量正常，无乳糜微滴，显微镜下可见胆固醇结晶；与陈旧性积液的胆固醇积聚有关，见于陈旧性结核性胸膜炎、恶性胸腔积液、肝硬化和类风湿性胸腔积液等。

3. 经皮胸膜活检

经皮胸膜活检具有简单、易行、创伤小的优点，对于胸腔积液的病因诊断有重要意义，可鉴别结核、肿瘤和其他胸膜病变，阳性诊断率为 40%～75%。二维超声或 CT 引导下活检可提高诊断率。拟诊为结核性胸腔积液时，活检标本除常规病理检查外，还应做结核分枝杆菌培养。脓胸或有出血倾向者不宜行胸膜活检。如证实为恶性胸膜间皮瘤，应在 1 个月内对活检部位进行放疗以防针道种植。

4. 胸腔镜或开胸活检

胸腔镜或开胸活检是诊治胸腔积液最直接准确的方法，有些胸腔积液病因诊断较为困难，经常规胸部 X 线、胸部 CT、胸腔穿刺抽液检查以及胸膜活检等方法仍有 20%～30% 不能明确诊断，此时需考虑应用胸腔镜检查。胸腔镜检查对恶性胸腔积液的病因诊断率可达 70%～100%，可全面检查胸膜腔，直接观察病变的形态特征、分布范围、侵犯邻近器官情况，能够多部位取活检、取材大，克服了经皮胸膜活检的盲目性，故诊断阳性率较高。少数胸腔积液的病因经上述各种检查仍不能明确，如无特殊禁忌可考虑开胸探查。

六、诊断和鉴别诊断

根据临床症状、体征及影像学检查，胸腔积液的诊断并不困难。因为引起胸腔积液的病因很多，所以明确胸腔积液的性质和原因是诊断的重点（图 6-1）。

图6-1 胸腔积液的诊断重点

首先需要明确胸腔积液的性质，即鉴别是漏出液还是渗出液，再根据漏出液或渗出液所涉及的病因范围，进一步寻找证据、明确病因。因此，胸腔穿刺抽液检查是诊断的重要依据。

漏出液应寻找全身性因素，常见的病因是充血性心力衰竭、肝硬化、肾病综合征和低蛋白血症。充血性心力衰竭和肾病综合征多为双侧胸腔积液，肝硬化胸腔积液多伴腹腔积液，低蛋白血症多伴有全身水肿。腹膜透析的胸腔积液类似于腹透液，葡萄糖含量高，蛋白质含量低于 1.0 g/L。

我国渗出性胸腔积液最常见的病因是结核性胸膜炎和恶性胸腔积液。前者多见于青壮年，表现为胸痛，常伴有干咳、低热、盗汗、消瘦等结核中毒症状，体格检查除胸腔积液体征外无其他异常，红细胞沉降率一般增快，结核菌素试验阳性；老年患者可无发热，结核菌素试验亦常阴性。胸腔积液检查外观为草黄色，以淋巴细胞为主，pH 和葡萄糖含量低，ADA 增高，抗酸杆菌涂片、染色及培养可阳性。

恶性胸腔积液患者年龄多在中年以上，体格检查可见体表淋巴结增大、肿瘤压迫等直接或间接征象，胸腔积液多为血性，量大、增长迅速，胸腔积液中 pH 和葡萄糖含量较结核性胸腔积液高，肿瘤标志物可升高，胸腔积液细胞学检查、胸膜活检、纤维支气管镜检查及胸腔镜等检查有助于进一步诊断和鉴别。怀疑为其他器官肿瘤转移（如乳腺癌、消化系统或泌尿生殖系统肿瘤）需行相应针对性检查。

肺炎相关胸腔积液指肺炎、肺脓肿和支气管扩张等感染引起的胸腔积液，如积液呈脓性则为脓胸。患者多有发热、咳嗽、咳痰、胸痛等症状，血白细胞增多，中性粒细胞增多伴核左移。胸腔积液为草黄色甚至脓性，白细胞明显增多、以中性粒细胞为主，pH 和葡萄糖含量降低。脓胸为胸腔内致病菌感染造成积脓，多与未能有效控制肺部感染、致病菌侵袭进入胸腔有关，也与胸部外伤、胸部手术后支气管胸膜瘘或吻合口瘘或医源性因素有关。急性脓胸表现为高热、胸痛等；慢性脓胸有胸膜增厚、胸廓塌陷、慢性消耗和杵状指等。胸腔积液呈脓胸，涂片革兰染色及细菌培养阳性。

七、治疗

1. 漏出性胸腔积液

对于漏出性胸腔积液应积极治疗原发病，在原发病被控制以后，积液通常可以消失。因积液量大引起的症状较为严重或原发病治疗效果不佳时，需进行干预缓解症状，如对继发性肺栓塞的大量积液可能需要行胸腔闭式引流术；对难治性腹腔积液所致症状明显的胸腔积液，可行胸膜固定术。

2. 结核性胸腔积液

结核性胸腔积液一般为自限性，如未予治疗通常经过 4～16 周的自然病程可自行吸收，但其中43%～65%的患者会在若干年后发展为活动性肺结核或肺外结核；病程长者可发生积液包裹分隔，胸膜粘连、肥厚，纤维板压迫和限制肺组织的活动，出现限制性通气障碍，因此需要积极、彻底治疗。治疗目标是：①防止将来活动性肺结核的发生和发展；②尽快缓解结核感染包括胸腔积液吸收造成的中毒症状和积液的压迫症状；③防止胸膜肥厚、粘连、纤维化形成影响肺功能。

（1）抗结核化疗：抗结核化疗是针对病因的基础治疗，方案与肺结核相同，采取初始短程化疗方案疗效可靠，胸腔积液量多或双侧胸腔积液、结核性脓胸及痰检阳性的患者，强化期四联（异烟肼、利福平、吡嗪酰胺、乙胺丁醇）用药 2 个月，接着继续应用异烟肼、利福平巩固治疗 4 个月；对只有单侧胸腔积液的患者，可先用异烟肼、利福平、吡嗪酰胺治疗 2 个月，再用异烟肼、利福平巩固治疗 4 个月。有些局限性胸腔积液的患者，即使 6 个月的疗程结束后，胸腔积液仍有可能延迟吸收。

（2）胸腔穿刺抽液：是重要的治疗措施之一，可使受压肺复张、排除胸腔积液中炎性渗出物和致热源、减轻毒素吸收引起的结核中毒症状，缩短病程，防止纤维蛋白沉积。在正规抗结核化疗的同时，及早给予排除胸腔积液，可有效缓解症状、减轻后期胸膜包裹与胸膜粘连肥厚的并发症，促进肺功能的恢复。目前，国内外均主张早期大量抽液，方法有普通胸腔穿刺针穿刺、留置中心静脉导管等。

（3）肾上腺皮质激素的应用：肾上腺皮质激素可减轻机体的变态反应和炎症反应，使结核毒性症状很快减退，减少渗出、促进胸腔积液迅速吸收。有学者对治疗结核性胸腔积液中使用口服糖皮质激素的作用进行研究发现，激素治疗组患者发热、胸痛、呼吸困难等临床症状在早期即出现缓解，胸腔积液消失时间缩短、疗程结束时残留胸腔积液量有减少的趋势，但随访发现胸膜肥厚、粘连及胸腔积液包裹明显多于对照组。考虑结核性胸腔积液在早、中期常以炎症渗出为主，使用激素能加快胸腔积液吸收；后期以大量纤维蛋白渗出，沉着于胸膜形成纤维硬结，局部血液及淋巴液循环障碍，应用激素治疗时巨噬细胞吞噬功能下降，对胶原纤维的降解作用下降，致使纤维蛋白原纤溶活性和胶原酶活性降低，促进胶原形成，导致胸膜肥厚、粘连加速。在治疗中，激素治疗组新增肺结核也明显多于对照组，与激素抑制免疫系统作用，使结核扩散有关。肾上腺皮质激素在治疗结核性胸腔积液治疗中的作用尚具争议，目前认为不宜作为常规治疗，主要适应证为早期渗出性胸膜炎伴有明显结核中毒症状、大量胸腔积液、双侧胸腔积液或多发性浆膜炎、粟粒型肺结核伴胸腔积液。

3. 肺炎相关胸腔积液和脓胸

诊断为肺炎相关胸腔积液或脓胸，首先应给予抗生素控制感染，并给予全身支持治疗。一些早期、病变轻微的患者，胸腔积液量少，经积极有效的抗感染治疗后，胸腔积液可以吸收。如患者病变较重、积液量多，应积极给予外科方法排出胸腔内的炎性积液。常用胸腔穿刺及胸腔闭式引流的方法。胸腔穿刺抽液以每次≤1 000 mL为宜，抽液过快或过多造成复张性肺水肿，胸腔积液pH<7.2者应行胸腔闭式引流术。

脓胸的治疗原则是控制感染、引流通畅、支持治疗及促使肺复张，恢复肺功能。抗菌药物的使用，可防止脓胸复发。引流是脓胸最基本的治疗方法，应保证引流通畅。可使用2%碳酸氢钠或生理盐水反复冲洗胸腔，使脓液稀释便于引流术，但对有支气管胸膜瘘者不宜冲洗胸腔以免感染播散。一般支持治疗非常重要，应给予高热量、高蛋白质及富含维生素的食物，纠正水、电解质紊乱及维持酸碱平衡，必要时少量多次输血。急性脓胸一般经胸腔穿刺和胸腔闭式引流术多能取得较好的治疗结果。当脓胸转为慢性时，大多需要外科手术治疗。在全身治疗的基础上，尽可能通过外科的方法，除去引起慢性脓胸的因素、闭合脓腔、消除感染，并尽可能保留正常的肺功能。首先应进一步改善胸腔闭式引流术，充分排除脓液，然后根据病变情况，选择胸膜纤维板剥脱术或胸廓成形术。如肺内病变严重，一般手术不能获得根治，可以选择胸膜全肺切除或肺叶切除术。对经久不愈的慢性脓胸，尤其是体质及心肺功能较差，或其他手术失败的患者可选用大网膜胸腔内移植术。

4. 恶性胸腔积液

目前，对于恶性胸腔积液的治疗最常用的方法是胸膜固定术，其他的方法有胸腔穿刺、胸腹腔分流术等。并非所有的恶性胸腔积液患者都需要行胸膜固定术，少量未引起临床症状的胸腔积液无须治疗。对于部分引起临床症状的患者来说，胸腔穿刺即可以起到治疗作用，临床上约67%的患者最终需要行胸膜固定术。低pH与生存时间呈负相关，因此，美国胸科学会与欧洲呼吸学会指南认为，对胸腔积液pH>7.3的患者进行胸膜固定术具有临床意义。在进行胸膜固定术前还需明确患肺能否完全复张，对于肺不能复张、脏层胸膜增厚、胸腔内大量包裹性积液的患者单纯的胸膜固定术效果较差。

（1）胸腔穿刺抽液：是治疗恶性胸腔积液的最基本手段，对于预期生存期较短或不能耐受创伤性较大的治疗方案的患者，胸腔穿刺抽液可作为首选治疗方法。通过胸腔穿刺可以改善患者胸闷、呼吸困难的症状，促使萎陷的肺组织复张。由于肺气肿、肺部肿瘤等原因，约50%的患者在胸腔穿刺后症状并不能得到改善。如影像学资料可见肺组织萎陷，考虑肺组织不能复张，需重新设定诊疗方案；诊疗过程中，如患者胸闷、憋气的症状改善不明显，需考虑诊断的正确性以及下一步治疗方案。

（2）胸腹腔分流术：将胸腔积液通过人工泵引流至腹腔，由于创伤较大，成功率相对较低，现已很少应用。主要适用于恶性胸腔积液伴肺不张的患者，化学性胸膜固定术后失败而不适合手术治疗的患者及乳糜胸患者。

（3）胸腔闭式引流术：通过胸腔闭式引流胸腔积液，改善患者的临床症状，是胸腔积液的标准治疗方法。对胸腔引流管的选择存在多样性，大部分医生治疗时选择28～32 F的胸腔引流管。有研究表明，直径小的胸引管（9～14 F）也可以达到较满意的引流效果。目前临床上常选择应用直径较细的深静脉导管进行闭式引流，具有创伤小、易固定、可随时胸腔内注入药物等优点，尾端连接引流袋同样可以达到有效的引流作用。

（4）化学性胸膜固定术：通过药物或者其他化学物质使壁层胸膜产生无菌性炎性反应，导致胸膜纤维化，使脏壁层胸膜粘连，消灭胸膜腔。一般将化学性硬化药溶于 50 ~ 100 mL 生理盐水，通过胸腔闭式引流管注入胸腔内。将硬化药注入胸腔内后，将胸腔闭式引流管夹闭 1 ~ 4 小时。目前应用于胸膜固定的化学物质有很多种，如滑石粉混悬液、博来霉素、白介素、红霉素、顺铂、卡铂、激素等。很多医院对硬化药的选择取决于经验，目前常用的硬化药有滑石粉、四环素、博来霉素等，其中以滑石粉最为有效。以往认为滑石粉具有致癌性，然而目前的研究显示，滑石粉的致癌性是由于内部混有的石棉纤维导致的，纯化的滑石粉不具有致癌性。滑石粉具有价格低廉、胸膜固定效果好等优点。

5. 胸腔镜手术

通过胸腔镜进行胸膜固定术是控制恶性胸腔积液的有效方法，用于经过肋间插管胸膜硬化治疗无效的难治性恶性胸腔积液。对患者一般状况要求较高，能够耐受全身麻醉和单肺通气。手术时松解肺周围的粘连以便尽可能促使肺膨胀；进行胸膜、肺组织的活检，然后行化学性胸膜固定术、胸膜摩擦或胸膜切除术。

八、预后

对于全身性因素引起的漏出性胸腔积液，在原发疾病得到有效控制后，胸腔积液可获得缓解；除恶性以外的渗出性胸腔积液，如结核性胸腔积液、肺炎相关胸腔积液等，通常预后较好，经及时规范治疗可以痊愈，若治疗不当则易出现胸腔粘连、胸膜肥厚、纤维板形成等，导致限制性通气障碍，影响肺功能；恶性胸腔积液患者预后较差，其生存期取决于原发肿瘤的部位、病理类型、分化程度、转移方式和治疗效果以及患者的一般状况等。

（刘　涛）

第七章

食管疾病

第一节　先天性食管闭锁

先天性食管闭锁是一种常见的食管发育畸形，它是在胚胎期发育异常而形成的食管隔断，与消化道不通连，婴儿在出生后常因不能进食和误吸入呼吸道而导致早期死亡。

一、病因

胚胎初期食管与气管均由原始前肠发生，两者共同一管。在 5～6 周时由中胚层生长一纵嵴，将食管气管分隔，腹侧为气管，背侧为食管。食管经过一个实变阶段，由于管内上皮细胞繁殖增生，食管闭塞。之后管内出现空泡，互相融合，将食管再行贯通成空心管。若胚胎在前 8 周内发育不正常，分隔、空化不全可引起不同类型的畸形。有学者认为，与血管异常有关，前肠血流供应减少，可致闭锁。高龄产妇、低体重儿易于发生，约 1/3 为早产儿。

二、分类

先天性食管闭锁和气管食管瘘的病理解剖分类法很多，目前公认的临床应用较广泛的是 Ladd 分类法，将食管闭锁分为 5 型。

Ⅰ型：单纯食管闭锁，元气管食管瘘存在，食管近端及远端均为盲端，盲端间距较远。常伴胃小，出生后不充气，多见于男婴，占 4%～8%。

Ⅱ型：食管近端与气管有瘘形成，远端为盲端，占 0.5%～1%。

Ⅲ型：近端食管为盲端，其管壁肥厚且管腔扩大，远端食管在气管分叉或在其上方 0.5～1 cm 处，经气管后壁形成气管食管瘘。食管两端距离为 0.5～5 cm，小于 2.0 cm 为Ⅲa 型，大于 2.0 cm 为Ⅲb 型。此型最常见，占 85%～90%。

Ⅳ型：食管闭锁，食管两端各有瘘管与气管相通，约占 1%。

Ⅴ型：不合并食管闭锁，而食管与气管有瘘形成，占 2%～5%。

三、病理生理

以临床上最常见的Ⅲ型食管闭锁为例，其病理生理变化如下。

（1）因食管近端闭锁造成唾液吞咽困难，导致大量唾液积蓄，常可发生唾液误吸入肺，引起吸入性肺炎。

（2）气管与远端食管瘘，可造成气体进入消化道而引起胃肠胀气、腹压增高、膈肌上抬，引起呼吸困难。

（3）气管与远端食管瘘的患儿出生后，高浓度胃酸可经瘘管逆行，反流进入气管、支气管，引起严重的化学性肺炎。

（4）食管闭锁的患儿在胎儿期不能正常吞咽羊水，近端食管扩张肥厚压迫前方气管，并且由于气管食管瘘的存在，进入呼吸道的羊水很快进入胃肠道，造成呼吸道内羊水过少，失去了羊水对气管、支气管和肺泡的被动支持效应，使气管软骨发育障碍，软骨数量相对减少，肺泡的发育也受到影响。

以上的病理生理变化，造成了患儿出生早期即发生严重的化学性和细菌性肺炎，从而迅速继发呼吸衰竭而造成死亡。

四、临床表现

（一）症状

出生后短期内出现口吐泡沫，典型的症状是第一次喂养时，小儿进食一两口后就开始咳嗽、呛咳，随即奶汁从鼻孔和口腔溢出，同时出现呼吸困难、面色青紫。此时应立即用吸管吸尽口腔分泌物，婴儿情况又趋于正常，以后每次喂奶时均出现同样的症状即应考虑有食管闭锁的可能。

（二）体征

体格检查时往往发现腹部显著膨胀，叩诊呈鼓音，这是由于大量气体从气管通过瘘管进入胃肠道之故。患儿膈肌升高，呼吸困难加重。但在Ⅰ、Ⅱ型中，由于下端食管同气管之间没有瘘管，小儿不能吞咽气体，因此胃肠内无气体，腹部即呈平坦状。此外，体格检查时，应注意合并畸形的存在。

五、诊断

（一）病史

母亲有羊水过多史，由于有食管闭锁的宫内胎儿不能正常吞咽羊水，羊水的循环受到障碍，故单纯食管闭锁无瘘管者，约85%的孕妇发生羊水过多；有远端瘘管者，约30%的孕妇有羊水过多。

（二）影像学表现

X线是最简单的诊断方法，从鼻腔或口腔插入食管近端8号不透X线的胃管，在10～12 cm处受阻，继续插入则见管端自咽部返回口内，反复两次有此现象，再将胃管向外拔出2～3 cm，做胸腹正位或右前斜位片，即可明确诊断。通常无须造影检查，如插管不能确诊，可用少量30%泛影葡胺注入近端食管造影，检查其盲端位置及有无瘘管，一般不用钡剂造影，因钡剂误吸入肺后很危险。

拍片时应包括颈、胸、腹的直立位及侧位X线摄片以鉴别食管闭锁的类型。在Ⅰ型食管上、下段为盲袋，胃肠内无气体；Ⅱ型食管上盲端有造影剂流入气管内，胃肠无气体；Ⅲ型食管上段盲囊，胃肠充气；Ⅳ、Ⅴ型中食管上盲端有造影剂流入气管内，同时胃肠内充气。"H"型食管气管瘘诊断最为困难，患儿可出现反复呼吸道感染、肺炎、肺不张。可用内镜直接观测到瘘管定位的方法确诊，也可用钡胶浆做 X 线检查的方式确诊。瘘口较小时，可在患儿平卧位、腹部加压下拍片。

六、鉴别诊断

伴有或不伴有发绀的先天性心脏病，主动脉弓畸形，所有引起新生儿呼吸窘迫综合征的病变，喉食管裂畸形，神经性吞咽困难，胃食管反流等。

七、治疗

必须明确先天性食管闭锁是危及生命的严重畸形，应早期手术治疗。1670 年，Durston 描述了先天性食管闭锁，当时人们只注意食管发育异常的胚胎学和病理学，直至 1869 年 Holmes 才开始试验性治疗。由认识到首次矫治成功经历了约 250 年，即 1939 年美国 Ladd 和 Leven 分别发表了 2 例经前胸皮管成型术重建食管的分期治疗的成功报告。嗣后 Haight 为食管闭锁患儿成功地完成了一期食管吻合术，从此为外科学治疗这种先天性畸形确立了信心。

（一）术前准备

凡疑及本症者，应禁食、吸痰或黏液、给氧、保温、保湿、纠正脱水，以及应用血液制品和抗生素等。一般情况的改善，有利于手术及其预后。病情严重的指征是低体重儿、伴严重畸形、合并严重肺炎、食管上下端间距离过大或食管下端异常细小、手术时发现食管组织异常脆弱或血运欠佳等。这时可行缓期或分期手术，存活率将有明显提高。术前亟须解决的关键问题是肺炎，它是咽部积存物吸入和胃液反流入气管支气管树的结果。术前患者应始终保持于垂直位即采用半坐位。Bar-Maor 认为术前静脉使用西咪替丁可降低反流胃液的酸度，并认为可持续用至吻合口愈合为止。术前尽量不用人工呼吸机，因可造成气体经瘘管进入胃肠道，发生腹胀、横膈上升甚至胃穿孔。但有学者主张用气囊管堵塞瘘口以防止上述并发症。另外，有学者采用气管插管加单次硬膜外麻醉，结果镇痛可靠，肌松效果好，术中呼吸易管理，术后呼吸道分泌物少，便于术中操作和术后护理。Louhimol 和 Templeton 则认为应用呼吸器及持续气道内加压通气（CPAP）为主的综合治疗，肺部并发症不再是食管闭锁的主要死亡原因。

（二）手术治疗

通常采用右胸侧后切口。切除第 4 或第 5 肋骨经肋床进胸或经第 4 肋间切口进胸。在胸膜外或切开胸膜在胸腔内切断结扎奇静脉。游离下段食管，绕置以细带便于牵拉时在气管后壁显露食管气管瘘。在距气管后壁约 3 mm 处切断瘘管，用 5-0 缝线、3 ~ 4 针间断横向缝合气管后壁切口，再用邻近胸膜覆盖。保留短段瘘管组织可防止缝合食管气管瘘时气管腔产生狭窄。游离下段食管时操作应轻柔，游离的范围亦不宜过长，以免影响下段食管的血液供应。上段食管血供较为丰富，宜充分游离以获得足够长度与下段食管做吻合术并减少吻合口张力。术前于上段食管内放置一根导管，有助于识别和游离上段食管。明确上、下段食管的长度足以施行对端吻合术后，切除下段食管盲端的顶尖部，显露食管腔，在上段食管壁的下切端用钝法将肌层向上方剥离 6 ~ 8 mm。然后将上段食管壁的黏膜层与下段食管壁的全层做对端吻合术。先在吻合口两端各放置一针牵引缝线，然后间断缝合吻合口的后壁和前壁，再将上段食管壁的肌层向下牵引缝合于下段食管壁上以覆盖吻合口。

也可不剥离上段食管壁的肌层。用上、下段食管壁的全层做吻合术。吻合口前壁全部缝合之前将术前经鼻或口腔预置的细导管通过吻合口置放入胃内，用作术后减压和喂食，亦可另做胃造瘘术供术后喂饲食物之用。在胸膜外或胸膜腔内放置引流管。待术后 1 周左右经食管 X 线检查证实吻合口已愈合后再拔除引流管。此后即可经口进食。术后 3 周可开始做食管吻合口扩张术。

体重不及 2 kg 的早产儿，一般情况欠佳或并有其他器官严重先天性畸形的患者，须分期施行矫治术。一期手术时切断、缝合食管气管瘘，另经腹部切口做胃造瘘术以供应营养。于上段食管内放入导管做持续负压吸引或做颈段食管造瘘术，以防止发生吸入性肺炎。数周后，待体重增加到 3 kg 左右再施行二期手术将对端吻合上、下段食管。

食管上、下段均为盲端，没有食管气管瘘的患者，食管长度往往不足以做对端吻合术。此型先天性食管闭锁亦须分期手术。第一期手术将近段食管经颈部切口引出，切开近段食管盲端，引流唾液，防止溢流入呼吸道，另经腹部切口做胃造瘘术以供饲食。待儿童长到 3 ~ 4 岁时再做二期结肠代食管术。

加强监护对提高疗效至关重要。注意保温、保湿、防止感染，合理应用抗生素和治疗合并症（如硬肿症）等。

严格呼吸管理是手术最终成败的关键。细致入微的护理，定期血气分析，恰当地使用呼吸治疗方法（给氧、雾化、加温湿化、呼吸机的应用等）。北京儿童医院在加强呼吸管理等综合措施后患儿存活率达 65%，而其前总治愈率仅为 25%。全胃肠外营养（TPN）的推广应用，提高了本症的治愈率。静脉输液量应偏少，每日 50 ~ 70 mL。

（卢荣鑫）

第二节　反流性食管炎

胃食管反流性疾病（GERD）在人群中并不少见，据国外报道，大约有 50% 的人曾有烧心感、胸骨后疼痛和剑突下不适感。随着生活水平提高、饮食结构改变、肥胖人群的增加，近年来我国本病的发病率也逐年上升，但普遍重视不够，大部分患者没有正规就诊或服药。除了影响生活质量外，胃食管反流可以引起食管鳞状上皮的组织学改变，如食管炎和肠上皮化生（又被称为巴雷特食管），而肠上皮化生是食管腺癌的主要高危因素，被视为癌前病变。

一、病因

24 小时食管 pH 监测发现，正常人群均有胃食管反流（GER）现象，但无任何临床症状，故称为生理性 GER。其特点为常发生在白天而夜间罕见，餐时或餐后反流较多，反流总时间每 24 小时小于 1 小时。在下列情况下，生理性 GER 可转变为病理性 GER，甚至发展为反流性食管炎。

（一）食管胃连接处解剖和生理抗反流屏障的破坏

食管胃连接处抗反流屏障又称第一抗反流屏幕，其中最重要的结构是食管下端括约肌（LES）。LES 是在食管与胃交界线之上 3 ~ 5 cm 的高压区。该处静息压为 2.0 ~ 4.0 kPa（15 ~ 30 mmHg），构成一个压力屏障，起着防止胃内容物反流入食管的生理作用。正常人腹内压增加能通过迷走神经而引起 LES 收缩反射，使 LES 压成倍增加以防 GER。LES 压过低和腹内压增加时不能引起有力的 LES 收缩反应者，则可导致 GER。研究表明，LES 压小于 0.8 kPa 时，很容易发生反流，有 17% ~39% 的反流性食管炎者的 GER 与此有关。抗胆碱药、β 受体阻滞药；拟肾上腺素药、α 受体阻滞药；肾上腺素受体拮抗药、多巴胺、安定、钙拮抗药、吗啡及脂肪、乙醇、咖啡因和吸烟等药物与食物因素均可影响 LES 功能，诱发 GER。此外，妊娠期、口服含黄体酮避孕药期和月经周期后期，血浆黄体酮水平增高，GER 的发生率也相应增加。

（二）食管酸廓清功能的障碍

正常食管酸廓清功能包括食管排空和唾液中和两部分。当酸性胃内容物反流时，只需 1 ~2 次（10 ~15 秒）食管继发性蠕动即可排空几乎所有的反流物。残留于食管黏膜陷窝内的少量酸液则可被唾液（正常人每小时有 1 000 ~1 500 mL，pH 为 6 ~8 的唾液经食管入胃）中和。食管酸廓清的功能在于减少食管黏膜浸泡于胃酸中的时限，故有防止反流食管炎的作用。研究发现，大多数食管排空异常早发于食管炎，由唾液分泌减少而发生食管炎者则罕见。夜间睡眠时唾液分泌几乎停止，食管继发性蠕动也罕见有发生，夜间的食管酸廓清明显延迟，故夜间 GER 的危害更为严重。

（三）食管黏膜抗反流屏障功能的损害

食管黏膜抗反流的屏障功能由下列因素组成：①上皮前因素包括黏液层，黏膜表面的 HCO_3^- 浓度；②上皮因素包括上皮细胞膜和细胞间的连接结构，以及上皮运输、细胞内缓冲液、细胞代谢等功能；③上皮后因素系指组织的内基础酸状态和血供情况。当上述防御屏障受损伤时，即使在正常反流情况下，也可致食管炎。研究发现，食管上皮细胞增生和修复能力的消弱是反流性食管炎产生的重要原因。

（四）胃十二指肠功能失常

（1）胃排空异常：在反流性食管炎患者中胃排空延迟的发生率在 40% 以上，但两者的因果关系尚有争论。

（2）胃十二指肠反流：在正常情况下，食管鳞状上皮细胞有角化表层，可以防止 H^+ 渗入黏膜，以保护食管黏膜面免受酸性反流物的损伤。当幽门括约肌张力和 LES 压同时低下时，胃液中的盐酸和胃蛋白酶，十二指肠液中的胆酸、胰液和溶血性卵磷脂等均可同时反流入食管，侵蚀食管上皮细胞的角化层，并使之变薄或脱落。反流物中的 H^+ 及胃蛋白酶则透过新生的鳞状上皮细胞层而深入食管组织，引起食管炎。

（五）裂孔疝

常见的是滑动疝。食管胃接合部随胃体向上移位进入胸腔。胃体的上升使膈脚分开，裂孔扩大。疝囊较小时，随体位、用力及咳嗽而上下滑动。疝囊增大后不再滑动，改变了裂孔附近的正常解剖关系，造成食管胃接合部闭合不全。胃的疝入使食管进入食管胃角（His 角）消失，膈食管膜被拉长，变薄，腹段食管上移，使接合部的闭合功能进一步恶化。裂孔疝的患者中 50% 以上发生反流性食管炎。

（六）外科手术后

扰乱食管裂孔正常解剖关系及影响食管胃接合部功能的手术均可在手术后发生反流性食

管炎，如迷走神经切断术、食管下段肌层切开术、胃大部切除术等。术后长期插胃管，可使贲门不能完全关闭而引起食管炎，但病因解除后可以恢复。

（七）妊娠呕吐

因妊娠增加了腹内压力而发生的裂孔疝可以引起反流性食管炎，但分娩后可以恢复，无须任何治疗。呕吐及长期呃逆也可使贲门口经常开放而发生反流性食管炎，去除病因后可以恢复正常。

（八）其他疾病

新生儿及婴幼儿在发育过程中，因有食管下括约肌功能不良而发生反流，随幼儿发育，大部分可减轻。尚有原发性食管下括约肌功能不良使之关闭不全，及因器质性疾病如食管下段及贲门部肿瘤、硬皮病和各种造成幽门梗阻的疾病，均能引起反流性食管炎。

因此，反流性食管炎通常是反流的胆汁和胃酸共同作用于食管黏膜的结果，而在胆汁引起食管损伤前，必先存在幽门和 LES 功能失调；反流性食管炎者多伴有胃炎。滑动型食管裂孔疝因常致 LES 和幽门功能失调而易并发本病；十二指肠溃疡多伴有高胃酸分泌而易致胃窦痉挛与幽门功能障碍，故并发本病也较多。肥胖、大量腹水、妊娠后期、胃内压增高等因素均可诱发本病。

二、发病机制

正常生理情况下管状食管进入胃囊斜向右侧成一角度称为 His 角，将胃底推向食管起到活瓣作用，机械地防止胃食管的反流。贲门部食管入口处的黏膜聚拢多及食管下的高压区亦均为防止反流的重要因素。这些正常解剖关系均起着防止胃食管反流的作用。如破坏了防止胃食管反流机制，食管胃接合部闭合不全就会导致频繁反流。

三、临床表现

（一）胸骨后烧灼感或疼痛

胸骨后烧灼感或疼痛为本病的主要症状。根据迷走神经的分布，有时可放射至颈部、腭部或耳部。常见的是放射到背部两侧肩胛间。烧灼感可经饮水或服制酸药或含糖块刺激唾液分泌及食管原发蠕动而得到缓解。尤其在进食某些辛辣食物后最易发生，弯腰、用力或平卧时均可引起，直立位减轻，这是因为采取直立姿势走动促进了食管清除的作用。体位性烧灼痛加重，高度提示为反流所致。胃酸缺乏者，烧灼感主要由胆汁反流所致，则服制酸药的效果不著。烧灼感的严重程度不一定与病变的轻重一致。严重食管炎尤其在瘢痕形成者，可无或仅有轻微烧灼感。

（二）胃食管反流

餐后、躺体前屈或夜间卧床睡觉时，有酸性液体或食物从胃、食管反流至咽部或口腔。此症状多在胸骨后烧灼感或烧灼痛发生前出现。

（三）吞咽疼痛

因食物团刺激发生炎症的食管或食管痉挛引起。痉挛性疼痛与烧心的分布和放射部位相同。食团在食管炎区及部分狭窄或运动功能不协调区使食管急性扩张，发生第三收缩或痉挛。患者可感到食物或液体在食管上方停顿，要等待食团向下行或饮水冲下，食团停顿上方的扩张食管可产生十分严重的疼痛。痉挛性疼痛也可由反流引起。

（四）咽下困难

初期常可因食管炎引起继发性食管痉挛而出现间歇性咽下困难。后期则可由于食管瘢痕形成狭窄，烧灼感和烧灼痛逐渐减轻而为永久性咽下困难所替代，进食固体食物时可在剑突处引起堵塞感或疼痛。

（五）反胃

胃酸或胆汁反流进入口腔后壁说明胃食管有反流。胃内容物可被吐出或咽下，在咽和口腔内留着一种酸味或苦味，造成口臭或味觉损害，受慢性刺激的口唇可能有烧灼感。进食、用力或体位改变后均可发生反胃。常伴有胃肠胀气、呃逆。夜间反流还可引起咳嗽、吸入性肺炎或窒息。

（六）出血及贫血

严重食管炎者可出现食管黏膜糜烂而致出血，多为慢性少量出血。长期或大量出血均可导致缺铁性贫血。

（七）其他症状

反流物通过环咽括约肌进入咽喉，可造成喉、气管误吸，发生炎性声带息肉，易感患者易激发哮喘。弥散性食管炎或侵入性溃疡可发生吐血，慢性失血。少数穿透性溃疡可发生食管穿孔。

四、诊断

常用的诊断方法包括钡餐检查、上消化道内镜检查、食管功能检测和 24 小时 pH 检测。

（一）内镜检查

内镜检查是诊断反流性食管炎最准确的方法，根据内镜下所见食管黏膜的损害程度进行反流性食管炎分级，有利于病情判断及指导治疗。目前多采用洛杉矶分级法。

1. 正常

食管黏膜没有破损。

2. A 级

1 个或 1 个以上的食管黏膜破损，长径小于 5 mm。

3. B 级

1 个或 1 个以上黏膜破损，长径大于 5 mm，但没有融合性病变。

4. C 级

黏膜破损有融合，但小于 75% 的食管周径。

5. D 级

黏膜破损融合，至少达到 75% 的食管周径。

（二）24 小时食管内 pH 测定

用便携 pH 记录仪对患者行 24 小时食管下段腔内 pH 连续监测，可确定有无反流，还可了解反流程度、反流与体位、进餐和疼痛的关系。pH 低于 4 提示有胃食管反流。该项检查是诊断胃食管反流病最重要的方法。

（三）食管吞钡 X 线检查

该检查对诊断反流性食管炎敏感性不高，对不愿接受或不能耐受内镜检查者行该检查，其目的主要是排除食管癌等其他食管疾病。严重反流性食管炎可发现阳性 X 线征。

（四）食管滴酸试验

通过使食管黏膜酸化来诱发患者的烧心、胸痛症状，以确定症状是否与酸敏感有关。

（五）胆汁监测

对于抑酸治疗无效疑有胆汁反流的 GERD 患者可通过特制光纤探头连续动态监测食管胆红素浓度的变化。注意检查期间禁食吸收光谱与胆红素相近的食物，如西红柿、胡萝卜等。

（六）食管测压

可测定 LES 的长度和部位、LES 压、LES 松弛压、食管体部压力及食管上括约肌压力等。LES 静息压为 10～30 mmHg，如 LES 压低于 6 mmHg 易导致反流。当胃食管反流病内科治疗效果不好时可作为辅助性诊断方法。

五、鉴别诊断

（1）烧心的患者在 PPI 试验性治疗无效时多考虑功能性烧心或非酸反流。

（2）以胸痛为主要症状的应与冠心病鉴别。

（3）吞咽困难应考虑是否有食管运动紊乱、食管癌、贲门失弛缓症、嗜酸性粒细胞性食管炎等。

（4）内镜下食管下段炎症和溃疡须与真菌感染、药物、克罗恩病、结核或白塞综合征等所致者鉴别。

（5）症状不典型的患者应排除原发性咽喉或肺部疾病。

六、治疗

（一）一般治疗

改变生活方式与饮食习惯，包括：抬高床头 10～20 cm；避免餐后平卧和睡前 2～3 小时内进食；避免进食辛辣刺激性食物，应以低脂、高蛋白和高纤维素饮食为主；避免使用能降低 LES 压力的药物，如抗胆碱药、钙拮抗药和多巴胺受体激动药等；戒烟酒。

（二）药物治疗

1. 促胃肠动力药

如多潘立酮、莫沙必利和依托必利等，这类药物可能通过增加 LES 压力、改善食管蠕动功能、促进胃排空，从而达到减少胃内容物食管反流及减少其在食管的暴露时间。这类药物疗效有限且不确定，因此只适用于轻症患者，或作为与抑酸药合用的辅助治疗。

2. 抑酸药

目前常用的抑制胃酸分泌药有 H_2 受体拮抗药（H_2RA）和质子泵抑制药（PPI）两大类。其主要作用是抑制胃酸分泌，减少酸性反流物对食管黏膜的损害。常用的 H_2RA 有西咪替丁、雷尼替丁、法莫替丁、尼扎替丁等。目前用于临床的 PPI 有奥美拉唑、兰索拉唑、泮托拉唑等。上述两类药物均可按治疗消化性溃疡的常规用量给药，疗程一般为 8～12 周，对个别疗效不佳者可与促胃动力药联合应用。

3. 抗酸药

仅用于症状轻、间歇发作的患者，作为临时缓解症状用。抑酸治疗是目前治疗本病的主要措施，对初次接受治疗的患者或有食管炎的患者宜以 PPI 治疗，以求迅速控制症状、治愈食管炎。

（三）手术治疗

在 20 世纪 50～60 年代，西方的外科医生发明了各种抗反流的手术方式，并且在不断改良中沿用至今，主要包括 Nissen 手术、Belsey Mark Ⅳ 手术、Collis 手术、Toupet 手术、Dor 手术和 Hill 手术。其中 Nissen 术式是 360°胃底折叠，也是目前应用最为广泛的抗反流术式，效果良好。Collis 术式是胃成形治疗短食管的手术，其他术式均是部分胃底折叠术式。

1. 抗反流手术指征

（1）重度反流的患者。

（2）经正规药物治疗效果不明显者。

（3）存在解剖结构异常如合并食管裂孔疝者。

（4）已经存在严重食管炎或巴雷特食管。

（5）存在短食管者。

（6）存在不典型症状者或产生并发症者。

2. 抗反流手术原则

（1）重建 LES 功能。

（2）关闭松弛的膈脚。

（3）保证腹段食管长度。

术中应注意迷走神经保护。胃底折叠不能过长或过紧，尤其对于存在食管收缩障碍的患者。

3. 抗反流术式

（1）Belsey Mark Ⅳ 手术：尽管目前大多数患者可以用腹腔镜手术来完成抗反流，但仍有部分患者只适合接受经胸的开放手术，如非常肥胖的患者、既往有过腹腔手术史的患者、多次腹腔抗反流手术后复发的患者或者巨大的 Ⅳ 型食管裂孔疝的患者，均是该术式的适应证。

手术的目的是回纳 4～5 cm 长的无张力食管进入腹腔，并做胃底折叠抗反流术。手术分成 4 个步骤：①暴露；②游离；③加强膈脚；④胃底折叠。

一般选取左侧第 6～7 肋间进胸，游离下肺韧带，游离下段食管至下肺静脉水平。切开膈食管筋膜，向上牵拉食管可见腹膜反折，剪开疝囊，可进入腹膜腔。在贲门右侧可见贝尔西（Belsey）动脉（胃左动脉和膈下动脉的交通支），需要离断该动脉后方可完全游离贲门。在游离过程中，注意保护迷走神经。在准备修补前，彻底清除胃食管连接部的脂肪垫，这样才能保证胃底折叠的确切性。必要时可以离断 1～2 支胃短动脉（图 7-1）。

图 7-1 胃底血管

LGA：胃左动脉；SG：胃短血管；IPA：膈下动脉；LGE：胃网膜左动脉

1-0 缝线缝合食管后方的膈脚 3~5 针，暂时不打结，然后开始部分折叠手术。在食管胃连接部上下各约 2 cm 处，迷走神经前方，以 2-0 不可吸收线做水平褥式缝合，进针深度以不累及黏膜下组织为宜，折叠 240°~270°，约 3 针，进针长度约 0.5 cm，打结时注意勿撕脱（图 7-2）。第二层同样是 3 针，在第一层缝线打结处上下 1.5~2 cm 处，以膈脚—胃底—食管—食管—胃底—膈脚的次序再次做水平褥式缝合，并打结。最后将留置的膈脚缝线依次打结。

胃

食管

迷走神经

图 7-2 胃底包绕食管

（2）Nissen 手术：目前 Nissen 术式是应用最广泛的抗反流术式，学习相对简单，操作方便，易于推广。而且抗反流效果理想，复发少。缺点也显而易见，因为是 360°全周折叠，所以过紧的发生较常见，导致相应的腹胀、打嗝困难，甚至吞咽梗阻等，尤其对于食管运动功能减退的患者症状尤为明显。

Nissen 手术可以经胸也可以经腹，经胸创伤大、对呼吸影响大、疼痛严重，故近年很少有单位广泛开展，而经腹开放手术也逐渐被腹腔镜手术取代，此处以腹腔镜下 Nissen 手术为例介绍该术式过程。

不同的外科医生操作习惯也不尽相同，此处仅介绍我们的经验。患者体位为截石位，略头高脚低，使腹腔脏器尽可能下垂。主刀医生站在患者双腿之间，助手可坐于患者左侧。可以用气腹针建立气腹，也可以做小切口后置入套管再建立气腹。一般观察孔建于剑突下

15 cm处或膈上缘，置入 10 mm 套管，左右主操作孔建于肋缘下距离剑突 10 ~ 15 cm 处，左手侧 5 mm 套管，右手侧 10 mm，右主操作孔右下方置入 5 mm 套管作为辅助操作孔。肝脏拉钩可以选择经患者右侧肋弓或经剑突下，如有自动拉钩则可少一名助手。

手术原则：①必须保证腹段食管的长度在 2.5 ~ 3 cm 且无张力；②关闭膈肌裂孔时要牢固且无张力；③一般建议离断 2 ~ 3 支胃短血管以保证折叠胃没有张力，但也有学者认为离断胃短血管并没有必要；④在做折叠时需要在食管内置入 56 ~ 60 Fr 的探条并插过食管胃连接部，以防止折叠过紧。

手术过程：首先打开小网膜囊，有外科医生建议在此过程中保留副肝动脉和迷走神经肝支。此时可见右侧膈脚，以无损伤钳和电钩或超声刀解剖该膈脚，助手用无损伤钳将胃向患者左下方牵拉。在完全暴露并游离右侧膈脚后，可以经食管后方继续向左游离左侧膈脚。继而清晰地暴露食管裂孔。沿该裂孔下纵隔内解剖食管，以保证有足够长的腹段食管，在解剖过程中须注意勿损伤纵隔胸膜，否则造成的气胸可能影响气腹的效果，并可能影响静脉回流。

在将膈脚和裂孔周围解剖清晰后，沿 His 角向大弯侧游离胃，一般要求游离至少 10 cm 的胃底。主刀医生将胃底向内下牵拉，助手轻轻牵拉脾胃韧带，用超声刀离断胃短血管（图 7-3）。然后请麻醉师插入探条，在探条的引导下，将食管向左上牵拉，以 1-0 的不可吸收线缝合膈脚 2 ~ 4 针（图 7-4），有医生建议带补片缝合后打结效果会更确切，无论如何，该步骤是本手术的要点之一。之后主刀医生右手执无损伤钳将胃底经过膈脚前方、食管后方向患者右侧送，左手同样以无损伤钳衔接（图 7-5），慢慢将胃底经食管右侧绕于前壁，与原先留在食管左侧的胃底用 2-0 不可吸收线间断缝合，针距约 1 cm，但至少保证 2 cm 长度的胃底覆于腹段食管周围。缝合时注意勿全层缝合，同时注意勿缝到迷走神经（图 7-6）。

图 7-3 腔镜下游离并切断胃短动脉

图 7-4 请麻醉师插入探条，在探条的引导下，将食管
向左上牵拉，以 1-0 的不可吸收线缝合膈脚 2 ~ 4 针

图 7-5　将左右胃底折叠向上

图 7-6　缝合左右胃底

（3）Hill 修补手术：在当前所有的标准的抗反流术式中，Hill 修补手术是唯一一个不靠胃来重建 LES，仅靠加固食管胃连接部、加强固定后壁来重建 His 角并抵御腹腔压力的手术。

手术可以开腹完成也可以腹腔镜下完成。前期切开膈食管膜、游离膈脚和食管裂孔并关闭裂孔缺损的方法与其他手术相同，不同的是不再需要游离胃底来做折叠。传统的 Hill 手术需要解剖腹腔干，在腹腔干上方找到弓状韧带（图 7-7），用左手中指从裂孔远端沿主动脉前方向下，将弓状韧带垫起，用 Babcock 钳钳夹住弓状韧带（这样不会误夹主动脉），将膈食管膜前缘和后缘连同弓状韧带一起缝合，以加固食管胃连接部后壁。因为这样的操作对于低年资医生太过复杂，所以导致 Hill 手术推广困难，Vansant 于 1976 年改良了该术式，仅需要将重建的食管胃连接部固定于已经加固的膈脚即可。

裂孔缝线

弓状韧带缝线

图 7-7　食管裂孔周围解剖

在 Hill 手术中，如腹腔食管较短，则需要在纵隔内尽可能多地游离食管，至少 8 cm，以保证裂孔缝线 3~4 cm 无张力的腹段食管。膈脚可以先用 1-0 不可吸收线 8 字缝合 2 针，然后从膈食管膜前缘最远端（近食管处）—膈食管膜后缘最远端（近食管处）—已加固的膈脚依次向小弯侧间断缝合并打结，共缝合 5 针，建议用 5-0 不可吸收线缝合（图 7-8）。在术中置入 43 Fr 探条做引导，并置入测压管以保证在完成固定后 LES 压力在 25~35 mmHg。

图 7-8　缝合食管裂孔

（4）Toupet 和 Dor 手术：Toupet 和 Dor 手术均是部分胃底折叠术。相同点：①重建腹段食管；②均加固了 His 角；③均将胃与右侧膈脚固定。不同点：Toupet 手术是胃底食管后壁折叠，Dor 手术则是胃底食管前壁折叠。

在手术过程中，两者相同的步骤是：①切开小网膜；②解剖食管裂孔和膈脚；③游离胃食管连接部；④必要时离断部分胃短血管，使胃底充分游离；⑤在 52 Fr 探条引导下缝缩食管裂孔；⑥将 His 角的两边（胃底右侧和食管左壁）4 针间断缝合固定。

不同的步骤以下分别讨论。Toupet 手术类似 Nissen 手术，将胃底从食管后方用无损伤钳或 Babcock 钳送食管右侧，与 Nissen 手术不同的是不需要盖到腹段食管前壁，只需要拉到右侧膈脚处即可。然后将胃与右侧膈脚固定 2 针，最后将食管右侧的胃底与食管右壁缝合固定 4 针（图 7-9、图 7-10）。

图 7-9　将食管右侧的胃底与食管右壁缝合固定

图 7-10　将胃底与食管下段缝合

（四）并发症的治疗

1. 食管缩窄胃食管反流病

并发食管瘢痕性缩窄可行内镜直视下食管扩张术治疗，术后须 PPI 维持治疗，防止再缩窄。少数严重缩窄者须手术治疗。

2. 巴雷特食管

巴雷特食管常发生在严重食管炎的基础上，因此，应采取积极有效的方法治疗胃食管反流病，防止巴雷特食管的发生和发展。治疗措施包括：①PPI 治疗及长期维持治疗；②有指征者应行手术治疗；③内镜下清除巴雷特食管疗法，通常采用内镜下激光和多极电凝疗法；④伴重度异型增生或早期食管癌者应及时手术切除。

（卢荣鑫）

第三节　食管异物

食管异物为食管的常见疾病，多为耳鼻喉科急诊之一，但有时需要胸外科协同诊治。由于咽肌的力量强大，能够把较大的和不规则的物体送入食管，食管上段的肌肉力量较弱，而且存在几处生理性狭窄，因此，容易发生咽入物体的嵌顿。任何能够梗于食管内的物体均可成为食管异物。大约 70% 的异物位于食管入口处，多见于环咽肌下方。其次为主动脉弓处及食管下部与胃的连接处。异物引起食管损伤以食管破裂、穿孔为主，如不及时处理，几乎毫无例外地发生急性纵隔炎、食管胸膜瘘甚至主动脉破裂大出血，并可能致死。

一、病因

食管异物多发于小儿及老年人或食管手术后。小儿臼齿发育不全，咳嗽反射迟钝，喜将物品含于口中而误吞下或容易将未咀嚼的食物囫囵吞下，而老年人牙齿阙如，口腔感觉及反应能力差，易将义齿等吞下。睡眠、昏迷、醉酒或全身麻醉时容易将口内异物吞下。习惯于狼吞虎咽的人，喜吃鱼类、家禽的人，患食管狭窄及食管运动功能障碍的人，精神失常及有自杀企图的人均易发生食管异物。此外，外形光滑圆润的异物，也容易坠入食管。

二、发病机制

食管异物的病理改变及临床转归，与异物大小、形态、嵌留时间及食管病变有关。表面光滑的异物，除体积太大或食管有原发病变外，易于下移进入胃肠道。锐性异物如骨片、金属片、铁钉等，在咽下过程中往往造成食管壁擦伤甚至裂伤。异物滞留于食管腔内时，易造成管腔严重梗阻，食管黏膜不同程度的充血、水肿、炎症。轻度炎症在去除异物后可自行消退，若异物长时间嵌留，可因炎症及压迫导致食管壁坏死穿孔。小的食管穿孔可造成局部食管周围炎或局限性食管周围脓肿，经食管穿孔处向腔内引流，病情得以缓解。假如穿孔大或感染严重，将造成颈部或纵隔的严重感染，沿组织间隙扩散，形成脓肿，穿破胸膜，形成脓气胸，表现呼吸困难及全身中毒感染症状，感染也可侵及邻近器官，形成食管气管瘘、食管支气管瘘、支气管扩张、肺脓肿、食管—大血管瘘等。食管壁的广泛损伤及穿孔，愈合之后可形成瘢痕狭窄及狭窄上端食管扩大。

三、临床表现

（一）疼痛

由于异物对食管壁的擦伤和刺伤，患者常有隐痛或刺痛，疼痛在吞咽时加剧，并可向胸骨上窝、胸骨后或背部放射，颈部活动或体位改变时，疼痛症状加重。一般颈段食管异物疼痛症状明显，并常有颈部压痛，胸段食管异物疼痛较轻。

（二）吞咽困难

因异物导致食管腔机械性梗阻及炎症、水肿、食管痉挛，发生吞咽困难，严重者滴水难咽。常伴呕吐，可致脱水、酸中毒。

（三）分泌物增多

多见于儿童，疼痛及食管梗阻为唾液腺分泌增多的主要原因。小儿除流涎外，还有哭闹不止，拒绝吃奶；成人检查时见梨状窝大量唾液或脓性分泌物潴留。

（四）呼吸道症状

食管异物出现呼吸道症状、有以下4个方面原因：①误吸；②气管受压迫；③炎症反应所致喉头水肿；④食管气管瘘。症状包括咳嗽、气急、发绀、声音嘶哑，多见于异物较大且嵌于环咽肌外，小儿表现尤为明显。

（五）呕血

异物造成食管黏膜损伤，出血量一般较小，常处于咽下而不被发现，或仅在呕吐物中带少量血液。

（六）长期无症状

约占食管异物的10%。

（七）食管穿孔症状

食管异物可以穿透食管壁，破入纵隔、颈部、胸膜腔、心包腔、大动脉导致化脓性炎症、脓肿、脓气胸、心脏压塞、大出血等。

四、诊断

（一）病史

须明确有无误吞异物史。

（二）体格检查

1. 一般情况

注意生命体征包括体温、血压、呼吸、脉搏，有无呼吸困难。

2. 局部检查

（1）颈部检查：食管上段异物可有梨状窝异物突出，积液或咽后壁肿胀在胸锁乳突肌前缘向内侧压迫食管时有刺痛，或移动气管有疼痛，此对尖形刺激性异物有诊断意义。

（2）皮下气肿：若出现皮下气肿，可能有食管穿孔；并发纵隔脓肿、心包积液时叩诊心界增宽；心包积液者不能平卧，心音遥远低钝。

（3）饮水试验：嘱患者饮水，若面部出现痛苦表情或不敢下咽，则有诊断意义。提示尖形异物嵌于颈部食管。怀疑食管穿孔者不宜采用此法。

（三）辅助检查

1. 实验室检查

87%以上的患者有白细胞计数增高。

2. 间接喉镜检查

用间接喉镜检查下咽部，如发现梨状窝有唾液存留，则需要行进一步检查。

3. X线检查

对不透射线异物可立即诊断。对透射线异物须咽下混有棉丝的硫酸钡检查。对疑有食管穿孔者忌用钡剂造影，可改用少量碘油造影。颈部穿孔可以发现颈部筋膜平面含有气体，气管移位，食管后间隙增宽，正常的颈椎生理弯曲消失。有些患者可以在食管后间隙发现有气液平面，颈部或纵隔气肿以及气胸、气腹。胸部食管穿孔时发现纵隔影增宽，纵隔内有气体或气液平面，胸腔内气液平面。腹部食管穿孔时可发现隔下游离气体。用普通X线检查，约有12%～33%的患者不能显示这些提示食管穿孔的X线征象并受穿孔后时间的影响。

4. 食管造影

许多患者就诊时不具有典型症状，而表现为严重的呼吸困难、低血压、败血症、休克、昏迷，或是模糊不清的急腹症或胸部急症。因此，应对怀疑有食管穿孔而一般情况允许的患者用食管造影来明确诊断，对普通X线提示有食管穿孔的患者也应用食管造影来明确穿孔的大小和部位。在透视下口服造影剂可以显示食管腔、食管穿孔的部位及食管远端有无狭窄。口服碘油造影剂的效果较好，刺激性小。如使用钡剂一旦漏出食管外，手术清除困难。可以先用水溶性造影剂，如果没有看到瘘口，再加钡剂来进一步明确诊断。应注意，尽管使用造影作为常规诊断手段，但仍有10%的假阴性，因此当造影阴性时也不能完全排除食管穿孔。

5. 食管镜检查

一般情况用以上方法均可明确诊断。但有咽下痛等症状、X线检查为阴性时，为了排除异物存在，需要在局部麻醉下做食管镜检查。发现异物则取出，反之可排除食管异物。

6. CT检查

胸腹部CT检查已应用相当普遍。当临床怀疑有食管损伤而X线又不能提供确切的诊断依据时，进一步的诊断还包括选用胸部或腹部的CT检查。对食管造影"正常"的患者，根据病史、体格检查及CT检查结果来诊断。当CT检查有以下征象时应考虑食管穿孔的诊断：

①围绕食管的纵隔软组织内有气体；②在纵隔或在胸腔的脓腔紧靠食管；③充气的食管与一个临近纵隔或纵隔旁充液的腔相通。胸腔积液特别是左侧胸腔积液则更进一步提示食管穿孔的可能。当以上任何一项存在时应做食管造影以肯定诊断和确定穿孔的部位，这对指导手术治疗是非常重要的。另外，用 CT 对患者进行最初疗效的随诊观察，也是特别有效的方法。

7. 其他

食管穿孔患者由于唾液、胃液和大量消化液进入胸腔，在做诊断性胸腔穿刺时，抽得胸腔液体的 pH 低于 6.0，并且淀粉酶的含量升高，是一项简单而有诊断意义的方法。让怀疑有食管损伤的患者口服小量亚甲蓝后，可见引流物胸腔穿刺液中有蓝色，同样有助于诊断。

五、鉴别诊断

如果直径较大，或有肝损害，提示有门静脉高压引起的食管静脉曲张的可能。静脉曲张硬化治疗后残存静脉或再发的曲张静脉。较小者，应与潴留性囊肿、小息肉、小的黏膜下肿物如平滑肌瘤等鉴别，除颜色不同外，可用活检钳触之，能否压扁。蓝色橡皮疱痣综合征是家族性表皮血管瘤，生长在口、舌、咽、消化道者，主要症状为消化道出血，但也有无家族史者。孤立性食管静脉瘤并有吞咽不适等临床表现者，须与食管癌鉴别，应行超声内镜检查术（EUS）、CT 检查等，必要时行套扎取材病理检查并定期复查。此外，还须与其他疾病如胃、十二指肠溃疡穿孔、胰腺炎、心肌梗死、降主动脉瘤、肺炎和自发性气胸等做鉴别。

六、治疗

诊断一经确立，立即行食管镜下异物取出术。这是治疗食管异物可靠、有效的方法，而且越早越好，以免发生并发症。若异物存留时间长，局部有感染时，应先用 1～2 日抗生素和支持疗法再进行手术。若出现食管损伤穿孔后可视情况采用手术治疗或非手术治疗。不管用哪一种方法治疗基本目的在于防止从破口进一步污染周围的组织，清除已存在的感染，恢复食管的完整性和连续性；恢复和维持营养。要达到这 4 个目的，须根据损伤食管的情况（被损伤食管处组织是否正常），原发疾病是良性还是恶性，是否伴有穿孔远端梗阻，纵隔及胸腔污染情况，食管损伤后到治疗的时间等选择不同的方法。

无明显食管穿孔的治疗多采用食管镜下异物取出术。应先行相关检查（如 CT），注意若异物在距门齿 22～27 cm 处，先了解异物与主动脉关系，再决定是否内镜下取出，采取何种方式取出。

1. 术前准备

要了解患者的一般状况，有脱水、发热者应先给予抗生素及输液等支持治疗。还要了解异物的形状、大小及嵌顿位置，以便选择长短、粗细合适的食管镜及适当的异物钳子。食管上端异物最好选用 25～30 cm 长的食管镜。一般异物均可选用鳄鱼嘴钳，个别情况视异物的形状而定。

2. 麻醉

一般采用 1% 的地卡因局部黏膜表面麻醉。对于精神紧张、异物难取及小儿患者可采用全身麻醉。全身麻醉时由于食管肌肉松弛有利异物取出。但要防止异物脱落滑入下胸部食管或胃内。

3. 手术方法

患者取仰卧垂头式。食管镜沿中线送至杓状软骨下方，黏膜呈放射状孔隙处即为食管入口。由于环咽肌收缩使食管入口甚紧，食管镜通过此处最为困难。应保持中线慢慢送入，切忌使用暴力，以免损伤食管或穿透梨状窝。在食管镜内看到食物渣、钡剂和脓液等时应仔细观察，往往该部位就是异物存留处。将覆盖物小心吸出或取出，充分暴露异物，观察异物位置及周围情况。尖锐异物常易损伤食管黏膜。若异物与食管镜前端有一定距离，夹住异物后可将食管镜轻轻送下，使之靠近异物，然后将食管镜连同异物一起取出。

近年来有学者用冷光源纤维食管镜取食管异物。该镜优点为：①镜体软、细，患者痛苦小易于接受；②冷光源照明亮度高；③镜体可弯曲，患者亦可变动体位，便于异物取出。但是从纤维食管镜的构造及钳子种类和性能看，远不能适应所有异物手术的要求。因此，硬质食管镜目前仍为取异物的主要手段。

（罗庆梅）

第四节　食管憩室

食管憩室是指食管壁的一层或全层从食管腔内局限性向食管壁外突出，形成与食管腔相连的覆盖有上皮的囊状突起。食管憩室是一种后天性疾病，可以单发，也可以多发，部位不定，在食管的任何部位均可发生，但几乎都见于成年人。

一、病因

食管憩室的病因与发病机制尚未完全清楚。咽食管憩室系咽食管联结区的黏膜和黏膜下层在环状软骨近侧的咽后壁肌肉缺陷处膨出而成，又称为岑克尔（Zenker）憩室。上食管括约肌（UES）是由环咽肌、下咽缩肌和食管上端环状纤维共同组成，其主要功能如下。

（1）保持静止状态下食管的关闭，防止食管内容物反流进入咽部，使气管、支气管免受来自食管内容物的侵袭。

（2）阻挡空气吸入食管腔内，防止呼吸引起的食管扩张。

（3）吞咽时立即开放，保证适量的食团迅速通过咽部进入食管。

UES 的后壁即下咽缩肌的斜形纤维和环咽肌的横行纤维之间存在着一个缺乏肌层的三角形薄弱区，在吞咽时 LES 未能协调地充分弛缓，致使该薄弱区内压急剧增加，导致局部黏膜自薄弱区疝出，形成内压性假性憩室。

食管中段憩室多发生于气管分叉处的食管前壁和前侧壁。其形成与邻近气管、支气管淋巴结炎症、瘢痕收缩有关（尤其是结核性炎症），致使食管壁向外牵引而形成牵引性憩室。膈上食管憩室确切的病因不详，常与贲门失弛缓症、食管弥散性痉挛、膈疝、巴雷特食管并存，可能与先天性发育不良或食管运动功能障碍有关。

二、发病机制

食管憩室的发生机制曾有各种争议。岑克尔憩室一向认为是咽与上食管肌群舒缩失调所致，Knuff 等应用特别设计的压力记录系统研究了 9 例岑克尔憩室患者和 15 例无上食管病的对照者，但未找到咽与上食管肌群活动不协调的证据。Cook 等对 14 例岑克尔憩室患者和 9

名对照者同时应用电视透视和压力计进行研究，在压力导管中埋置不透射线的标志，于不同部位和不同时间同步记录收缩与松弛的活动；结果发现，憩室患者和对照者之间没有差异，与对照者相比，憩室患者上食管括约肌松弛正常，但最大开放尺度显著减少。Cook 认为这种憩室是由上食管括约肌开放减少，从而增加咽下压力，以致憩室形成，并非咽食管肌群不协调或异常括约肌松弛引起。食管中段憩室多因食管周围的炎症与粘连造成，因而属牵引型，以结核病居多，也可见于硬皮病患者。膈上憩室常伴有食管裂孔疝，可能与反流性食管炎有关。食管壁内假性憩室多因黏膜下腺体炎症，炎症细胞浸润压迫腺管，造成腺体阻塞、扩张形成囊袋，故多继发于食管痉挛、胃食管反流和念珠菌病等，Watarai 等报道，尚有先天性食管壁内假性憩室病例。

三、临床表现

憩室属良性疾病，发展缓慢，病史较长。如岑克尔憩室，大小为 0.5～12 cm，起初憩室很小，可不表现任何症状，随着憩室逐渐增大，患者咽部有异物感、瞬间食物停滞感，渐渐出现反胃，进食后数小时或夜间常有未经消化的食物反流到口中。由于憩室中食物贮留时间的长短不同，反流出来的食物可为原味或呈酸臭味，饮水时可能发出含嗽声响（Boyce 征），可见呛咳。巨大憩室可逐渐引起食管狭窄，出现吞咽困难。有的患者左颈部出现包块，轻轻按摩之后又可以消失，有的患者每晚睡前要先平卧将头放低，甚至头着地，以便将憩室内容引流出来，然后才能安睡。大憩室压迫气管可引起呼吸困难，个别患者出现声带麻痹，但罕有压迫颈内动脉或迷走神经而引起昏厥、休克或偏瘫者。根据 Shallow 等对 186 例岑克尔憩室患者分析结果显示，其临床症状有吞咽困难者约占 86%，食物反流者约占 83%，吞咽时有含嗽声者约占 64%，体重减轻者约占 44%，咳嗽者约占 35%，咽喉胀感约占 10%，气短及胸闷约占 10%，颈痛者约占 7%，声音嘶哑者约占 2%。陈拥军等报道 1 例 77 岁妇女，因误吞猪骨后咽部疼痛、吞咽困难、不能进食 2 日就医，经内镜和 X 线检查证实为岑克尔憩室合并炎症。

食管中段憩室一般不大，直径 1～2 cm，呈锥形，无颈，不易积食。多数患者无症状，但有的患者可出现胸骨后疼痛、烧心感，也可发生狭窄而引起吞咽困难者。

膈上憩室往往发生在贲门食管连接处的上方，因食物易贮留而不易排出，患者常有哽噎感、烧心感、嗳气、呃逆和反胃，特别是改变体位时易引起反胃、呕吐，下胸部有气过水声，吐出物多为未消化食物或隔餐食物。憩室大者压迫食管或伴有食管痉挛，均引起吞咽困难，个别患者诉称胸骨后隐痛或剧痛。膈上憩室往往合并食管裂孔疝及反流性食管炎等。

食管壁内假性憩室很小，通常为 1～3 mm，但有规则地分布于整个食管。由于并发炎症并逐渐发展，可产生食管狭窄，大多数患者表现间歇性吞咽困难，症状逐渐加重，并觉胸骨后疼痛；食管无狭窄者不出现吞咽困难。Patel 等收集文献中 29 例食管憩室患者，其中 28 例有中度吞咽困难，33% 的患者有糖尿病，45% 的患者食管中培养出白色念珠菌。

食管憩室大者易贮留食物，容易合并炎症，甚至发生溃疡、出血，使症状加重，往往有胸骨后闷胀感、烧心感，一旦合并出血则以呕血为主要表现，呕血量一般不多，夹杂或不夹杂未消化食物。如有自发性穿孔或内镜检查导致穿孔，则见剧烈胸痛，呼吸急促，发绀，心律失常及颈部皮下气肿等表现，病情重笃，病死率高达 46%。

四、临床分期

根据临床症状可分为 3 期。

Ⅰ期：初形成憩室较小时，开口垂直于食管纵轴，此时症状主要表现为咽部异物感，也可无任何临床症状。

Ⅱ期：进展期，憩室逐渐增大，憩室体与食管纵轴成锐角，此时症状主要表现为突发呕吐进食的食物，可发生在睡眠时，常导致误吸。

Ⅲ期：当憩室增大到一定程度时，憩室体与食管纵轴平行，吞咽的食物直接进入憩室，从而导致吞咽困难，部分患者出现进食后反流。常伴有消瘦、吸入性肺部感染、肺脓肿。部分患者可因为食物阻塞憩室颈而导致排空障碍，继发憩室炎，严重时穿孔出血而造成颈部及纵隔感染。

五、诊断

根据病史、临床症状和相关的辅助检查即可确诊。

（一）食管吞钡 X 线检查

由于小憩室有可能被充盈钡剂的食管所掩盖，因此应当移动体位进行详细观察。岑克尔憩室好发于左侧壁，因此采取左侧斜位易于发现，若转动头部向左侧则更易显示。早期憩室呈半月形膨出，后期憩室呈球形，垂于纵隔内。憩室巨大可压迫食管，憩室囊内有食物残渣时，可见充盈缺损、并发炎症时黏膜粗糙紊乱。食管中段憩室可见漏斗状、圆锥状或帐篷状光滑的膨出物，膈上食管憩室多为单发，少数为双发，3 个以上的憩室非常少见。食管憩室的 X 线检查具有特征性，不易与其他病症相混淆。

（二）内镜检查

对岑克尔憩室患者检查时要格外小心，因其误入囊内可造成穿孔，食管中段憩室常由胃镜检查首先发现，胃镜检查不但可以发现憩室的大小，而且可以准确观察其囊壁有无并发糜烂、出血、溃疡或癌变，对治疗方法的选择可以提供帮助。

六、鉴别诊断

食管憩室还应与下列疾病鉴别。

（一）化脓性食管炎

化脓性食管炎以异物所致机械损伤最为常见，细菌在食管壁繁殖，引起局部炎症渗出，不同程度的组织坏死及脓液形成，也可呈较为广泛的蜂窝织炎。

（二）食管结核

食管结核患者一般有其他器官结核的先驱症状，特别是肺结核，食管本身症状往往被其他器官症状混淆或掩盖，以致不能及时发现。按照结核的病理过程，早期浸润进展阶段可有乏力、低热、红细胞沉降率增快等中毒症状，但也有症状不明显者，继之出现吞咽不适和进行性吞咽困难，常伴有持续性咽喉部及胸骨后疼痛，吞咽时加重。溃疡型的病变多以咽下时疼痛为其特征，食物溢入气管应考虑气管食管瘘的形成，吞咽困难提示病变纤维化引起瘢痕狭窄。

（三）真菌性食管炎

真菌性食管炎的临床症状多不典型，部分患者可以无任何临床症状，常见症状是吞咽疼痛，吞咽困难，上腹不适，胸骨后疼痛和烧灼感，重者胸骨后呈刀割样绞痛，可放射至背部酷似心绞痛。念珠菌性食管炎可发生严重出血但不常见，未经治疗的患者可有上皮脱落，穿孔甚至弥散性念珠菌病，食管穿孔可引起纵隔炎、食管气管瘘和食管狭窄，对持续高热的粒细胞计数减少患者应检查有无皮肤、肝、脾和肺等弥散性急性念珠菌病。

（四）病毒性食管炎

食管的单纯疱疹病毒（HSV）感染常同时有鼻唇部疱疹，主要症状为吞咽疼痛，疼痛常于咽下食物时加剧，患者吞咽后食物在食管内下行缓慢，少数患者以吞咽困难为主要症状，轻微感染者可无症状。

七、治疗

咽食管憩室的病情多为进行性的，非手术的保守疗法均无效，因此，诊断明确后应在出现并发症前尽快择期手术。

（一）咽部食管憩室的治疗

症状不重，又无并发症，可行保守治疗，采用水囊或球囊扩张法，可使症状得到明显缓解，同时嘱患者餐后俯卧和反复做吞咽或咳嗽动作有助于憩室内的潴留物重新回到食管中，并发憩室者可吞服抗生素药水，保守治疗无效者宜做进一步治疗；目前，内镜治疗的报道日渐增多，可用内镜修补憩室囊，也可用内镜先切开环咽肌，然后以氩离子凝固束进行治疗以恢复食管通道，国外有学者经内镜注射肉毒碱至憩室囊壁，患者很快能正常进食；开放性手术适用于其他方法治疗无效者，应从憩室颈部切除，不得有憩室囊袋残留，否则容易复发，一般主张在切除憩室的同时进行环咽肌切开术，因 UES 的动力学异常在其发病上起重要作用，去除此病因，可减少其复发；此外也可行内翻缝合术，据报道该手术的优点是无污染、恢复快。

1. 术前准备

岑克尔憩室术前要充分准备，应注意的问题如下。

（1）术前 3 日起进流质饮食，嘱患者多饮水和通过变换体位以利于排空憩室内残留食物，以减少误吸可能；如不能进食者给予充分肠外营养。

（2）可于术前 3 日给予 2% 链霉素口服，每日 4 次，直至手术。

（3）术前留置胃管。

（4）如伴有吸入性肺部感染，应首先给予治疗。

2. 手术适应证

（1）任何有症状的岑克尔憩室，无论其大小如何，都应行手术切除，以防止其并发症的出现。

（2）岑克尔憩室并发穿孔应行急诊手术。

3. 手术步骤与操作

（1）做左侧胸锁乳突肌前缘切口，切断颈阔肌，切开胸锁乳突肌前缘与周围肌肉后将其向外后侧牵；切断或牵开肩胛舌骨肌，游离并向后外侧牵开颈动脉鞘。

（2）结扎、切断甲状腺上动脉和甲状腺中静脉，将甲状腺、胸骨舌骨肌、胸骨甲状肌向内侧拉开。

（3）沿椎前筋膜解剖到食管，即可暴露出憩室壁并钳夹之，提起憩室仔细完整地分离憩室囊壁至咽食管连接部，可清楚地显示憩室的囊颈做横向切除（图7-11），用可吸收细线行间断内翻缝合黏膜，或用闭合器关闭。

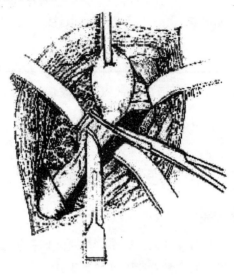

图7-11　钳夹、切除憩室

（4）有学者认为，发生咽部食管憩室的原因与食管上括约肌松弛不全有关，主张术中同时做肌层切开，可提高手术效果；在憩室囊颈下缘为环咽肌，纵行上、下切断之；再向上到达咽下缩肌上方2 cm，向下到达食管肌层下方2 cm，共约6 cm长；向左右两侧游离肌层使黏膜膨出（图7-12）。

图7-12　切开环咽肌、咽缩腿和食管肌层

（5）对直径小于1 cm的咽部食管憩室，可单纯施行环咽肌切开术；对直径1～4 cm的憩室，也可单纯施行悬吊固定术，使囊口向下引流（图7-13）。

图 7-13 憩室顶上翻缝合于咽后壁

（二）食管中段憩室的治疗

一般无须任何治疗。当并发食管炎和（或）憩室炎时，可采用保守治疗，H_2 受体拮抗药如法莫替丁或质子泵型抗分泌药如奥美拉唑、雷贝拉唑、依索拉唑等口服和应用抗生素消炎，口服铝碳酸镁咀嚼片对于改善症状也有较好的作用，若因憩室周围炎导致穿孔、脓肿或瘘管形成，则须手术予以切除；如憩室伴反复炎症发作导致出血，一般情况太差不能耐受手术者，内镜下放置自膨式金属支架对于改善其症状有显著的疗效。

1. 术前准备

食管中段憩室的术前准备除了常规的术前准备外，还要注意以下几点。

（1）术前进行上消化道造影检查，明确憩室的位置、大小、类型和并存的食管或胃的其他疾病，必要时给予适当处理。

（2）术前 1 周每晚睡前体位引流及饮水冲洗食管和憩室，必要时可用食管镜清洗憩室囊腔。

（3）术前可置胃管洗胃。

2. 手术适应证

（1）多数体积小、无症状的牵引型憩室不需要手术治疗；憩室较大、出现食物潴留而排空不畅，或吞咽困难症状明显时，应行手术治疗。

（2）伴发有憩室炎症状时，为防止出血、穿孔等并发症，应予以手术治疗。

3. 食管中段憩室较常用的术式

（1）憩室切除术。

（2）憩室黏膜内翻术：多选择右胸外侧切口，进胸后松解憩室附近的粘连，小的憩室可自行还纳，再行食管外肌层间断缝合加固。

（3）食管部分切除术：进胸后松解憩室附近的粘连，钝性分离食管肌层，牵出憩室和黏膜，沿食管纵轴从其基底部切除憩室，再行间断缝合包埋切口，必要时利用带蒂胸膜片覆盖加固。

4. 手术步骤与操作（图 7-14）

（1）进胸后在肺门后方切开纵隔胸膜，显露出食管；常在气管分叉水平处发现食管憩室。

（2）钳夹并游离憩室，仔细辨认出憩室囊颈，横行切除后用可吸收细线做间断内翻缝合，再缝合肌层和胸膜；或用闭合器钉合切除憩室，用细丝线间断缝合肌层，再缝盖胸膜。

（3）如见有憩室旁脓肿，则先应切开冲洗后处理憩室。

（4）若有憩室—气管瘘者，在切除憩室后，切断瘘管缝闭瘘口，再用附近肋间肌缝盖，以防再通。

（5）术前诊断有功能性食管痉挛者，则应加做主动脉弓水平至贲门部的肌层切开术。

（6）于腋中线第 8 肋间放置胸管做水封瓶闭式引流，按层关胸。

图 7-14　闭合器钉合、切除憩室

（三）膈上憩室的治疗

决定于症状的严重程度，小而无症状的憩室无须任何治疗，即使憩室较大，如果没有引起食管受压，一般不需要特殊处理。如出现吞咽困难和疼痛或癌变，则须手术治疗，多主张手术切除憩室和修复食管裂孔疝，即是在切除膈上食管憩室的同时纠正 LES 功能失常和横膈病变，近年来有报道采用微侵袭方法即是腹腔镜切除膈上憩室者。

1. 手术适应证

（1）膈上憩室有明显症状且进行性发展，出现呕血、穿孔。

（2）憩室壁内发生肿瘤（纤维瘤、平滑肌瘤或鳞癌）。

（3）合并有食管裂孔疝、贲门失弛缓症等均应行手术治疗，对于巨大呈悬垂状的憩室即使无症状者也应手术治疗。

2. 常用术式

目前常用的术式是膈上憩室切除术联合食管肌层切开术，须同时行膈上憩室切除术和食管肌层切开术。适应证如下。

（1）合并有食管运动障碍时，应行膈上憩室切除术和食管肌层切开术，如只行单纯膈上憩室切除易复发。

（2）憩室颈部狭窄导致排空障碍，或并发憩室炎症。

（3）巨大憩室，无论有无临床症状及食管运动功能障碍。

3. 手术步骤与操作

（1）进胸后切断下肺韧带，切开纵隔胸膜并游离食管，钳夹并分离憩室到其颈部。

（2）横向切除憩室后，先用可吸收细线做间断内翻缝合黏膜层，再用丝线间断缝合食管肌层；或用闭合器钉合颈部后切除憩室，再用丝线间断缝合食管肌层，再缝盖胸膜。

（3）放置胸管做水封瓶闭式引流，按层关胸。

4. 手术要点

（1）游离憩室到其颈部切除，避免过度牵拉伤及食管黏膜，术后造成食管狭窄。

（2）游离食管寻找憩室时，应尽量避免损伤迷走神经。

（3）若存在有食管痉挛因素，则须附加施行食管肌层切开术为妥。

（四）术后处理

1. 咽部食管憩室

（1）适当使用广谱抗生素。

（2）术后可利用胃管灌注或滴注流质饮食，2 日后可考虑拔除胃管，第 3 日给予进食流质，1 周后进软饭。

（3）5 日后可拔除切口引流。

2. 中、下段食管憩室

（1）适当使用广谱抗生素。

（2）24 小时引流量少于 10 mL 时，可考虑拔管胸管。

（3）术后持续胃肠减压，5 日后拔除胃管，第 6 日开始进食流质，8 日后半流质，10 日后软食。

（五）并发症预防和治疗

1. 食管缝合口瘘

多发生于咽部食管憩室术后 1 周左右，发现颈部切口红肿、感染、流出脓性渗液和唾液；此时应禁食，及时撑开切口、通畅引流、勤换敷料，大多数患者均可得到治愈；对于中、下段食管憩室来说，食管缝合口瘘则是一种严重的并发症，可导致脓胸，危及生命。发生后应立即禁食，及时引流，保证肺叶满意扩张，适当使用广谱抗生素，加强营养支持，保持水、电解质平衡，因瘘口愈合需要一定的时日，早期实行空肠造瘘进行肠内营养很有必要。

2. 神经损伤

大多数为术中挫伤水肿，咽部食管憩室可发生喉返神经损伤，导致术后短暂性声音嘶哑，但若神经被切断则引起永久性声带麻痹；若为一侧损伤，须经 6 个月或更长时间，由于对侧声带的代偿作用而逐步恢复声响；双侧损伤则会引起呼吸困难，极为少见；中、下段食管憩室手术可发生迷走神经损伤，造成医源性食管运动功能失调，使食管痉挛，须多次使用扩张术，可得到满意效果。

3. 食管缝合口狭窄

由于食管黏膜切除过多所致，须多次施行扩张术，常能治愈；极少数扩张无效者，须再次手术治疗。

（罗庆梅）

第五节　食管破裂及穿孔

食管破裂及穿孔是非常严重的食管创伤，特别是胸内食管穿孔，死亡率高达 25% ~ 50%。食管穿孔后引起的病理生理改变甚为严重，如未及时救治，可迅速导致患者死亡。穿孔后 24 小时内采取积极治疗措施，死亡率约为 9%；而延误治疗，则死亡率高达 86%。因而，早期诊断和及时正确地处理，是提高治愈率和降低死亡率的关键。

根据引起食管损伤的原因可将食管破裂及穿孔分为外伤性食管穿孔、医源性食管穿孔、食管异物所致穿孔及自发性食管破裂。下面将分别介绍食管穿孔及自发性食管破裂。

一、食管穿孔

（一）病因分类及特点

1. 外伤性食管穿孔

外伤性食管穿孔又分为开放性食管穿孔和闭合性食管穿孔两类。开放性食管穿孔主要是由枪弹、弹片及刀器引起。食管有其解剖位置的特点，特别是胸段食管，前有心脏、大血管、气管和胸骨，后有脊柱，两侧有肺和肋骨保护，因而胸段食管外伤所致开放性穿孔少见。即使损伤食管，也常并发心脏、大血管和气管的损伤，患者来不及抢救而在现场死亡。因而，开放性食管损伤以颈部食管穿孔多见。闭合性食管穿孔可由于胸骨与脊柱直接突然遭受挤压而引起食管广泛破裂，这类损伤更为罕见。

2. 医源性食管穿孔

医源性食管穿孔比例占各类食管穿孔的首位，最常见的原因是内镜检查、食管扩张、食管镜下行组织活检及食管旁手术等造成的穿孔。此外，气管内插管、插入胃管、三腔管气囊破裂甚至食管动力学检查均可引起食管穿孔。由食管内镜检查引起的穿孔，大多数发生在食管入口环咽肌以下部位，此处前有环状软骨，后有颈椎，周围有环咽肌，是食管最狭窄之处。食管下段及贲门附近穿孔，多数在食管原有疾病基础上发生。Berry 报道，食管穿孔伴发的基本病变以食管裂孔疝最多，其次为食管狭窄、贲门失弛缓症、食管痉挛及食管肿瘤等。

医源性穿孔的死亡率低于其他原因引起的穿孔，其原因可能是：①穿孔约 40% 见于颈段食管，而颈段食管的穿孔较胸内食管穿孔预后较好；②这类穿孔多能早期发现，及时治疗；③检查前经过进食等准备，污染较轻；④检查造成的食管穿孔破口大多较小，即使引起纵隔及胸腔感染也较轻。

纵隔手术、食管裂孔疝修补术以及迷走神经切断术等手术都有可能损伤食管引起穿孔。常见于食管下段或腹内食管，且多在食管后壁。在有食管周围粘连而进行盲目分离时，更容易造成食管损伤。

3. 异物性食管穿孔

异物嵌顿也是食管穿孔的常见原因，其发生率位居第 2 位，仅次于医源性引起的穿孔。引起食管穿孔的多为尖锐、不规整或体积较大的异物，如骨、义齿等。异物刺破或压迫食管壁引起坏死，或强行吞咽饭团或大块食物试图将异物推下而致食管穿孔，也可因通过内镜取出不规整的异物而造成食管穿孔。异物引起的食管穿孔常见于食管的 3 个生理狭窄区，其中以主动脉弓处穿孔尤为严重，有刺破及腐蚀主动脉引起致死性大出血的危险。因而，若通过内镜取出异物有困难时，应急诊开胸，在发生感染前切开食管取出异物，是比较简单而安全的做法。

（二）病理生理

尽管引起食管穿孔的原因不同，但穿孔后的病理生理变化大致相同。食管穿孔后，具有强烈刺激作用的内容物及带有各种口腔内细菌的唾液和食物等，迅速经破口进入纵隔，引起严重的纵隔感染。炎症在纵隔内迅速扩散，并可侵蚀穿破胸膜进入胸腔，形成一侧或双侧液气胸。因进入的细菌中含有厌氧菌，常引起腐臭性脓胸。有的食管穿孔来势凶猛，食管破裂的同时，胸膜随即破裂，液气胸出现甚早，纵隔和胸腔感染，大量液体丧失，毒素吸收，患者很快发生休克。因吞咽使空气由破口不断进入胸腔，可以产生张力性气胸，更加重呼吸与循环功能紊乱，如不及时救治，患者可迅速死亡。

纵隔内炎症扩散迅速，其原因是：①纵隔内均为疏松结缔组织，除胸廓入口处稍狭小外，并无其他的脏器组织足以阻挡感染的扩散，食管穿孔后空气进入纵隔内形成纵隔气肿，为含有多种细菌的消化液进入纵隔创造了有利条件；②吸气过程中，纵隔负压增加，更有利于空气和消化液吸入纵隔；③心脏搏动、食管蠕动及吞咽活动等，对感染的扩散均起促进作用；④口腔内含有多种细菌，尤其是口腔内有感染时，对纵隔感染及炎症的扩散起着重要作用。

（三）诊断

早期诊断，及时而正确的处理是降低死亡率的关键。延误诊断的原因主要是对食管穿孔认识不足。对穿透伤引起的食管损伤常并发其他部位严重伤而将食管损伤忽略。至于医源性或异物引起的食管穿孔，诊断较容易。

由颈部开始的皮下气肿应怀疑食管穿孔，胸部 X 线检查很有帮助。纵隔气肿、液气胸是诊断食管破裂的重要依据。食管造影如显示造影剂外溢即可明确诊断，但阴性结果亦不能排除食管穿孔的可能。对可疑病例应重复检查，使用造影剂以碘油或水溶性碘剂为宜，钡剂不宜采用，因为残留于纵隔或胸腔的钡剂可引起并发症。

采用食管镜检查诊断食管穿孔的意见目前尚不一致。有学者认为不必作为常规检查，有学者则认为在怀疑食管穿孔而 X 线检查阴性时，应行食管镜检查。

诊断中，除明确穿孔的诊断外，对穿孔的部位及大小也应了解，这对治疗方案的制订很有帮助。

1. 颈部食管穿孔

颈部食管穿孔由于部位高而较浅表，且其发生多由于器械检查或异物嵌顿，故易早期诊断。其临床表现为颈部疼痛及胀痛，吞咽或颈部活动时加剧，或出现吞咽困难及呼吸困难，此种表现易与一般器械检查损伤或未穿孔的食管异物引起的疼痛相混淆，但检查时胸锁乳突肌前缘往往有压痛，局部可有肿胀及皮下气肿，体温升高及白细胞计数逐渐增多。X 线摄片发现颈筋膜层有游离气体。倘若能排除气管损伤，食管穿孔的诊断基本可以确立。穿孔后颈部感染可以扩展全纵隔，引起纵隔感染，若已形成脓肿，X 线摄片可显示致密阴影，其中可有气液面，造影见到造影剂漏出食管外，即可明确诊断。

2. 胸部食管穿孔

胸部食管穿孔较颈部食管穿孔更为紧急危险，若未及时发现和治疗，死亡率极高。胸部食管穿孔后，常伴有剧烈疼痛，主要位于胸骨后或上腹部。若已破入胸腔，刺激胸腔可出现患侧胸痛。食管下段穿孔常出现上腹部肌紧张，易误诊为胃十二指肠溃疡穿孔。因纵隔炎，脊椎活动可使疼痛加剧，患者多呈强迫体位。感染波及下肺韧带及膈上胸膜，可引起肩部疼痛。器械检查所致的穿孔较小，疼痛可不明显。吞咽困难及发绀。由于体液的丧失，毒素的吸收，表现为脉快、体温升高，严重时出现休克。

纵隔气肿是食管穿孔的早期征象，50%以上的患者在颈部及面部有皮下气肿。X线检查可见纵隔积气或纵隔影增宽，一侧或两侧液气胸，对食管破裂的诊断很有帮助。食管造影检查不仅可以明确诊断，而且还能明确破裂部位。有学者曾研究正常人胸腔液中 pH 约是 7.4，如果抽出的胸腔液体呈酸性，pH 低于 6.0，应考虑下段食管穿孔。也可以口服亚甲蓝（美蓝）溶液，若抽出液呈蓝色，对诊断也有帮助。

（四）治疗

食管穿孔治疗能否成功往往取决于穿孔的部位、裂口的大小、入院的迟早和治疗措施是否正确。如果治疗时间延迟到 24 小时以上，其死亡率高于早期治疗的 3 倍。但是如何制订出有效的治疗方案，以及手术的决定和选择，应根据每个患者的具体情况来确定。

1. 非手术治疗

（1）非手术治疗适应证：①患者入院较晚，穿孔已局限；②有些小穿孔和消化道内容物漏出体征极少的患者；③某些不需要引流也可解决的颈部穿孔。

（2）非手术治疗的主要措施：①禁食，凡有食管穿孔的患者，应予以禁食，以免食物由破口流入纵隔或胸腔内，加剧感染扩散，并嘱患者尽量将唾液吐出或于破口上方放置胃管吸引；②支持疗法，患者禁食，加之严重感染及体液丢失，常致脱水、电解质平衡失调及全身消耗衰竭，因而在治疗上除纠正脱水及电解质紊乱外，应加强营养支持，必要时补充红细胞、血浆、清蛋白，通过鼻饲或空肠造口管给予肠内营养；③抗感染，使用大剂量广谱抗生素，对取得的分泌物或穿刺液进行细菌培养及药敏试验，根据结果选择合适的抗生素。

2. 手术治疗

（1）颈部食管穿孔的手术治疗：颈部食管穿孔大多是器械损伤引起，穿孔往往较小，发现较早，经非手术治疗 80% 的患者可痊愈，但在以下情况可考虑手术治疗。①对裂口较大和穿透伤引起的穿孔，伤后 24 小时内可将食管裂口一期缝合。24 小时后，多不主张一期缝合，而是放置引流。②穿孔时间较久，或经非手术治疗患者出现发热、白细胞增多。X线检查已出现颈部及纵隔感染、脓肿形成。一般对于第 4 胸椎平面以上的纵隔感染，均可经颈部切开引流，同时给予鼻胃管饲食，创口大多能很快愈合。③颈部异物穿孔已形成局部脓肿者。④有远端梗阻的穿孔，应给予解除梗阻的手术治疗。

颈部食管穿孔如行修补术，可经左侧胸锁乳突肌前缘做斜行切口，逐层解剖进入食管间隙，游离出食管，间断缝合修补裂口，冲洗切口，并放置引流。如行切开引流，则应根据肿胀及压痛的部位来决定，切开前先做穿刺进一步判明脓肿部位。如肿块及压痛在颈部两侧均较弥漫，可以经右颈切口引流，因为食管距右侧胸膜较远，其间隙较宽，引流较好，而不易伤及胸膜。切开脓肿吸尽脓液，如系异物穿孔，应将异物取出，可放置烟卷式引流管 2 根或上方用烟卷式，下方用软胶皮管引流。

（2）胸部食管穿孔的手术治疗：胸部食管穿孔预后较差，死亡率甚高，多数学者主张早期手术。但如早期发现较小的食管穿孔，而且有多为器械检查所致，纵隔炎还不明显，食管造影仅见纵隔积气而未见造影剂漏出或漏出较少者，允许在非手术治疗下严密观察。对穿孔发现较晚，但症状不严重，全身情况较好，穿孔转向自然愈合趋势，也可考虑非手术治疗。对年龄大、一般情况不佳、心肺功能不全的患者，开胸手术有很大风险，可以非手术治疗为宜，尤其以器械检查损伤时间较短的患者，非手术治疗可能取得较好的效果。

开胸手术的目的在于胸腔的充分引流，修补裂口，防止纵隔及胸腔的进一步污染。开胸途径根据穿孔的部位来确定，下段食管穿孔，多破入左侧胸腔，应行左侧开胸；中段食管以上，多行右侧开胸。进胸后充分显露纵隔，将坏死及炎性组织清除。

手术方法如下。

1）初期缝合修补：主要适用于穿孔后 24 小时内者，但亦有不少超过 24 小时行修补术获得成功者，因而穿孔后的时间不是确定是否手术的唯一标准，而感染和食管壁炎性水肿的严重程度则是重要的决定因素。缝合修补时可将创缘稍加修剪，用细丝线间断缝合食管黏膜层和肌层，不能分层缝合者可做全层缝合，修补后可用纵隔胸膜、带蒂肋间肌瓣、心包瓣覆盖加强，下胸段食管穿孔处亦可用带蒂膈肌及胃底覆盖加强。

2）闭合缺损：食管穿孔时间较久，食管壁严重水肿明显，裂口已不能直接缝合，如穿孔在下段或腹段，可用膈肌瓣，胃底或空肠移植片修补，无须将穿孔边缘对拢缝合，而将补片或移植片覆盖在穿孔周围，并缝合在健康食管肌层上。如用带蒂空肠移植片覆盖，可游离一段长约 8 cm 的带血管蒂的空肠，从结肠后引出，于肠系膜对侧切开肠管，除去黏膜层，从食管穿孔处边缘的食管腔内引出间断缝线，将空肠移植片盖在缺损上，缝线在空肠浆肌层移植片外结扎固定，再将移植片边缘缝合在食管健康肌层上。

3）食管置管术：对晚期胸内食管穿孔，不能采用缝合修补或补片闭合缺损者，可开胸清除所有污染及坏死组织，通过食管穿孔在食管腔内放置 T 形管，并由胸壁引出，使食管内容物外流，在穿孔附近及胸腔内放置胸腔闭式引流管。T 形管放置 3～4 周形成瘘管后拔出，改为开放引流。食管置管完后可行胃造口减压，空肠造口饲食。

4）颈部食管外置（或造口）并胃造口术：晚期食管穿孔，胸腔感染严重或患者情况差不能耐受开胸手术者，可将颈段食管外置（或造口），行胸腔闭式引流，并在腹部做小切口，将贲门结扎关闭，同时行胃或空肠造口饲食。这种手术方法的目的是阻止从口腔带入的感染和胃内容物反流对胸腔的刺激，促使感染得到控制及瘘口闭合，但大多数患者需要二期手术重建食管。

5）全胸段食管切除术：经胸腔引流及应用抗生素等治疗仍不能控制的严重纵隔和食管广泛损伤的患者，可行全胸段食管切除。颈部食管外置，贲门予以缝合关闭，做胃或空肠造口饲食，经 2～3 个月，患者全身情况好转后再行食管重建。

6）原有食管疾病并发穿孔的处理：当食管穿孔远端有狭窄、贲门失弛缓症及食管裂孔疝等基础疾病时，早期若患者情况允许，在穿孔缝合修补后，可针对基础疾病进行手术治疗。如贲门失弛缓症者行贲门肌层切开术，食管裂孔疝者行食管裂孔疝修补术，狭窄食管者行狭窄部切除胃食管吻合术等。Fulton 等曾对狭窄处穿孔的患者采用腔内置管（Celestin 管），防止唾液和胃内容物污染纵隔而获得成功。如上述措施不能施行，有人采用颈部食管外置，使每日约 150 mL 唾液不经破裂的食管而流出，有利于裂口的愈合。

二、自发性食管破裂

(一) 流行病学特点

1724 年，Boerhaave 报道 1 例因暴饮暴食后引起恶心发生食管破裂，故本病又称为 Boerhaave 综合征。自发性食管破裂多见于中年男性，发生率为 1/6 000，占所有食管穿孔的 15%，但死亡率高达 25% ~ 100%。

(二) 病因

发病原因比较明确，大多在暴饮暴食及大量饮酒后发生。随后发生强迫性呕吐，产生严重胸痛、大汗、低血压等表现，可以并发有肩痛和吞咽困难等表现。有报道，在分娩、抽搐、用力排便时亦可发生。

(三) 病理生理

自发性食管破裂以食管下段多见。从解剖学上看，食管上段以骨骼肌为主，不易撕裂。而中、下段以平滑肌分布为主，纵行纤维逐渐减少，直到胃壁上，肌层变薄，结果使该区域 (贲门上方 6 ~ 8 cm) 比较薄弱，容易发生破裂。在呕吐期间，由于咽环肌收缩，改变食管的松弛状态而进入到高压状态，同时胃内的气体及内容物通过松弛的贲门强行进入食管腔内，加之食管原处于负压的胸腔，导致食管内压力急剧升高，发生食管全层破裂，多为纵行的单一裂口，长度为 2 ~ 9 cm，但有的可出现两处破裂，术中应注意探查。

由于食管破裂产生的大量化学性和细菌性刺激，引起纵隔炎及胸膜炎，可产生大量胸腔积液和 (或) 液气胸，进而出现胸痛、胸闷、呼吸困难、虚脱、低血压；并可并发感染，导致感染性休克。若未能及时确诊和及时处理，病情进展很快，可在 12 ~ 24 小时死亡。

(四) 临床表现

大多数患者表现为大量饮食后发生剧烈呕吐。随后出现较为严重的胸痛，疼痛可向肩胛部放射，偶有仅表现为上腹部疼痛，并伴有胸闷、气短、呼吸困难及休克。患者多出现血压降低、心率加快、呼吸频率增加、发绀以及颈胸部广泛皮下气肿等表现。食管内容物进入一侧胸腔，引起胸膜炎及大量胸腔积液，可致该侧呼吸音减弱甚至消失，或可闻及胸膜摩擦音。也可表现为上腹部压痛，肠鸣音减弱或消失。

食管壁完全破裂伴大量出血是罕见的，通常情况下 55% 的患者有不同程度的出血。

(五) 诊断

早期诊断，及时而正确的处理是降低死亡率的关键。结合典型的病史及临床症状应考虑本病。胸部 X 线检查可见纵隔气肿、胸腔积液或液气胸，心缘左侧由于化学性肺炎而出现片状不规则阴影。Naclerio 称之为 "V" 征。当胸腔穿刺抽出脓性积液时，食管破裂即可诊断，但必须排除其他疾病的存在，如原有肺脓肿破溃形成急性脓气胸。食管造影可以明确破裂部位，是必要的检查方法。另外，胸腔积液中淀粉酶水平增高及 pH 低于 6.0，对诊断也有帮助。

(六) 治疗

Mayer 提出，在食管自发性破裂后 6 ~ 12 小时，如果患者无其他严重疾病存在，可直接行手术修补。否则，可因严重感染、水电解质平衡失调等多种因素导致死亡的发生。但如果穿孔超过 12 小时，直接手术修补，其出现并发症的可能性高达 84%。其并发症主要包括脓气胸、持续的食管—胸膜瘘，以及后期包裹性脓胸的形成。这些都是因修补的部位未愈合而形成瘘所致。在修补中，当术者对单纯修补不满意时，可以尝试经局部食管修补后，用邻近组织（如纵隔胸膜）覆盖，以防止瘘的发生。如果破裂超过 24 小时且食管裂口超过食管周径的 1/2 并较长时，若全身情况可耐受手术，可行破裂食管切除加食管—胃吻合，并行胸腔引流，静脉高营养，维持水、电解质平衡。如诊断延迟，纵隔及胸腔污染严重，不适合手术修补时，可直接行胸腔闭式引流术，同时行胃造口减压以防止胃液反流。

术后禁食，维持胃肠减压及静脉高营养输注，并可通过鼻饲或空肠造口管给予肠内营养；保持胸腔充分的冲洗及引流；纠正水、电解质紊乱，加强营养支持，必要时补充红细胞、血浆、清蛋白；应用大剂量广谱抗生素（多要求对厌氧菌也敏感）抗感染，对取得的分泌物或穿刺液进行细菌培养及药敏试验，根据结果选用合适的抗生素。

（七）预后

自发性食管破裂的预后取决于在从发病到经治疗恢复的时间，也取决于患者的发病前的身体状况以及有无积极的、有效的治疗。其病死率高达 25%～100%，延误诊治被认为是引起死亡的主要原因。

（陈 瑞）

第八章

气管、支气管疾病

第一节　气管、支气管肿瘤

一、气管、支气管的解剖和生理

（一）气管的解剖和生理

气管起于环状软骨的下缘，止于气管隆嵴水平，其长度范围为 10~13 cm，平均长度为 11 cm，个体的长度差异与身高、体重有关。人类气管有 18~22 个软骨环，大约每厘米有 2 个软骨环。气管的内径存在较大的个体差异，在成人测量的结果是，横径约 2.3 cm，前后径约 1.8 cm，其横截面呈椭圆形；在婴儿，气管的前后径较大，随着小儿的生长，气管的形状逐渐出现变化；慢性阻塞性肺部疾病和肺气肿的患者，气管的前后径明显增大，甚至可达气管横径的 2 倍，称为"刀鞘样"气管。气管的生长点主要在气管软骨侧方边缘。

正常气管中唯一呈完整环状的软骨是喉部的环状软骨，环状软骨的后方增厚呈盘状，其他气管软骨均呈马蹄状。气管的第一软骨环凸向环状软骨或嵌在环状软骨的边缘。气管的后壁是由纤维、肌肉组成的膜状部，有食管随行，两者之间有疏松结缔组织相连。当胸内压增高时，气管受压，两侧壁靠近，气管腔明显变小。在左、右胸腔压力不同时，气管可向一侧移位变形。气管有相当的柔韧性，但气管的延伸性不强，且随着年龄的增长而逐渐变硬。环状软骨的钙化不常见，随着年龄的增长，其他气管软骨环也会出现钙化，钙化也可在局部创伤后出现，如气管切开和插管的损伤等。

气管的血供和与其相连的结缔组织使气管本身能与相关的解剖结构一起进行垂直移动。环状软骨以下气管的最固定点是在主动脉弓横跨左主支气管的上方。一般认为一个年轻人在平卧位头颈部尽力后伸时，气管长度的一半可在胸骨上窝之上。如果头部尽量前屈，环状软骨可以向下降到胸骨上窝水平。老年患者气管的可移动性明显减低，喉部的位置随头颈的伸展屈曲变化不大。

气管前方相邻颈部皮肤，后抵食管，胸段气管则位于主动脉弓和心包之后，在气管隆嵴水平后方紧靠椎前筋膜。侧位观气管，向下向后斜行 15°，并非垂直下行。

气管与周围结构的关系十分清楚。在前方，甲状腺峡部横跨气管的第 2 软骨环、第 3 软骨环，甲状腺通过结缔组织和血管固定在气管的两侧方。无名动脉向下斜行跨过气管前壁，无名静脉在无名动脉的前方。气管下部的前侧方恰在主动脉弓之后，主动脉弓跨过左主支气管。气管后方的食管贴靠气管膜部的全长。奇静脉弓形跨过右主支气管，并在此处与右侧的气管支气管夹角相邻，注入上腔静脉。气管侧方与纵隔胸膜相接，其右侧是含有淋巴结的纤维脂肪组织，在奇静脉上方气管的右前侧是气管旁最大的淋巴结群，左侧淋巴结群略小，位于左侧气管支气管角，气管的下方有隆嵴下前、后两组淋巴结。气管各区域、各节段的淋巴引流均直接入气管旁和隆嵴下淋巴结。

左侧喉返神经在主动脉弓下水平自迷走神经发出后，绕过主动脉弓，沿气管左侧气管食管沟上行进入喉部，右侧喉返神经自迷走神经发出后，绕过右锁骨下动脉，沿气管右侧上行进入喉部。

气管的血运与食管侧方、主支气管血运的来源一致。气管上部的血运来自甲状腺下动脉，通常双侧均有3个主要小分支供应气管上部，气管上部还接受来自锁骨下动脉、肋间动脉、胸廓内动脉及无名动脉分支的血供，这些动脉的分支下行供应气管和食管，并在气管侧方有很多纵向吻合，形成血供网，并由此在气管软骨环之间发出横行血管供应软骨环和黏膜下层。

因为气管的血运大部分是终末血管，并且呈节段性分布，所以在气管外科手术中应尽量不做环周游离，以免破坏气管的血运。在接受节段性切除的患者，为了避免气管晚期缺血性坏死，切缘应仅留2～3 mm。气管的血运是从侧方进入，故完全游离气管前面是比较安全的，气管膜部亦可从后方的食管上游离下来而不破坏较大的血管。

气管黏膜为假复层纤毛柱状上皮，其中散在分布有黏液腺体，纤毛具有清除微粒物质及分泌物的动能。在慢性气管支气管炎、重度吸烟的人，气管黏膜上皮可出现一定程度的鳞状上皮化生，有时甚至纤毛柱状上皮完全脱失。气管的生长点主要是在软骨侧方边缘。

气管是不成对的器官，相对长度较短，又不能过度伸展，这使胸外科医师在气管外科手术中遇到很大困难。气管与大血管相邻，通过任何单一的切口均不能显露气管的全长，因此，临床上在制订外科手术入路时应格外小心。

（二）支气管的解剖和生理

气管自分叉处分为左、右主支气管，两者之间呈锐性夹角（65°～80°），在气管内形成的隆起，称为气管隆嵴。主支气管又分出叶支气管、段支气管、亚段支气管、小支气管、细支气管、细终末支气管等共16级，这些支气管具有通气功能，而呼吸性细支气管、肺泡管和肺泡囊具有换气功能。

左主支气管长约5.0 cm，从主动脉弓下方、降主动脉起始部和食管的前方行向外下，约在第6胸椎水平与左肺相连。左主支气管与气管轴线的交角为40°～50°，左肺动脉由前方绕至上方。

右主支气管较左主支气管粗而短，长约2.5 cm，走行较垂直，约在第5胸椎水平与右肺相连。奇静脉从右主支气管的后方跨至上方，注入上腔静脉。右肺动脉从右主支气管下方，行至其前方。右主支气管与气管轴线的交角为25°～30°。

支气管壁由黏膜、黏膜下层和外膜组成。黏膜层是支气管的内层，表面被覆假复层纤毛柱状上皮，其间嵌有杯状细胞，有分泌黏液的功能。固有层中弹力纤维较多，有散在的淋巴组织和淋巴小结。黏膜内面可见纵行皱襞。黏膜下层为疏松结缔组织，内含有支气管腺体。外膜由支气管软骨和纤维组织构成。支气管软骨呈半环状，背侧为平滑肌束和结缔组织构成的膜部。在第6级支气管以下支气管软骨环消失，代之是不规则的软骨片和平滑肌组织。支气管软骨外被纤维组织包裹，内含血管、淋巴管、神经纤维、脂肪组织和支气管腺体。

支气管大部分区域都分布有纤毛，纤毛持续性摆动呈波浪式，使纤毛顶端的黏液向上移动，将吸入的尘埃、病原体等有效地排出。

支气管的血供来自甲状腺下动脉的气管支、胸主动脉的支气管动脉、肋间动脉、胸廓内动脉的纵隔前动脉。支气管动脉与肺动脉之间有侧支循环。支气管静脉可经气管静脉汇入甲状腺下静脉，经支气管前静脉汇入头臂静脉，经支气管后静脉汇入奇静脉。

支气管的神经来自迷走神经的支气管前支、后支，喉返神经的气管分支和交感神经分支。

二、气管、支气管肿瘤

（一）生物学特性

原发性气管和支气管肿瘤无论是良性还是恶性肿瘤均不多见。气管肿瘤按分化程度可分为恶性、低度恶性和良性 3 种。恶性的包括鳞状上皮细胞癌、腺癌和分化不良型癌，其中以鳞状上皮细胞癌最为常见，约占原发性气管肿瘤的 50%；低度恶性肿瘤有腺样囊性癌、黏液表皮样癌和类癌，其中以腺样囊性癌最为多见，约占原发性气管肿瘤的 30%；气管良性肿瘤有平滑肌瘤、错构瘤、乳头状瘤、神经纤维瘤、涎腺混合瘤、血管瘤等；还有一些少见的肿瘤，如癌肉瘤、软骨肉瘤、畸胎瘤、软骨瘤等（图 8-1）。

图 8-1　气管、支气管肿瘤的生长形式

在原发性支气管肿瘤中，恶性的有类癌、黏液表皮样癌和腺样囊性癌。支气管良性肿瘤的病理组织学类型与原发性气管良性肿瘤一致。

原发性气管、支气管肿瘤起源于黏膜上皮的有鳞状上皮细胞癌、腺癌、乳头状瘤，起源于黏膜腺体或黏膜下腺体的有腺样囊性癌、黏液表皮样癌，起源于黏膜上皮嗜银的 Kultschiztsky 细胞的有分化不良型癌和类癌，起源于间质组织的有平滑肌瘤、血管瘤、软骨瘤、神经纤维瘤、错构瘤、癌肉瘤等。气管、支气管的原发性肿瘤，无论良性还是恶性，多起自气管支气管后壁的膜状部与软骨环交界处的两个后角。

1. 气管良性肿瘤

气管良性肿瘤虽然病理学上呈良性表现，但其引起的气管阻塞所导致的后果与恶性肿瘤相同。气管良性肿瘤如能早期诊断、早期治疗，患者的预后良好，而延误诊治则招致不良后果。

（1）乳头状瘤：乳头状瘤常见于喉部，起源于支气管树的乳头状瘤罕见。本病多见于儿童，成人少见，在儿童常为多发性，成人则为孤立性，可恶性变。病因可能与病毒感染引起的炎症反应有关。

乳头状瘤原发于气管、支气管黏膜，呈不规则的乳头绒毛样突起，以血管性结缔组织为核心，被覆数层分化成熟的上皮细胞，放射状排列，表层为鳞状上皮细胞，可有角化。

气管体层摄影、CT 对诊断有助，纤维支气管镜是明确诊断的可靠方法。在支气管镜下观察，乳头状瘤呈菜花样、淡红色、质脆易出血，基底部宽或有细蒂。活检时应做好准备，以免出血或瘤体脱落引起窒息。

气管的乳头状瘤呈簇状生长，通过较细的蒂附着于气管支气管膜部，乳头状瘤质脆，易脱落，乳头状瘤有多发和手术后复发的特点。大量气管肿瘤外科治疗的临床经验表明，无论何种治疗方法均不能防止其复发倾向，这给临床治疗带来了一定困难。

体积小的良性乳头状瘤可经纤维支气管镜摘除，或经纤维支气管镜激光治疗，亦可行气管切开摘除。体积较大、基底较宽和怀疑恶变者，应行气管袖状切除或气管侧壁局限性切除。

（2）纤维瘤：气管内纤维瘤很少见。肿瘤表面被覆正常气管黏膜，支气管镜下，肿瘤呈圆形、灰白色、表面光滑、基底宽、不活动、不易出血，常出现多次活检均为阴性的情况。

（3）血管瘤：血管瘤可分为海绵状血管瘤、血管内皮细胞瘤、血管外皮细胞瘤等，可原发于气管或由纵隔的血管瘤伸延入气管。血管瘤可弥漫性浸润气管黏膜并使气管管腔狭窄，亦可突入气管腔内引起梗阻。纤维支气管镜下，突入腔内的血管瘤质软、色红、息肉样，一般禁止活检，以免引起出血，导致窒息。治疗可行内镜切除、激光治疗或外科手术。

（4）神经纤维瘤：气管内神经纤维瘤是神经鞘的良性肿瘤，常为孤立性，有包膜、质硬，肿瘤可带蒂突入气管腔内。纤维支气管镜下，可见气管壁上圆形、质硬、表面光滑的肿物。组织学上，梭形细胞和黏液样基质交替，神经鞘细胞排列成典型的栅栏状。气管内神经纤维瘤可经内镜摘除或气管切开摘除。

（5）纤维组织细胞瘤：气管内纤维组织细胞瘤罕见，肿瘤常位于气管上 1/3，呈息肉样、质软、灰白色、向管腔内突出。组织学上很难鉴别良性、恶性，主要根据肿瘤有无外侵、转移及较多的细胞核分裂象来判断。纤维组织细胞瘤在局部切除后常易复发，因此，手术范围可更广泛一些，应行局部扩大切除或气管袖式切除术，气管恶性纤维组织细胞瘤术后应辅以放射治疗及化学治疗。

（6）脂肪瘤：气管内脂肪瘤极罕见，起源于分化成熟的脂肪细胞或原始的间质细胞。纤维支气管镜下可见淡红色或黄色圆形肿物，阻塞管腔，表面光滑，多为广基，有时有短蒂，被覆支气管黏膜，质较软。气管内脂肪瘤可经支气管镜摘除，并用激光烧灼基底。瘤体较大且穿过软骨环至气管外时，应行气管壁局部切除或气管袖式切除术。

（7）软骨瘤：气管软骨瘤极少见，文献仅有少数个案报告。肿瘤呈圆形，质硬，色白，部分位于气管壁内，部分突入气管腔内。体积小的软骨瘤一般可经纤维支气管镜切除。气管软骨瘤术后可以复发和恶性变。

（8）平滑肌瘤：气管平滑肌瘤常发生于气管下 1/3，起源于气管黏膜下层，呈圆形或卵圆形，表面光滑，突入腔内，黏膜苍白。组织学上，肿瘤由分化良好的、排列成交错状的梭状细胞束构成。气管平滑肌瘤生长缓慢，肿瘤较小时可经纤维支气管镜摘除，瘤体较大时应行气管袖式切除术。

（9）错构瘤：肿瘤呈圆形或卵圆形，包膜完整，一般有细小的蒂与气管、支气管壁相连，肿瘤表面光滑、坚硬，纤维支气管镜活检钳不易取得肿瘤组织。治疗可采用经支气管镜激光烧灼、汽化肿瘤或用活检钳摘除。

2. 气管恶性肿瘤

气管恶性肿瘤原发性和继发性两类，在原发性气管恶性肿瘤中，又分为恶性与低度恶性肿瘤。

（1）恶性肿瘤：气管鳞状上皮癌占原发性气管恶性肿瘤的 40% ~ 50%，多发生于气管的下 1/3 段，可表现为定位明确的突起型病变，亦可为溃疡型，呈浸润性生长，易侵犯喉返神经和食管，在气管内散在的多发性鳞状上皮癌偶可见到，表面溃疡型鳞状上皮癌亦可累及气管全长。大约 1/3 的原发性气管鳞状上皮癌患者在初诊时已有深部纵隔淋巴结和肺转移，气管鳞状上皮癌的播散常先到邻近的气管旁淋巴结，或直接侵犯纵隔结构。发生在气管近端的肿瘤，有时很难辨明病变是来自气管本身、喉的基底部还是喉部肿瘤侵犯气管。当肿瘤同时累及气管和食管时，经支气管镜活检的组织很难从病理形态学上鉴别肿瘤来自气管抑或食管。气管鳞癌的预后差。

气管腺样上皮癌约占气管恶性肿瘤的 10%，体积较小，质硬，坏死少，患者在就诊时往往已有肿瘤的深部侵袭，预后差。

其他少见的气管癌还有燕麦细胞癌。起源于气管间质的恶性肿瘤包括平滑肌肉瘤、软骨肉瘤、脂肪肉瘤等。气管的癌肉瘤和软骨肉瘤通过手术切除有治愈的可能。

（2）低度恶性肿瘤：气管、支气管低度恶性肿瘤包括类癌、腺样囊性癌、黏液表皮样癌、黏液腺腺瘤和混合瘤，是发生于气管、支气管上皮，腺管和腺体的一组分化程度不同的肿瘤，以前将这几类肿瘤统称为支气管腺瘤。

1）类癌：类癌起源于气管、支气管黏膜的 Kulchitsky 细胞，细胞内含有神经分泌颗粒，病理上分为典型类癌和非典型类癌。类癌好发于主支气管及其远端支气管。临床症状与肿瘤发生的部位有关，发生在主支气管的类癌可引起反复肺部感染、咯血丝痰或咯血。少数类癌伴有类癌综合征及库欣综合征。纤维支气管镜检查能判断肿瘤的位置并可直接观察肿瘤外形，通过活检获得病理学诊断，但活检的阳性率仅 50% 左右，因为 Kulchitsky 细胞分布于支气管黏膜上皮的基底层，向腔内生长的肿瘤表面常被覆完整的黏膜上皮，所以在活检时不易取到肿瘤组织。

对于气管、支气管类癌的外科治疗原则是，尽可能切除肿瘤同时又最大限度保留正常组织。位于主支气管、中间段及叶支气管的肿瘤，如远端无明显不可逆改变的患者应争取行支气管成形术，肺门有淋巴结转移则应同时行肺门淋巴结清扫；如远端肺组织因反复感染已有明显不可逆性改变，则需行肺叶或全肺切除术。类癌对放疗有一定敏感性，术后可以辅以放疗。

气管、支气管类癌手术治疗后预后良好，术后 5 年生存率可达 90%。非典型类癌的预后相对较差。

2）腺样囊性癌：腺样囊性癌又称为圆柱瘤、腺囊性基底细胞癌、肌腺上皮癌、假腺瘤基底细胞癌，多发于女性。约 2/3 的腺样囊性癌发生于气管下段，靠近隆嵴和左右主支气管的起始水平。肿瘤起源于腺管或腺体的黏液分泌细胞，可呈息肉样生长，但多沿气管软骨环间组织呈环周性浸润生长，阻塞管腔，亦可直接侵犯周围淋巴结。突入管腔内的肿瘤一般无完整的黏膜覆盖，但很少形成溃疡。隆嵴部的腺样囊性癌可向两侧主支气管内生长。

腺样囊性癌在组织学上分为假腺泡型和髓质型，细胞内外含过碘酸希头（PAS）染色阳性的黏液是其主要特征。

腺样囊性癌临床上有生长缓慢的特性，患者的病程可以很长，即使发生远处转移，其临床表现亦为相对良性。较大的气管腺样囊性癌往往先引起纵隔移位。气管的腺样囊性癌可沿气管黏膜下层浸润生长，累及长段气管，而在大体组织上辨别不出。有些病变恶性度较高，在原发于气管的肿瘤被发现之前已经有胸膜和肺的转移。在临床上见到的气管腺样囊性癌患者，几乎均接受过反复多次气管内肿瘤局部切除或气管节段性切除，这些患者往往都有远处转移。

治疗包括外科手术切除、内镜下切除，激光治疗、化学治疗可作为辅助治疗。腺样囊性癌对放射治疗很不敏感，但可用于病变不能彻底切除、有纵隔淋巴结转移或有手术禁忌证者。

3）黏液表皮样癌：黏液表皮样癌发病率较低，多发生在主支气管、中间段支气管和叶支气管，肿瘤表面一般有黏膜覆盖。其临床表现与肿瘤所在部位有密切关系。经支气管镜活检病理检查可明确诊断。

黏液表皮样癌在临床上具有浸润性，沿淋巴途径转移。手术治疗包括肺叶切除或全肺切除、肺门及纵隔淋巴结清扫，术后可以辅以放射治疗。黏液表皮样癌手术治疗后容易复发，预后较腺样囊性癌和类癌差。

（3）继发性恶性肿瘤：继发性气管肿瘤常由支气管黏膜内的癌灶向外扩展至气管下段的黏膜。胃癌、乳腺癌、肺癌易在气管支气管树内引起广泛的淋巴管性播散。恶性黑色素瘤和肾癌可以发生气管黏膜内的息肉样转移。食管癌常直接侵犯气管，引起食管气管瘘。甲状腺癌包括甲状腺滤泡样癌，甚至甲状腺乳头状癌可通过颈部软组织或从颈部淋巴结转移，从而侵及气管的前壁或侧壁。霍奇金病能从颈部淋巴结扩散进入或穿过气管壁，形成气管内结节。气管的淋巴瘤常为淋巴细胞性淋巴瘤或急性白血病产生气管内局限性阻塞。

（二）临床表现

原发性气管和支气管肿瘤虽同属上呼吸道肿瘤，但因病变位置不同，二者的临床症状可完全不同；而气管或支气管的良性肿瘤与恶性肿瘤相比较，二者的临床症状却有共同之处。

在病变早期，痰中可带少量血丝，不易被患者注意，一般临床检查也不易发现此类腔内病变，因此，诊断往往被延误。

气管肿瘤无论良性还是恶性，症状产生的主要原因是管腔受阻、通气障碍。在气管管腔被阻塞 1/2 ~ 2/3 时，才出现严重的通气障碍，引起临床症状。患者的第一症状往往是活动后气短，并逐渐加重。一般情况下，症状进展较慢，少数患者除坐立态外均不能呼吸，甚至不能说完一句话。肺和胸部的 X 线检查难以观察到气管腔内的病变，因此，几乎所有的气管肿瘤曾被误诊为支气管哮喘，并按哮喘治疗，直至患者出现喘鸣、呼吸困难、发绀等症状才明确诊断。徐乐天等报告的一组 50 例气管肿瘤患者，74% 的患者在明确诊断前被误诊为支气管炎或支气管哮喘，平均延误诊断时间 12 ~ 15 个月，其中有 1 例患者直到出现呼吸心搏骤停，急诊床旁胸部 X 线检查时因位置偏高、电压过高才意外发现气管肿瘤。气管肿瘤患者常见的症状是干咳、气短、哮喘、喘鸣、呼吸困难、发绀等，体力活动、体位改变、气管内分泌物均可使症状加重，恶性病变者可有声音嘶哑、吞咽困难等。气管肿瘤的另一组症状是反复发作性单侧或双侧肺炎。如果病变部位是在一侧气管、支气管交界处，即便呼吸道狭窄非常明显，也只能见到一侧肺炎。如果肿瘤位于气管，则可见到双侧肺炎。除气管梗阻症状外，持续性顽固的咳嗽也是原发性气管肿瘤的临床表现。

支气管肿瘤无论良性还是恶性，当不完全阻塞管腔时，常表现为肺的化脓性感染、支气管扩张、肺脓肿等；当管腔完全被梗阻时，则表现为肺不张。有些患者甚至在手术开胸探查后才证实支气管肿瘤的存在。

（三）诊断

气管的后前位及侧位体层摄影、气管杈体层摄影对诊断气管、支气管肿瘤有重要意义。这些检查可清晰地显示气管腔内肿瘤的轮廓、位置、范围和病变与邻近器官的关系。良性肿瘤可有钙化，基底有细蒂。恶性肿瘤基底宽，边界、轮廓均不完整。行后前位气管体层摄影时，嘱患者说"衣"，可以很好地显示后前方向的喉部以及气管全长的详情；照侧位气管像时，嘱患者做吞咽动作，能使喉部抬高，从而清晰地显示喉与气管的关系；左、右后斜位气管体层像对显示器官，尤其是支气管各主要分支的病变有很大帮助。

CT 检查对气管肿瘤的诊断有很大帮助。CT 可显示气管腔内的密度增高的软组织影，多为偏心性，气管壁增厚，气管呈不规则狭窄，大约 10% 的气管肿瘤沿气管周围生长，30% ~40% 的气管肿瘤直接累及纵隔。支气管肿瘤在 CT 上可表现为向腔内生长或向腔外浸润，引起支气管不全或完全梗阻，出现阻塞性肺炎或肺不张。根据支气管肿瘤的浸润程度，Naidich 等将其表现分为 6 种：①支气管壁显示正常；②支气管壁均匀狭窄；③支气管不规则狭窄；④支气管腔完全阻塞；⑤支气管腔内肿块；⑥支气管受压移位。

MRI 可以从横断面、矢状断面和冠状断面来重建气管的影像，因此，可给出气管肿瘤非常精确的位置、范围和浸润程度，甚至可以清晰地看到肿瘤累及的软骨数目。MRI 通过纵向弛豫时间（T_1 值）和横向弛豫时间（T_2 值）的不同成像可判断出 T_2 增强的病理性组织影像。对于支气管肿瘤，MRI 可通过气管杈的冠状面重建，更清楚地显示支气管腔内被阻塞的情况和程度。

气管、支气管肿瘤梗阻不严重时亦可行支气管碘油造影，此时可更清晰地显示管腔受阻的部位和程度。

纤维支气管镜检查可以直接观察到腔内肿瘤的形态，并可进行活检，取得病理学证据。但有些肿瘤如腺样囊性癌，其表面常被覆坏死组织，纤维支气管镜活检钳常不能取到肿瘤组织；有些肿瘤如类癌，其血运丰富、质脆，极易出血，给活检带来一定的困难；有些良性肿瘤如软骨瘤、错构瘤等，质地较硬，亦难通过活检取得组织。一般来说，对于气管肿瘤合并有明显气管狭窄的患者，纤维支气管镜检查的时间往往要推迟到手术前，甚至在手术台上行纤维支气管镜检查，以防出现紧急情况来不及处理。

在上述各种诊断方法均不能得到明确诊断时，可以采取开胸探查，直接切开气管、支气管观察病变的特点和侵犯范围，并取组织进行病理冷冻切片检查，以明确诊断。

（四）手术治疗

气管支气管外科手术的主要目的是彻底切除病变，消除梗阻，解除通气障碍，重建呼吸道。病变切除虽力求彻底，但要权衡利弊。当不能完全切除病变时，也要用简单的方法解除呼吸道梗阻，姑息性解决通气障碍。

1. 手术适应证

气管肿瘤一旦诊断明确，均应首先考虑手术切除，但气管可切除的长度有限。病变广泛者，气管切除过长，术后会因吻合口张力过大影响愈合，故手术治疗只适用于有限的患者。对症状严重、发展较快的患者，应积极解除呼吸道梗阻。病变较长，外侵明显的患者，应先行放射治疗后再考虑手术。甲状腺肿瘤侵犯气管者，原则上应一并切除，同时行颈淋巴结清扫。气管肿瘤侵犯食管时，决定手术要慎重，否则术中损伤食管将引起严重并发症。气管肿瘤并发喉返神经麻痹造成声音嘶哑或压迫上腔静脉造成上腔静脉阻塞综合征时，应为手术禁忌。如有远处转移，原则上亦为手术禁忌，但如患者呼吸道梗阻明显，严重威胁生命，亦可行简单的手术，解除气管梗阻，缓解症状。

2. 手术前准备

气管手术前应重视痰液细菌培养和药敏试验，以便选用有效的抗生素，在手术前晚和手术当天早上各用 1 次，使抗生素的组织浓度在切皮前就达到满意水平。很多患者在气管造瘘口，其实性病灶中可能有病原菌存在，故抗生素应在术后应用 5 日。雾化吸入加入抗生素既能控制呼吸道感染，又祛痰，宜在术前就开始使用，术前还应训练患者在颈前屈位进食和咳痰。

3. 麻醉

气管外科的麻醉要求保证通气，随时清除呼吸道分泌物，确保患者不发生严重缺氧和窒息，麻醉前和麻醉中应避免使用肌肉松弛药，保证术中有自主呼吸，减少通气抑制。气管阻塞严重者，宜行清醒气管插管麻醉，应准备两套气管插管和延长螺纹管，甚至两台麻醉机，即一套为常规插管，另一套为无菌气管插管和延长螺纹管，为术中在肿瘤下方切开气管将其插入远端维持呼吸使用。

气管高度梗阻的患者，麻醉应进行得缓慢、轻柔，用安氟醚吸入技术。如果气管高度梗阻，诱导也许需要很长时间，此时外科大夫应备纤维支气管镜守候在患者旁边，以防诱导过程中引起梗阻加重。如果气管病变是狭窄性的，同时气管直径小于 5 mm，应先行气管扩张。如果气管的直径大于 5 mm，气管插管应刚好达到狭窄上方，不要压迫或顶住狭窄部，否则容易加重狭窄。用较细的插管可通过肿瘤旁边进入气管远端，使患者能通过插管自如地通气。在气管外科中，高频通气是很有效的临床手段。为了减少气管插管对缝合线的损伤，手术结束时应使患者恢复自主呼吸。

4. 手术切口的选择

颈部横切口，可允许切除气管 4 cm，用于颈段气管切除。

颈纵隔切口，即颈部横切口加上胸骨上半劈开，用于胸段气管切除。大多数气管上段的病变，不论良性还是恶性肿瘤，均可通过此切口切除。全胸骨切开对气管的显露无助，切开胸骨的目的是给手术者提供手和器械工作的空间。

气管下半部的病变可通过第4肋间或第5肋床后外侧开胸切口显露，复杂的病变、体位有可能变动者，应准备颈部，右上臂悬吊并消毒，以便在手术中能放入手术野而暴露颈部，如果既往有过气管切开，横切口可帮助显露和游离气管，偶尔还需加用喉松解术。

唯一能显露气管全长的切口是，从颈部开始，沿胸骨正中，直角转向第4肋间到腋后线，这一切口可达到颈部气管前缘和喉部，如果需要还可达到隆嵴后方。

一些特殊患者，如病变范围广、既往有较大范围的局部外科手术史，准备手术切口时应注意，要使切口能从一个方向转向另一个方向，垂直的前切口有可能变为右胸第4肋间前外侧切口或后外侧切口，也许在胸骨上方加一个横行的颈部切口，偶尔，胸骨切口亦可在前胸壁宽大的皮肤桥下方，以防有需要在喉和气管之间间置皮管或经纵隔行气管切开的可能。应充分认识这些可能性很重要，以便采取相应的步骤（图8-2）。

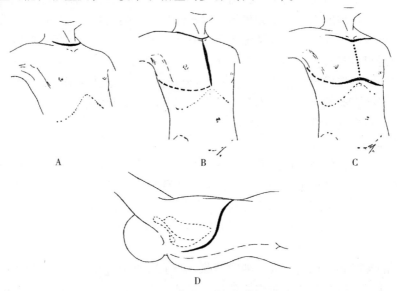

图8-2 气管节段性切除常用的切口

A. 颈部横切口；B. 颈部横切口加胸骨纵形切口，可显露气管胸上段。必要时可延长为第4肋间前外侧切口，一般可显露胸段气管的全长；C. 偶尔需要保留胸前皮瓣，准备间置皮管，可行颈部横切口和胸部经第4肋间水平切口，游离胸前皮瓣，于皮瓣下纵行胸骨切开术；D. 后外侧开胸切口

5. 手术方法

（1）气管节段切除对端吻合术。

1）上段气管节段切除：患者通常仰卧，肩下垫充气垫，使颈部能充分伸展，如果有可能行右侧开胸，则患者的体位为45°斜位。手术开始时，调节手术台，使患者处于水平位，先做一个位置较低、短小的颈部横切口，如果需要可以向下延伸做"T"形切口。

气管前方的分离应从环状软骨到隆嵴。如果近期内有炎症，无名动脉与气管前方有粘连，为了防止损伤无名动脉，游离时应靠近气管。气管后方的分离应从气管病变的下方开始，如果患者的气管插管未通过狭窄部，分离就必须特别仔细，以防引起气管梗阻。对于炎性病变，分离时应紧贴气管，以免损伤喉返神经。当病变在喉下时，更要特别注意。气管肿瘤的手术入路很多，分离多从气管侧方开始，包括气管旁组织，此处的神经必须认清，如果声带已经麻痹，可在切除肿瘤的同时将神经一并切除。

用带子在病变下方绕过气管，然后用 2-0 丝线进行侧牵引，其位置是在准备分离气管的下方不超过 2 cm 处，从病变下方切开气管，特别要注意，不要切除过多的气管，同时还要确认切除部位的气管结构。如果病变在气管隆嵴上方，为方便起见可先在病变上方横断，软性的有套囊的 Tovell 管、连接设备和螺纹管应事先准备好，以便能在需要时进行远端气管插管。气管插管不能插得太深，抓住病变向上抬起，分离下方的食管，但要特别注意不要切断含有供应血管的气管旁组织。在横断气管的近端和远端环行分离不要超过 1.5 cm，这个长度能为气管吻合提供足够的空间。

主刀医生和助手将气管上、下端的牵引线拉起，麻醉医师抬起患者的头部使颈部弯曲，如气管两断端接近并无张力，则不需要进一步分离。Mulliken 和 Grillo 等在尸检时发现，气管在被切除 4.5 cm，从前方入路在颈部弯曲 35°时，重新吻合气管，吻合口可承受 1 000 g 的张力，这一张力是吻合口可负担的较安全的水平，如 Cantrell 和 Folse 所描述的那样，这个数字是可随患者的年龄、体格而改变。在主动脉弓后和左主支气管前方的充分游离可使气管进一步松解。

如果尽量屈曲颈部气管两断端仍不能接近，可选用两种方法来处理。第一种方法是，延长切口至右侧第 4 肋间，使右肺和气管隆嵴松动，减少切口的张力，但有一定危险性，如果患者的肺功能较差，这种方法属于禁忌。在这种情况下，则采用第二种方法，游离喉部，可能对减少吻合口张力有助。Dedo 和 Fishman 通过切断甲状舌骨肌和甲状舌骨膜，拉长甲状舌骨韧带，同时切断甲状软骨的上角使喉部松解。特别要注意的是，不要损伤喉上神经或损伤患者的吞咽功能，很多患者术后有较严重的吞咽困难，但随时间可以恢复。气管切除的长度变化相当大，对于年轻的、颈部相对较长的患者，只经颈部切口而不做胸骨切开，气管切除的长度就可达气管全长的 60%，对于年迈的、气管弹性较差的患者，甚至仅切除 4 cm 气管亦感困难。

经过以上步骤，一旦证明气管两断端可以接近，就将患者的头部稍回原位，然后缝吻合线（图 8-3）。上、下切缘是吻合成败的关键，切缘要整齐，使接触面保持紧闭，纤维肌肉组织不能突入腔内，否则易产生肉芽肿，第 1 针缝在气管后壁的中线上。一般用较细的可吸收的缝合材料（4-0 可吸收缝线），能维持张力 3 周左右；丝线容易产生异物反应，促使肉芽肿形成；肠线可被吸收，并能因膨胀而塞住针孔，减少漏气。缝合线从气管壁外向腔里，全层缝合气管壁，进针距切缘 3 mm，结打在气管壁外，从后面的第 2 针开始，每针的间距约 3 mm，如遇到气管软骨环则缝透软骨，在软骨环之间的气管切缘应尽量多保留，每对缝线仔细地用血管钳夹好，呈放射状排开，安置缝线时，麻醉医师应上、下移动气管插管，以防缝住，也应避免缝针刺破插管的气囊，造成血液进入下呼吸道。

先吻合气管后方，摆好所有的缝线呈放射性排开，去除远端的气管插管，送入经口气管插管，从气管后方开始打结，最后完成吻合。

当缝好所有的缝线以后，拨拉远端的 Tovell 管，上方的气管内插管向下插入远端气管，或在两气管断端接近时，将气管插管推入右主支气管。患者颈部屈曲，并将头部固定在此位置上，主刀医师和助手同时拉起侧方的牵引线，然后打结，使气管两断端接触，但不要内翻。吻合缝线打结应从前面开始，每打一个结，就将线剪断。一般后面的结看不见，需要凭感觉。吻合口用盐水试过无漏口后，在伤口放置引流管。偶尔，将手术当中被切断的甲状腺峡部重新对合或用其他组织包在气管吻合口的前面，用带蒂的肌肉轻轻地盖在重建的气管表面。一般来说，不必特别隔离开气管吻合口和无名动脉，如果有特殊问题，可将带蒂的肌瓣置入动脉和气管之间。

图 8-3 气管重建术吻合的方法

靠近环状软骨的肿瘤不能做节段性切除，因为该处气管内腔窄小，容易损伤声带。喉返神经在甲状软骨与环状软骨之间的后侧穿入喉部，故环状软骨的后角必须保留，不能切除。如果环状软骨被切除，呼吸道失去支架，将引起声带下呼吸道窘迫，此时只能做气管造口。在环状软骨受到癌肿侵犯时，只能行全喉切除。下面这种方法值得推荐，在喉返神经穿入点以下做斜行切除（前高后低），以保存环状软骨的后部和环甲关节，将气管缝在喉部。其基本吻合技术与气管吻合技术相同，缝线应尽量使黏膜对合，上斜角要嵌在下切面的中点。

累及喉部甲状软骨下的肿瘤，一般范围较广，重建亦较难，复杂的分期进行的外科手术结果均不令人十分满意。Gerwat、Pearson 和 Grillo 描述了一期切除这类肿瘤的手术方法，即切除喉的前下部和受累气管，并用气管远端与甲状软骨进行吻合，用环状软骨后面的组织来保护喉返神经，如果肿瘤侵犯后方，就需进一步行成形术（图 8-4）。

图 8-4 肿瘤累及声门下喉部和上段气管的处理方法

A. 喉和气管可能切除的范围；B. 切除肿瘤后，尽可能保留喉返神经；C. 呼吸道重建手术完成后，患者应当在少量麻醉的控制下进行自主呼吸，并用粗线将下颌的下方缝在胸骨前的皮肤上，使颈部处于前屈 10°~30° 的位置（Pearson 头部固定法）。此缝线作为术后恢复过程中的一种保护机制，以防颈部突然移动使未愈合的吻合口受牵拉。缝线保留大约 7 日，这时早期愈合已经开始，患者亦已习惯颈部屈曲的体位，再过 7 日，患者就能自如活动。这一过程是基于临床经验，而事实也证明有效。

手术结束后，患者应在手术室拔除气管插管，所以要特别注意患者的呼吸质量。少数患者需要留置气管插管，并给予一定程度的通气支持，此时，气管插管的位置就十分重要，即使是低压套囊，也不应放在吻合口处。

2）下段气管节段切除：下段气管切除的基本手术切口是右胸经第 4 肋间或第 5 肋床后外侧切口。经此切口，气管可被切除将近 1/2 长度，松动胸内结构能使断端对合。在此过程中，不需颈部屈曲，仅通过简单的游离肺门周围和松解隆嵴处的粘连就可使下段气管移动 3 cm。另外，通过游离与大血管和心包的联系，切断下肺韧带又能获得 1 cm 长度。切断左主支气管并将其重新植在右侧的中间段支气管上，并额外加上屈颈，还能使气管移动 4.5~5.0 cm，每一操作步骤均应尽可能保留支气管血运。沿气管前面向上游离至颈部，有利于气管断端吻合。如果患者既往有气管切开史，喉部的松解所提供的长度有限，这样就需在胸部切口的基础上另加一个颈部切口。

很多经胸切除的病变位置太低的患者，远端气管插管后不能使双侧肺同时通气，此时可将气管插管推入左主支气管，用一侧肺通气。在慢性肺部疾病的患者，如果 PaO_2 监测提示不正常，就要想办法解除未通气的右肺的动脉分流。用一把阻断钳控制右肺动脉，分流就能被解除。如果由于某些原因，如术前未能认识的左肺动脉梗阻，氧合不能维持，就可用右肺通气，即用另一台麻醉机间断工作，直到气管重建完成。最后用带蒂的胸膜片包绕在吻合口周围（图 8-5）。

（2）隆嵴切除重建术：隆嵴切除和重建存在特殊的困难，这不仅是因为在手术过程中麻醉的维持问题，还因为在选择和完成吻合重建技术方面、在术后气管分泌物的清理和维持肺膨胀良好方面比较难解决。隆嵴切除重建术有以下几个基本方法。

图 8-5

图 8-5　胸段气管节段性切除，对端吻合术

A. 进入胸腔后显露气管；B. 肿瘤下方切断气管，气管插管放入远端支气管，维持通气；C. 吻合气管后壁；D. 然后转向吻合气管前壁，去除远端气管插管，将经口气管插管置入；E. 吻合完毕；F. 用软组织或胸膜片包盖吻合口

1）单侧全肺切除，隆嵴部分切除，气管成形术（图 8-6）。

图 8-6　单侧肺切除气管成形术

2）左主支气管部分切除，全隆嵴切除，气管与右主支气管端端吻合，左主支气管与右中间段支气管端侧吻合（图 8-7）。

图 8-7　气管支气管端端吻合

注　左主支气管部分切除，全隆嵴切除，气管与右主支气管端端吻合，左主支气管与右中间段支气管端侧吻合。

3）单侧全肺切除，全隆嵴切除，气管与对侧主支气管端端吻合，亦称袖式全肺切除（图8-8）。

图8-8 袖式全肺切除术

注 一侧全肺切除，全隆嵴切除，气管与主支气管端端吻合术。

4）右肺上叶切除，部分隆嵴切除并重建（图8-9）。

图8-9 右上肺叶切除，隆嵴部分切除，气管重建术

5）全隆嵴切除，气管与右主支气管端端吻合，左主支气管与右中间段支气管端侧吻合，或气管与左主支气管端端吻合，右主支气管与左主支气管端侧吻合（图8-10）。

图8-10 气管支气管端侧吻合

6）全隆嵴切除，气管与左主支气管端端吻合，右主支气管与气管端侧吻合，或气管与右主支气管端端吻合，左主支气管与气管端侧吻合（图8-11）。

7）全隆嵴切除，两侧主支气管根部侧侧吻合，重建隆嵴，切除其上端而成一个开口，与气管行端端吻合（图8-12）。

图8-11　气管根部端侧吻合

图8-12　全隆嵴切除、隆嵴重建术

A. 隆嵴切除后，左右主支气管侧侧吻合，重建隆嵴，气管与重建的隆嵴端端吻合；B. 隆嵴重建的方法，可先切除部分左右主支气管壁，行左右主支气管的侧侧吻合，根据气管的直径，切除部分吻合后的左右主支气管

　　肿瘤侵及气管隆嵴部或气管下段，或主支气管根部疑有黏膜下侵犯，但临床上考虑尚可保留肺叶或全肺者，可以行隆嵴切除重建术。

　　手术径路一般采用右胸后外侧切口，能较好地显露气管和两侧主支气管。左侧开胸因有主动脉弓阻挡，操作不便，除非切断结扎3～4对肋间动脉，将主动脉弓向前下方推开，才能显露出气管下段和隆径部。左胸径路只适用于左侧也有病变的患者。

右胸径路通过第 4 肋间或第 5 肋床进胸，切断奇静脉，纵行切开纵隔胸膜，呈露出气管和隆嵴部，将迷走神经向后推开，沿气管和左、右主支气管壁进行分离。注意保护左侧喉返神经，探查病变，明确切除范围和长度。为了精确定位，可以在膜状部纵行切开，探查肿瘤，在肿瘤下 0.5 cm 横断气管和主支气管，并向远端插入事先准备好的无菌气管插管，进行单肺通气。气管切断时，最好将软骨环间的肌肉筋膜样组织修剪，这样能使吻合口对合整齐，减少吻合切缘的肉芽组织形成。吻合前要测量两端管腔口径，切除长度和切缘间的距离，吻合口对合时，使患者颈前屈，吻合原则上应是以右侧主支气管与气管吻合，因为右主支气管口径较大，走行较直，易于对合，而左主支气管口径较细，而且与气管纵轴成角较大，与气管吻合易使呼吸道变窄成角。根据气管和主支气管口径的差异，确定针距，使之按比例均匀地排列，进针、出针尽量穿过软骨，先缝暴露最差的一方，全部挂好缝线，呈放射状排列，拔出远端支气管插管，引入经口插管，接近或通过吻合口。从左方开始先对合结扎软骨部，再对合结扎膜状部。缝合过程中，麻醉医师将气管插管上下移动避免刺破气囊或缝住插管。

气管和右主支气管对端吻合完毕后，在右主支气管的内侧面软骨环和膜状部连接处，选择与左主支气管自然接近的部位做一相应大小的切口，先缝合膜状部，再缝合软骨。一般端侧吻合口在端端吻合口的远端 2 cm 之外。最后检查吻合口是否漏气，用带蒂的心包和周围胸膜覆盖吻合口。

（3）复杂性气管重建术：对于极其复杂的患者，如气管广泛破坏或肿瘤侵犯较广、既往外科手术史所致的气管缺失等，为了重建气管，必须从第一软骨环以下就切断颈部气管，并使其带着血运放入纵隔。这种复杂的手术只能用在最棘手的情况下，即喉部松解失败。此类患者可一期行前胸双横切口，用带蒂皮瓣做皮管间置手术，皮肤管放置于功能喉和重建的气管之间，然后在胸骨后方行气管造口，皮肤管中放入塑料环，以备后期在颈部与呼吸道两端吻合时用，这一手术死亡率高，应当慎用。

目前，次全切除后的气管重建问题尚未解决，如果肿瘤侵犯喉部不得不被切除时，行纵隔内气管造口即可。对于个别患者，虽然大部分气管被病变累及，但还能保留喉的功能，这些患者仅剩 2 ~ 3 cm 长的相对正常的气管，其余部分由气管切开插管和其周围的瘢痕组织隧道构成。对一些腺样囊性癌和鳞癌患者，一般不用气管重建来解决，而采用多期皮管并上部胸骨部分移动来解决，这一过程较烦琐，有可能引起出血和吻合口瘢痕形成。在少数肿瘤患者中，临床上可应用气管替代物。

（4）全喉气管切除术：当肿瘤累及喉部同时累及大部上段气管时，临床上需行气管的根治性切除。

（5）气管开窗肿瘤切除术：气管开窗肿瘤切除术又称侧壁切除，对病变局限的、基底部宽的良性肿瘤，或低度恶性肿瘤比较适合。对遗留的缺损，可将上下缘拉拢缝合。气管壁切除 4 cm 以下时，一般均可直接缝合，张力不大，术后也不致狭窄，亦不会造成成角畸形。可使用丝线，单针间断或褥式外翻间断缝合，亦可使用带缝针的无创伤不吸收性合成材料缝线，以减少组织反应，减少肉芽肿形成。

如切除肿瘤后缺损为长形，不能上下拉拢缝合，而纵行缝合可能造成管腔狭时，则需使用气管替代物进行修补。气管替代物包括阔筋膜加心包，阔筋膜加胸膜，阔筋膜加皮肤，也有用带蒂的肋间肌加胸膜，还有使用 Marlex-Mesh 加带蒂的心包。

（6）气管肿瘤局部刮除术：有些气管肿瘤由于临床上的延误诊断，患者在就诊时表现为严重的呼吸道梗阻，病情危重。因此，简单而有效地疏通呼吸道是外科手术的首要目的。局部刮除气管肿瘤，也不失为治疗气管肿瘤的一种有效的方法，尤其是对气管良性或某些低度恶性肿瘤更是如此。特别注意，在局部刮除气管内肿瘤时，要强调电灼肿瘤基底部，这样能很好地止血，并杀伤其根部残余的肿瘤组织。操作时注意不能过度电灼，以免造成气管壁的穿孔、坏死。如果是气管低度恶性肿瘤，术后应辅以放射治疗，效果满意。

6. 术后处理

气管手术以后保持呼吸道通畅十分重要，室内空气应保持一定湿度，可用雾化吸入帮助患者排痰，如痰液黏稠阻塞支气管，可用纤维支气管镜冲洗吸痰。一般尽量不做气管切开，以免增加创伤和感染的机会。患者进食饮水要慢，以免误吸。术后患者采用颈前屈位，保持 10~14 日，以后逐渐活动，增加伸展程度，但应避免仰头，防止造成吻合口的张力，3 个月后头部方可自如活动。

术后激素的应用，一般主张短期、中剂量，有扩张支气管、减轻水肿、减少肉芽组织及瘢痕形成的作用。用法是地塞米松 5~10 mg，每日 1~2 次，或氢化可的松 100 mg，每日 1~2 次，静脉滴注，5~7 日后逐渐减量，3 周内停药。

术后远期如有反复刺激性咳嗽伴咯血，应考虑吻合口线头刺激或肉芽出血，可在纤维支气管镜直视下拔除线头或电灼肉芽肿止血。如果吻合口瘢痕形成造成吻合口狭窄，可在高频通气下，行球囊狭窄部扩张，或置放记忆合金气管支架。

（五）气管外科中的特殊问题

1. 气管切除的安全长度

气管节段切除对端吻合术是治疗气管肿瘤最理想的方法，但是气管可切除的长度有限，切除过长将导致吻合口张力过大而影响愈合。1961 年，Michelson 提出气管可以切除的长度为 4~6 cm，若充分游离下肺韧带和将左主支气管切断，可多切除 2.5~5.0 cm，使总的切除长度达 6~10 cm，此时将气管两端进行吻合，其吻合口需承受约 0.45kg 的张力，同时也注意到，年龄超过 50 岁的患者气管的活动度仅是 30~50 岁年龄组患者的 1/2。1964 年，Dignan 等提出气管下半段的游离方法可分为 3 个步骤：①游离右肺门并切断下肺韧带，可增加切除气管长度约 3 cm；②心包内游离肺静脉的附着处，可增加 0.9 cm；③左主支气管切断并移植至右中间段支气管，可增加 2.7 cm。应用这些步骤，可使气管切除的总长度达 6.6 cm。1968 年，Mulliken 和 Grillo 在颈部屈曲 15°~30°，经颈纵隔切口游离气管前后方，保留侧面包括血管的软组织，切除气管 4.5 cm，如果再开胸游离右肺门可多切 1.4 cm，切除气管的总长度达 5.9 cm。1969 年，Fishman 应用喉松解术，即将舌骨与甲状软骨间的甲状舌骨肌及其韧带切断，可使喉下降 2.0 cm，又增加了气管的可切长度。

气管长度随身长而异，临床上应用气管切除对端吻合术，在考虑所能切除的气管长度时，必须根据具体对象，制订手术方案。老年人气管弹性减退，可切除长度相应减少；而年轻人则可适当延长。颈部的位置亦十分重要，当颈部后仰，气管的隆嵴部可达胸骨柄和胸骨体的交界处，而颈部前屈时，气管几乎全部退入纵隔。

2. 继发性气管肿瘤的外科处理

喉癌可直接侵犯上部气管，治疗这类肿瘤可采取根治性切除肿瘤，同时在近气管隆嵴处行远侧气管切开。喉癌术后在气管切开处复发较少见，多数复发由淋巴播散所致。

支气管源性肿瘤，特别是起自主支气管的肿瘤可以侵及气管，也可累及纵隔淋巴结，当支气管源性肿瘤侵及气管壁时，一般是不能用外科方法根治的。有些患者在接受了不恰当的手术方式来治疗主支气管源性肿癌后，还需延期行隆嵴切除术。

食管癌可侵及气管壁，食管气管瘘往往由于食管癌直接侵蚀或坏死所致，而临床上更为常见的是食管癌侵及气管壁后，采用放射治疗致使其发生坏死所致。食管癌切除同时行气管切除，术后辅以放射治疗在临床上较少采用。有一种情况可应用术后放射治疗，即食管病变能被完全切除，最后仅留一小块与气管粘连的部分，虽然这样可以控制局部病变，但远处转移和复发仍较常见。

气管外科所要治疗的常见继发性肿瘤是甲状腺恶性肿瘤，甲状腺滤泡样癌，甚至甲状腺乳头样癌等均可侵及气管。如果甲状腺肿瘤引起气管梗阻或是在甲状腺切除术中发现肿瘤侵及气管，理想的治疗方式是在初次手术中或尽快行二次手术切除受累的气管节段。Grillo 对大量的甲状腺癌侵及气管的患者进行了治疗，在初次手术中侵及气管的甲状腺肿瘤被剔除，术后复发，有些患者的手术切除完全是姑息性的，但还能维持很长的生存时间，然而，在患者术后接受了针对残余肿瘤的高剂量放射治疗后，进一步手术切除气管就成为禁忌证，因为放射治疗不利于气管的愈合。

其他能侵及气管的肿瘤还包括头、颈部肿瘤的转移，侵及纵隔的乳腺癌和纵隔淋巴瘤，这些通常均不是行气管切除的适应证。

（六）治疗结果

气管、支气管肿瘤的预后与组织病理形态有重要关系。鳞状上皮细胞癌发展较快，向周围浸润生长，影响呼吸和进食，预后较差；腺样囊性癌、类癌等发展较慢，恶性程度低，呈浸润生长且可转移，但带瘤生存时间长，预后尚好；支气管乳头状瘤属良性，但有多发和复发的特点，临床上处理较复杂，需特别注意；神经纤维瘤属良性，预后好，但亦可局部复发；间质组织的肿瘤如软骨瘤、毛细血管瘤和错构瘤，预后好，局部切除即可治愈。

Grillo 近期报道 198 例原发性气管肿瘤，在接受一期气管下段切除并气管重建的气管鳞状上皮癌患者中，20% 在术后 2 年内尚存活，但 1 例在切除后 1.5 年内复发，另 1 例在肺部和舌部出现两处鳞癌。在这组患者中，气管腺样囊性癌 80 例，其中 50 例接受了气管节段切除术和隆嵴成形术，其 5 年和 10 年生存率分别为 66% 和 56%，这组患者的切除残端阳性率为 8%。患原发性气管肿瘤的患者，除了鳞癌和腺样囊性癌，无论是良性肿瘤还是低度恶性肿瘤，在接受切除之后的随访时间里均全部存活。

徐乐天等报告 50 例原发性气管、支气管肿瘤，其中 3 例鳞状上皮细胞癌，分别在探查性手术后 1、4、6 个月内死亡，在这一组中，腺样囊性癌患者均接受局部刮除术，电灼气管壁和肿瘤基底部，术后辅以放射治疗，其 5 年生存率为 75%，10 年生存率近 50%，其中有 2 例分别于术后 4 年半和 5 年复发，经再次手术刮除肿瘤，其中 1 例已在二次术后生存 9 年。

腺样囊性癌的病程长，故对此类患者的术后随访应当延长到 20 年的时间。

继发性气管肿瘤患者无明确的治愈间期，然而，甲状腺癌侵犯气管的患者其缓解期可延长至 6~8 年。

从以上这些结果可以得出以下结论：①切除气管的良性原发性病灶和低度恶性肿瘤可以得到相当满意的缓解和较高治愈的可能；②如果一期切除并行气管重建，气管的鳞癌和腺样囊性癌可得到明显的缓解和最好的治疗机会，但常常要加用放射治疗；③继发性肿瘤累及气管，进行气管切除和重建，在认真选择的患者中可得到较好的缓解，其主要对象是低度恶性的甲状腺癌。

（陈　瑞）

第二节　气管支架

支架是一种人工的移植物，目前，已经成为介入治疗的重要工具，广泛应用于血管、食管、胆道以及呼吸道等管道系统的狭窄性疾病。气管腔内放置支架对于中央性气道阻塞的部分患者起到了解除症状、延长无症状生存期及改善生活质量的良好效果。有的患者短期内应用气管支架即可缓解症状，有的患者则需要永久性的留置支架才能维持气道通畅。对于气管良性狭窄不适合手术治疗，或手术及其他方法治疗又狭窄者，多采用短期内放置支架的方法。而气管或纵隔恶性肿瘤造成外压性狭窄不适合手术治疗，或采用过硬质支气管镜的机械去除、冷冻或激光治疗失败者，气管内置入支架可能是唯一的治疗选择。

一、气管支架的产生与发展

无论是良性疾病还是恶性肿瘤所致气道阻塞发展到严重狭窄时，将出现气短、喘憋，甚至呼吸衰竭等。患者常继发反复发作的阻塞性肺炎。为了抢救生命，早年人们就开始试用支架来维持气道通畅。

20 世纪 20 年代，耳鼻喉科专家 Ivanov 应用红色橡胶 T 形管治疗喉和气管的瘢痕狭窄。1952 年，Harkins 在 1 例恶性肿瘤引起气道狭窄的气管内放置一个管形金属支架，并获得成功。1965 年，Montomery 设计出硅酮胶 T 形管状支架，用于治疗声门下气管狭窄，并曾作为气管损伤、气管狭窄治疗的重要手段。1982 年，Westoby 在硬支气管镜直视下将 Y 形硅胶支架置入支气管腔内，Y 形支架可以骑跨于隆突上，用于隆嵴及主支气管病变优于 T 形管。1989 年，Cooper 为 11 例气管恶性肿瘤患者置入硅酮胶管状支架解除梗阻，为 36 例气管、支气管良性疾病患者，术前、术后放置支架防治气道塌陷，使 T、Y 形管支架广泛用于临床。20 世纪 80 年代末期，法国 Dumon 医生对 T 形管的改进做了大量试验，并在 1990 年公布了他的 Endoxane 支架（后来人们称之为 Dumon 支架）临床应用成果。该支架是在直筒支架的外壁增加了规则排列的小钉状物，从而促使支架与气道黏膜结合，增加了支架在气管内的稳定性。另外，还发明了一种专用的支架引入系统，便于支架通过硬质支气管镜置入。目前，临床上应用最多的聚硅酮支架是 Dumon 支架。

气道金属支架是由血管支架衍生而来。20 世纪 80 年代早期，血管自膨胀或球囊扩张支架在冠心病的治疗中取得了巨大成就，而后该型支架应用于食管及胆道的狭窄性疾病，又逐步改进应用于气道。但是气管不同于血管、食管、胆道，管壁主要由 C 形软骨部分和膜部构成，目前使用的管状支架，不能模仿出气道的自然结构。然而，气道中心阻塞病变已改变了气道的正常结构，支架置入后仍取得了肺功能改善的效果。

二、气管支架的种类

气管支架主要分为三大类，即非金属支架、金属支架及两者兼有的混合型支架。

（一）非金属支架

目前临床所应用的非金属支架几乎都是聚硅酮材料制成。聚硅酮橡胶是一种合成橡胶，出现于20世纪40年代，该材料具有胶质性、强韧性、高温稳定性及防水性等特征，是重要的工业原料，并且很适用于制造医用置入体，如移植物、支架等。非金属支架中Dumon支架在临床应用最为广泛，具有如下优点：①病变治愈后，支架容易取出；②支架可预先制成各种形态和口径；③直视下置入，可堵塞食管气管瘘。缺点是：需要在全身麻醉下操作，易发生黏液堵塞。常用的聚硅酮支架有以下几种。

1. Montomery T形管支架

20世纪60年代引入临床，需要气管切开将支架放置在气管内，用于缓解声门下及气管中部狭窄。T形支架有多种型号，外壁直径10 ~ 16 mm，也备有儿童型支架，外径6 ~ 9 mm。还有气道腔内支加长的T型支架，如果有必要，气道腔内支也可以截断使用。

2. Hood支架

Hood支架是一种较短、直管式的不需要进行气管切开置入的支架。近端有一个增粗部分，用于防止置入支架移位。这种支架型号很多，包括不同长度和外径型号的支架。厂家根据用户需求也可生产气管、支气管的Y型支架。

3. Dumon支架

Dumon支架为一种外壁规律分布着钉状突起物的管状支架。支架外壁的突起可紧紧嵌入气道黏膜，但又不至于引起气道壁出血、坏死、穿孔及感染等。另外，突起与气道间产生的间隙可以通气。支架可用一种专门设计的支架置入系统放置，操作很方便。有多种类型的支架，长度30 ~ 60 mm，直径10 ~ 16 mm。厂家根据客户需要可生产各种类型特殊支架，如锥形支架、分叉性支架、有侧孔的支架等。

4. Reynders支架

Reynders支架是一种经过热成形合成制作的柱状支架，外壁上的螺旋线样结构可以保持支架置入后不易移位。该支架比其他类型的聚硅酮支架更坚硬，只有外径17 mm一种规格，需用硬质支气管镜放置，临床应用经验不多。

（二）金属类支架

早期金属支架由不锈钢或银等材料制成，目前多采用钛镍系形状记忆合金。这种材料具有强度高、耐腐蚀、无毒性、组织相容性好，且有记忆效应，能在0 ~ 10 ℃时变软，可被塑形，在30 ~ 35 ℃时变形还原。金属支架有如下优点：①放置容易，不需要全身麻醉；②管腔较大，对气流影响小；③支架随气管扩张，很少发生移位。气管黏膜上皮可大部分覆盖支架管腔。但是，支架一旦置入很难再取出。缺点是：①网状支架置入后，肿瘤或肉芽组织可经支架壁的网眼长入发生再狭窄；②支撑强度不及聚硅酮支架。

金属支架分为带膜支架和不带膜支架。带膜支架衬有被膜，可防止肿瘤或肉芽组织穿过网眼生长而发生再狭窄，但增加了管腔内分泌物滞留和感染的机会。目前，临床应用的金属支架均具有一定的膨胀性。自膨胀性支架以镍钛合金支架的膨胀性能最好，置入体内后自膨胀恢复到原有设计状态。另外一种是球囊扩张性支架，支架放置在狭窄的气道部位后，用球囊扩张使其直径达到理想的标准。但由于管壁增厚、肿瘤及周围组织粘连等原因，实际扩张效果较难达到理想的直径。常用的金属支架有下列几种类型。

1. Gianturco 不锈钢膨胀支架

Gianturco 不锈钢膨胀支架是用不锈钢丝绕成锯齿状网的管形支架。直径有 15 mm、20 mm及 30 mm 3 种。支架的近端和远端有外向型挂钩，使其固定于气管壁上。亦有不同型号的带膜支架可放置于气管或食管，用于治疗气管食管瘘。

2. Strecker 支架

Strecker 支架是由钽丝编织而成的网管状气囊扩张支架。导丝很细，通过纤维支气管镜置入，可把支架置入很细的狭窄处。膨胀前直径为 6.0 ~ 7.4 mm，膨胀后 8 ~ 20 mm，膨胀前后长度无明显变化，直径有 20 ~ 80 mm 不同型号。该支架配有专用的递送导丝，经硬质支气管镜和纤维支气管镜放置。新产品有更小型号的支架和带膜支架。

3. Wallstent 支架

Wallstent 支架是由单根镍钛合金丝交叉编织的网管状支架，柔韧性好，对气管的剪切力小，极少引起管壁破裂。膨胀后长度变化较小，置入后允许用球囊扩张支架与管壁。

4. Ultraflex 支架

Ultraflex 支架为镍钛合金网管状支架，与 Wallstent 支架编织方法不同，其柔韧性更好，能适应各种管腔，但对管壁支撑力不如 Wallstent 支架。膨胀前直径为 6 ~ 7.4 mm，膨胀后直径为 8 ~ 20 mm。该支架配有专用递送导丝。新产品有更小型号的支架，也有带膜的支架。

5. Airway Wallstent 支架

Airway Wallstent 支架是带膜的 Wall 支架，带有聚氨脂包膜。膨胀性能良好。有不同型号，展开直径有 12 mm、14 mm、16 mm、18 mm 4 种，长度有 25 mm、30 mm、45 mm、60 mm 4 种。有 2 种支架置入工具：一种为可屈曲管状传送装置，可把支架压缩变长后安放在传送器上，可在透视下放置。另一种为硬质性传送器，由一种特殊的硬质支气管镜置入。用于封闭瘘口或较细的狭窄。

6. 国产镍钛记忆合金支架

国产镍钛记忆合金支架具有多种规格，也有带膜产品。备有支架置入器，可在纤维支气管镜下放置，效果良好，价格便宜。是较适合我国国情的气道支架。

（三）混合型支架

1. Novastent 支架

Novastent 支架是硅酮支架的改进型，该支架由含有较小的镍钛合金环和硅酮薄片组成。支架两端外壁上有硅酮带，用以防止支架置入后移位。放置后可自行膨胀至所设计的直径。该设计弥补了 Dumon 支架抵御高强度压力不足的缺点。该支架需要在全身麻醉下借助硬质支气管镜放置。

2. Rush 支架

Rush 支架是 Y 型聚硅酮支架的气管前壁及侧壁段有马蹄铁形的钢质支撑架，支气管、隆嵴段为聚硅酮。支架相对柔软，形成类似气管的空气动力学作用，便于气管分泌物的排出。该支架需在特殊设计的硬镜下放置，价格较高。

三、气管支架的适应证

放置气管支架的目的是维持气管一定的口径，保障通气，保持正常的肺功能。故对于各种造成气管口径缩小，不能维持正常通气功能的气管狭窄，采用其他方法不能治疗或不适合治疗时，均可采用支架治疗。恶性肿瘤不适合手术及其他方法治疗时，置入支架可以维持通气，延长生命。良性气管狭窄的治疗原则是，无论在什么时候，只要手术治疗可行，则予以手术治疗。相当一部分良性狭窄的患者对激光、扩张疗法反应良好。良性气管狭窄置入支架在解决气道通气的同时，更应关注置入后的远期疗效，多主张选用能取出的支架，特别是对于预计生存期较长的年轻患者。

（一）恶性疾病所致的气管狭窄

（1）气管恶性肿瘤、纵隔内淋巴转移或纵隔肿瘤造成气管外压性狭窄，而又不适合手术治疗者。由于气管黏膜正常，受压部分气管置入支架膨胀后，仍能发挥正常作用，疗效较好，而且支架造成的并发症不多。

（2）恶性肿瘤浸润气管壁，向腔内生长造成狭窄，而不适合手术者。对于肿瘤病变可先采用激光、冷冻、放射治疗，而后在原阻塞部位放置支架，维持气道的连续和通畅。放入支架后应继续接受气道内、外放射治疗，以维持疗效。

（3）气管肿瘤或食管肿瘤并发气管食管瘘，不适合手术治疗者，采用带膜支架置入可封堵瘘口。

（二）良性疾病所致的气管狭窄

1. 结核

气管内膜结核造成的狭窄是良性狭窄的常见原因，但发生率远低于支气管部位。患者多有结核病史并经过系统的抗结核药物治疗，在治疗后期或给药后逐渐出现呼吸困难，纤维支气管镜检查发现气管狭窄，狭窄可通过手术或置入支架获得良好的治疗效果。

2. 气管插管或切开

由于气管导管对气管壁的长时间压迫造成气管壁缺血、溃疡、软骨损伤，或急诊情况下插管造成创伤，愈合过程中肉芽组织增生或瘢痕形成导致狭窄。

3. 创伤

复杂的气道撕裂伤在愈合过程中形成瘢痕狭窄。气道热烧伤、化学试剂腐蚀、放射性损伤等造成气管狭窄。

4. 气管软骨软化

多见于手术中发现的局部气管软骨软化，如巨大甲状腺长期压迫，这种情况应在术中切开气管放置支架。少见的疾病有气管淀粉样变、多发性气管软骨炎、气管囊性纤维性骨炎等。

5. 气管食管瘘

导致气管食管瘘的良性疾病见于食管憩室炎、食管化学烧伤、食管结核等。

6. 其他

少见的气管狭窄原因有气管炎性肉芽肿、韦格纳肉芽肿、纵隔纤维化和肺移植后的气管吻合口狭窄等。亦有报道由于不同原因的肺动脉高压造成气管外压性狭窄。

（三）气管狭窄的预防性治疗

（1）术中出现气管管壁大块缺损者，可采用气管周围组织修补，为防止成形部位塌陷、狭窄，气管腔内可短期内留置支架。

（2）自体组织再造气管手术为适应气管内压差变化，防止再造气管塌陷，常在腔内暂留置支架。

（3）气管袖状切除术后吻合口部分裂开，因局部张力强，往往不适合再手术吻合。放置支架既能够封堵吻合口瘘，又具有防止肉芽组织向腔内生长造成狭窄的作用。

四、气管支架的放置方法

置入支架前首先通过胸部 X 线摄片、CT、MRI 及纤维支气管镜测量患者气管的长度、口径，确定病变的部位、范围，病变下缘到隆突和支气管开口处的距离，病变上缘到声门的距离，以选择合适的支架。在纤维支气管镜检查时要了解狭窄状况，将纤维支气管镜小心的通过狭窄处，或在局部轻轻扩张后进入。

采取的麻醉方法主要是全身麻醉和咽部喷雾麻醉。用硬质支气管镜置入支架时应采取全身麻醉；在纤维支气管镜下操作可采用咽部喷雾麻醉。在支架置入过程中会出现气道完全阻塞失去通气作用，患者表现为通气功能暂停。所以，为防止意外，操作时必须采取适当的措施，保证通气和氧合，同时应由训练有素的护士及技师协助。对声门下重度狭窄者，应备好气管切开包。置入支架开始前应加深麻醉，并吸入高浓度氧气以提高血氧饱和度。

气管支架置入主要采取 3 种放置方法：用硬质支气管镜放置支架、用纤维支气管镜放置支架和手术切开气管放置支架。

（一）用硬质支气管镜放置支架

1. 放置聚硅酮支架

放置聚硅酮支架前先用纤维支气管镜吸出气道内的分泌物及坏死组织，然后用一种特别设计的支架置入工具放置支架；也可以用气管插管或引流导管做推进杆来完成；或把支架套在硬质支气管镜的斜面末端，把硬质望远镜置于气管管腔内，达到适宜位置后，再推动望远镜把支架放置在狭窄部位。放置支架的两端应超出狭窄边缘 1 cm 左右，以防止肿瘤或肉芽组织过度增生造成再狭窄。支架放置后注意纠正位置，勿偏斜。如果支架扩展不全，则可用较小口径的硬质支气管镜或气囊导管进行扩张。有时支架处于不全扩张状态，在 24～48 小时后可逐渐展开。最好选择能置入的最大直径支架，这样可减少支架移位，如发现置入支架过小，不能很好固定在狭窄处，应及时更换。支架置入完成后，再进行一次纤维支气管镜检查，明确气道是否完全通畅、开放，有无出血，待患者血流动力学稳定后，拔除硬支气管镜，术后近期内给予糖皮质激素、抗生素治疗。

2. 放置球囊扩张式支架

球囊扩张式支架通常在硬质支气管镜下放置。插入硬质支气管镜后接呼吸机机械通气，通过硬质镜置入纤维支气管镜至狭窄部位，经纤维支气管镜送入金属导丝。借助导丝导入带球囊的支架至狭窄部位，定位准确后扩张球囊、膨胀支架。支架膨胀的全过程可在纤维支气管镜直视下进行。支架膨胀满意后，球囊减压、去除。再用纤维支气管镜观察，管腔畅通则完成操作，如远端仍有狭窄可再补加支架使管腔通畅。

（二）用纤维支气管镜放置支架

1. 放置直管式支架

对不适合采取全身麻醉的患者，可采用纤维支气管镜放置直管式支架。放置支架前应先对气管狭窄进行扩张。先把气管插管或引流管作为支架推进器套在纤维支气管镜上，再套入支架，用一根丝线系在支架远端，用于调整支架位置，该丝线附在支气管镜上。经口腔插入支气管镜，进镜到合适位置时，把支架推入狭窄处。支架位置稳定后，再用纤维支气管镜检查，明确支架位置是否妥当，支架过浅或过深均可用推进器和丝线再调整。支架位置合适后，退出纤维支气管镜、推进器和丝线。

2. 放置自膨胀式支架

放置自膨胀式支架前，多经鼻腔插入纤维支气管镜，在 X 线监视下根据纤维支气管镜进入的深度进行气管狭窄部位近端和远端体表定位。将自膨胀式支架放于 0 ℃冰水中使其变软，再沿导丝在 X 线监视下将支架送至狭窄部位。支架遇热膨胀后，再用纤维支气管镜观察支架是否膨胀良好。该方法简单、费用低，但对患者刺激较大，部分患者咳嗽反射强烈，易导致定位不准确，有一定危险，需引起高度重视。

（三）手术切开气管放置支架

1. 颈部气管切开放置支架

适用于聚硅酮 T 或 Y 形支架。因 T 形支架的一侧支需要经颈部气管切开处引出。多在局部麻醉下切开气管置入 T 形支架，可用止血钳先送入较长的一支，再折曲置入另一支（图 8-13）。

图 8-13　T 形支架置入法

A～D　顺序置入

2. 经颈纵隔或右侧剖胸气管切开放置支架

对于气管下段、隆嵴部肿瘤向腔内生长造成严重梗阻的患者，放置支架特别是采用不能回缩的聚硅酮支架，有出血和造成窒息的危险，如不能采用硬质支气管镜放置，可进行手术切开气管放置支架。该方法最大优点是，能在直视下切除肿瘤的同时放置支架，部位可靠，安全性好。对于手术中证实不能切除的气管肿瘤，可在切除气管腔内肿瘤部分后，留置支架，减慢发生再狭窄的进程。

支架置入后注意临床观察，定期进行胸部 X 线及纤维支气管镜检查，以便及时发现支架移位、肺不张或阻塞性肺炎。对痰液阻塞、肉芽组织过度生长、肿瘤长入等情况及早进行处理。支架置入后，嘱患者每日用生理盐水雾化吸入湿化气道，采用超声雾化方法更好，以减少气道分泌物阻塞，并能够增强呼吸道黏膜清除痰液的能力。

五、气管支架的并发症及处理

据文献报道，气管支架置入的并发症发生率为 10% ~ 20%，少有死亡的报道。

（一）术后近期并发症

1. 咯血

置入支架后患者会因为支架处气管黏膜撕裂，出现咳痰带血或小量咯血。咯血多在 1 周内消失，如发生反复性多量咯血，应进行纤维支气管镜检查，并采取止血措施。

2. 气胸或纵隔气肿

置入支架后患者喘憋症状很快好转，如果患者出现呼吸困难再加重，应考虑到发生气胸的可能。进行胸部 X 线检查可发现胸膜腔内积气，一般积气量较少。积气量较多或患者呼吸困难明显时应进行胸膜腔穿刺或胸腔闭式引流。纵隔气肿的发生率要高于气胸，因气管撕裂处的纵隔胸膜多保留完整，表现为胸骨上窝、锁骨上区皮下气肿，气体可在几天后自行吸收。严重的纵隔气肿，患者呼吸困难，颈、颜面部甚至胸、腹部皮下多量积气，急救的方法是在胸骨上窝、锁骨上区皮下切开减压，同时吸氧，应用抗生素。预防的方法是对于较严重的浸润气管壁的肿瘤，宜选择直径较小的支架。

3. 支架移位

支架移位与选择支架过小、长度不足、未超出狭窄部位两端等因素有关。病情允许应在纤维支气管镜下观察，进行支架位置调整或补加支架。

4. 心力衰竭

心力衰竭与长期气道狭窄，置入支架时引起缺氧时间过长，全身麻醉后心脏负荷增加有关。术后维持机械通气、抗心力衰竭治疗多数能够治愈。

5. 支架置入后再狭窄

多见于肿瘤患者，支架置入 48 小时内，因支架膨胀后压迫肿瘤组织，造成坏死，局部分泌物滞留堵塞支架。纤维支气管镜下检查发现支架表面覆盖一层厚的白膜状坏死组织并堵塞管腔，应紧急疏通支架内腔，改善通气。

（二）术后远期并发症

一般指置入支架 2 周以上发生的并发症，发生率高于近期并发症。

1. 支架移位

使用聚硅酮支架其移位发生率明显高于金属自膨胀支架，原因如下。气管肿瘤病变的发展，造成支架近端或远端形成再狭窄，挤压支架造成移位；部分恶性肿瘤化学治疗或放射治疗后体积缩小，支架也可以发生移位；无论良性肿瘤还是恶性肿瘤患者，剧烈、持续咳嗽均可以引起支架移位；另外，支架型号选择不对也是支架移位的常见原因之一；一般良性非肿瘤性气道狭窄比肿瘤性气道狭窄更易发生支架移位，这可能与肿瘤生长的挤压固定作用有关。支架移位一般不会立即危及生命。向远端移位，可造成狭窄复发或阻塞一侧支气管影响通气；支架向近端移位可出现咳嗽、声音嘶哑及失音等。有时支架被咳出或卡在声带之间，此时应立即用硬质支气管镜或纤维支气管镜进行处理。发现支架移位，可进行复位，复位不成功时取出支架，需要时再置入，或更换其他类型支架。对于部分声门下狭窄，需要放置聚硅酮支架的患者，因为支架不易固定，采用缝线外固定，这是一种防止支架移位的理想方法。

2. 支架腔内肉芽或肿瘤组织生长

支架腔内肉芽或肿瘤组织生长主要发生于金属网状支架。增生的肉芽、肿瘤组织可通过支架壁上的网眼向管腔内生长，形成新的狭窄，尤其在继发感染情况下更易形成肉芽组织。使用金属带膜支架或聚硅酮支架亦可在支架两端形成肉芽肿，而且易发生分泌物潴留。当肉芽组织形成后，应用激光、电灼等消融技术可有效地去除这些多余组织。对于肿瘤过度生长者，镜下去除肿瘤，再配合管腔内放射治疗，效果较好。部分患者可采取再置入一个更大型号的支架来解除梗阻。

3. 支架远端分泌物阻塞

气管腔内置入的支架影响局部气管黏膜纤毛上皮运动和气道的舒缩功能，不利于分泌物的排出，可出现支架管腔被黏液性或脓性分泌物阻塞，同时可伴有支架远端气道、肺内炎症。其中以聚硅酮和带膜金属支架为多见。如果患者年龄大、肺内病变严重、肺功能差，则分泌物更难排出。因此，对于排痰无力者，尽早用纤维支气管镜吸痰，同时应用抗生素治疗。为了预防分泌物引起气道阻塞，应鼓励患者咳嗽，经常雾化吸入湿化气道。

4. 出血

支架的两端与气管黏膜摩擦，可引起咯血，一般量较小。而支架压迫周围大血管造成侵蚀、糜烂，可发生大出血，十分凶险。其中以金属支架发生率高，与选择的支架型号过大有关。该并发症死亡率极高，临床上只能预防，放置金属支架时宜选用型号相对小的金属支架，以减少支架过度膨胀造成对气管壁的损害。

5. 瘘管形成

瘘管形成与支架本身压力、感染、病变发展等有关，多见于金属网状支架。对瘘管多采用局部搔刮、瘘管切除等治疗措施，但有些患者因支架作为一个感染源存在，长时间不能治愈。

六、总结

用支架治疗中心性气道狭窄已经是一种比较成熟的技术，是较为安全、简便、有效的治疗手段。但是，术后并发症发生率仍较高，有些并发症很难预防和处理。作为一种介入治疗技术，操作技术娴熟，适应证及支架选择合适，将会减少并发症的发生。支架对于造成气道狭窄的良性与恶性疾病的治疗目标有所不同，疗效差异较大。气管良性疾病所致气管狭窄不适宜手术治疗，或采用支架置入治疗能够达到满意效果者，放置支架时不仅要改变气道狭窄，而且应考虑到远期疗效和并发症等。需要短期内放置者，应使用易取出的聚硅酮支架或带膜金属支架。恶性疾病所致的气管狭窄，放置支架的目的是挽救生命，提高生存质量。放置支架后配合腔内照射治疗，可获得较满意的效果。另外，对于恶性肿瘤所致的气管狭窄，也有成功使用具有放射功能金属支架的报道。随着临床应用气管支架病例的增多，临床经验的不断积累，以及新材料和新工艺的不断问世，将会有更多类型、适合于不同气道疾病的支架出现，以满足临床的需要。

（陈澜涛）

第三节　人工气管

成人气管自环状软骨下缘至隆嵴，长 10~13 cm。气管因肿瘤或其他病变需要行环形切除时，一般认为气管切除长度，成人不超过气管全长 1/2，儿童不超过 1/3。成人气管切除 4 cm 以内，行端端吻合较为安全，而切除超过 6 cm，则需要用替代品来重建气管。气管替代品的研究与应用已经历 50 余年，采用的替代材料和重建方法繁多，但各种方法均存在一定问题，术后并发症较多，常见的有吻合口裂开、继发感染、狭窄、替代气管移位、塌陷、继发大出血等。目前，对这些并发症尚无有效的防治方法。气管替代材料大致分为 3 类：自体组织再造气管、人工气管和气管移植。

一、自体组织再造气管

（一）自体组织再造气管的研究

气管是由 C 型软骨环、环状韧带和膜部组成的管道，其功能主要是气体流通。气管的长度可随颈部屈伸而缩短与延长。管腔内压力亦随呼吸出现压差变化，管腔口径随之增大与变小，这种变化在深呼吸时更显著。气管的软骨环是管壁的支架，主要起到防止气管塌陷和过度膨胀的作用；环状韧带在气管伸缩功能上发挥主要作用；膜部主要参与气管口径的变化。机体除支气管与气管相似外，无其他组织在结构与功能上与气管类同，所以采用自体组织替代气管往往需要经过整形，再造成为保证气体流通的管道。到目前为止，所选用的自体组织有筋膜、心包、硬脑膜、食管、肠管、软骨、皮瓣、肌皮瓣等，或采用复合的组织瓣，如肋骨骨膜肌瓣，空肠附加软骨环，空肠复合金属网等。

1964 年，Bryant 应用心包再造气管，置换了 3 cm 长的气管，10 只动物 5 只存活，术后再造气管塌陷、狭窄，需要支气管镜定期扩张维持生命。

1987 年，Eckersherger 等用犬的肋软骨片和肋软骨膜环绕在硅酮胶管上，形成内带支架外加大网膜包裹的管道替代气管，6 个月后新的气管壁稳固，用内镜将硅酮胶管取出，初步实验结果尚称满意。

1990 年，Letang 等用犬自身带血管蒂的小肠替代气管，腔内留置硅酮胶管支架，术后 2 周取出。取出后，短期内未见吻合口狭窄及肉芽组织形成。同年 Kato 及 Ryoichi 等分别报道用带血管蒂的颈部食管间置于气管缺损部位重建气管。术后吻合口愈合良好，无肉芽组织生长。他们认为用食管替代气管其抗负压作用优于肠管。

1997 年，殷洪年等应用肋间肌肌瓣环替代胸段气管，实验获得成功，但替代气管长度较短，术后发生狭窄率较高。

1998 年，Pedro 应用小肠外固定游离成形的肋软骨替代气管，实验获得初步成功，但术后短期动物死亡率高达 40%。

2000 年，张旭等用犬的带血管蒂的肋骨肌瓣环替代胸段 5 cm 长气管，其中修整的肋骨环起到了支撑作用，但术后再造气管的狭窄率较高。

2004 年，马铃国等采用 "C" 形外支架与游离空肠固定替代气管，实验结果显示外支架起到了防止塌陷的作用，又不影响腔内上皮生长。但是，术后肠黏膜层萎缩，管壁变薄、纤维化，腔内未见气管黏膜上皮爬行覆盖。

（二）自体组织再造气管的应用

动物实验研究的同时，临床也陆续出现自体组织再造气管成功的报道。Ohlsen 等应用带肋间肌的肋骨膜肌瓣环重建气管缺损，7 例中成功 4 例，但长度仅限于置换 2 个软骨环。1989 年，Arie 报道 1 例应用胸臂肌皮瓣再造气管 9 cm，手术获得成功。1991 年，马富锦等报道 1 例气管肿瘤患者，切除气管 7 cm，采用前臂皮瓣再造气管，并附加镍钛合金支架，手术获得成功。2003 年，赵凤瑞等为 1 例复发性气管癌患者，采用三明治式的胸锁乳突肌皮瓣加记忆合金支架再造气管，切除气管长约 6 cm，先将金属网埋于颈部皮下，以后二期成形，形成带支架的肌皮瓣环，再造气管获得成功。到 2005 年 3 月，已采用同样方法完成 7 例气管再造手术，切除最长气管 8 cm，4 例因肿瘤复发死亡，其余生存，患者恢复正常生活与工作。

自体组织再造气管具有组织愈后能力强，不存在排斥反应，血供良好，抗感染能力强等特点。临床上报道自体组织再造气管成功的病例，多是采用带蒂肌皮瓣、肋间肌骨膜瓣，而附加金属支架后结构和功能更接近自体气管。手术的主要并发症有再造气管塌陷、狭窄、腔内肉芽组织增生、气管黏膜不能爬行覆盖等。自体组织再造气管在临床上尽管有少数成功的报道，但仍然存在很多棘手的问题。

二、人工气管

（一）人工气管的研究

应用人工材料置换气管已有 50 余年的历史，实验选用过多种材料，到目前为止，应用最多较为理想的材料是硅酮橡胶和马来克司网（Marlex 网）。硅酮橡胶无毒性、弹性好、抗负压作用强，可制成各种型号的人工气管。Marlex 网是一种金属网，可分为软质与硬质两种，固定成圆筒状，成为金属网状人工气管。

人工气管壁分为无孔和有孔两种。无孔管壁可达到密封不漏气，但不易与周围组织融合，容易发生移位。有孔者纤维组织可通过孔隙长入，使代用品容易固定于周围组织内，但孔间不能通入腔内，以免漏气及细菌渗入。因此，人工气管管壁应采用多层，外壁多孔，内壁光滑的形式，以利于周围组织附着及减少痰液滞留。理想的人工材料气管应具备以下条件：①植入体与组织相容性好，反应小，无致癌及其他不良反应；②术后能够保持无菌状态或并发感染可治愈；③有一定柔韧性、硬度，不造成对大血管的侵蚀；④管腔密闭不漏气；⑤气管黏膜上皮能沿管壁长入并覆盖。但是，到目前为止，尚无理想的人工气管。人们对植入材料不断地进行改进，试图增加人工材料与人体组织的相容性，增加管腔内呼吸道上皮覆盖的能力。Okumura 等采用管壁涂有胶原蛋白的人工气管，实验证实存活半年以上的犬管壁外层愈合良好，内层被上皮覆盖。史宏灿等采用聚丙烯网管内壁涂聚氨酯薄膜和动物胶原蛋白，外壁用胶原—羟基磷灰石多孔海绵覆盖，结果显示人工气管包裹固定良好，吻合口只有少量肉芽组织生长，腔内可见不规则上皮生长。2000 年，Suk 等采用口腔颊黏膜衬于人工气管腔内，管壁外涂盖可降解物质明胶，再用大网膜包裹，二期植入替代胸段气管。结果显示上皮与大网膜建立血供，生长良好，明胶与大网膜在促进上皮细胞生长方面发挥了协同作用。

由组织工程在体外构建气管是近年来人工气管实验研究的重要成果，也将为人工气管来源开辟一条新的途径。组织工程构建气管是将能够进一步分化、生长的软骨和呼吸道上皮种子细胞，种植在多孔性聚合物支架上，使之能够在体内形成细胞块的血管化组织。1988 年，组织工程软骨研制成功，为组织工程气管打开了思路。软骨是由单一细胞组成的组织，易于体外扩增。1994 年，Vacanti 等采用组织工程方法培制出气管，用于裸鼠颈部气管替代，6 只鼠成活 4 只，移植物起到了气管的作用，术后呼吸道保持通畅。但是在此后的研究中，组织工程气管培制研究没有大的进展，很多问题有待解决。

（二）人工气管的临床应用

尽管人工气管研究采用的材料繁多，而临床应用获得较好效果的主要是硅酮橡胶管和 Marlex 网。1975 年，Moghssi 使用 Marlex 网复合体重建气管 13 例，并认为单独使用多孔的 Marlex 网不令人满意，当表面覆盖心包时效果明显增强。1976 年，Nerille 和 Bloanwski 用硅胶管外加涤纶缝袖环的人工气管替代气管和隆嵴手术 26 例，其中直式人工气管 18 例，分叉式 8 例，生存最长者达 60 个月。1984 年，Pearson 用硬质 Marler 网制成人工气管，行气管置换 6 例，生存最长者达 68 个月。1985 年，Toomes 用 Neville 硅胶人工气管为 9 例危急窒息患者行气管或隆嵴置换，生存最长者达 13 个月。国内完成人工气管替代手术的例数不多，黄偶麟等用 Neville 分叉式人工气管抢救 2 例严重气道阻塞患者，1 例术后 3 日死于出血；另一例术后 9 个月吻合口裂开，2 次手术，生存 19 个月。以后尚有少数成功的报道。而人工气管一端经颈部引出造口，临床报道成功率较高，但此时人工气管仅相当于支架作用。

人工气管已应用于临床并获得一定的成功，但针对有些并发症尚缺乏有效的防治措施。术后并发症主要有侵蚀性大出血，移植气管滑脱、移位，肉芽组织增生导致气道阻塞，反复发作性肺炎等。人工气管质地硬，与周围组织融合能力差，颈部屈伸时摩擦周围组织，易侵蚀大血管造成大出血。因此，在人工气管、吻合缝线处应采取隔离措施，可用人工血管、心包、胸膜等材料或组织，将大血管隔开或包裹，以避免发生大出血（图 8-14）。气管通过口、鼻腔与外界相通，植入的人工气管如果与气管床组织不能融合，则可成为存留的感染性异物，或植入体被周围组织包裹，所以，气管病变切除后，人工气管插入气管内，将管外涤纶环缝至气管上。用涤纶血管片包裹无名动脉，使之与人工气管隔开形成纤维壳包绕的异体。局部感染增加植入体移位、吻合口裂开、反复发作性肺炎的机会。人工气管腔内不能被爬入的上皮覆盖，也是一个尚未得到解决的问题。人工硅酮橡胶气管腔内光滑，呼吸道上皮很难经两侧吻合部位长入。Marlex 网状人工气管腔内也仅见到散在的上皮组织，因为管腔可见到肉芽组织生长，人工气管植入 6~8 周，如果呼吸道上皮经两侧吻合口不能长入覆盖，管腔内将呈现为瘢痕状态。无上皮覆盖的人工气管其感染、移位发生率将会增加。

图 8-14　直管形人工气管置换术

三、气管移植

气管移植分为异体气管移植和自体气管移植两类。但是，后者实质上并非自体移植，它不同于身体其他器官，像自体肾移植，仍保留原器官进行移植。自体气管移植多采用主支气管替代气管，主支气管口径小于气管，而且长度有限，应用时常需要舍弃远端的肺组织。异体气管移植是气管移植的主流，主要的方法是同种异体气管移植。但是，到目前止，动物实验中遇到很多问题尚未得到解决，临床上也仅有少数成功的报道。

（一）移植气管的成活

气管血液供给具有阶段性特点，上段主要由甲状腺下动脉分支提供，下段来自支气管动脉分支。气管软骨本身无血管分布，其营养靠软骨膜上的血管供给。气管移植不论是异体气管还是自体气管，维持移植体的有效血液灌注，是移植手术成功的关键。气管移植的方法是将植入的气管间置于气管缺损处，管壁两端袖状吻合。由于气管上血管细小，血管吻合很难成功。1950 年，Daniel 和 Ferguson 等分别报道气管自体和异体移植的动物实验结果，不论是采用新鲜气管置换还是库存气管移植，所有实验动物均于术后 1 个月发生移植体坏死，气道严重狭窄，最终死于气道阻塞和肺炎。1976 年，Neville 等分别采用 3 个和 5 个气管环的一段气管进行气管再植动物实验，手术中尽可能使吻合口整齐，植入体内壁平滑，但术后仍不可避免地发生了再植气管软骨溶解，继而管腔狭窄。

由于气管移植体上血管纤细，很难进行血管吻合，血液供给只能依靠与植入处周围组织重新建立血液循环。Nakanishi 等采用犬自体气管再植，并用大网膜包裹吻合口，实验证实自体气管再植长度 4 cm 以内时，一般能够保证血供，移植体愈合良好，不发生狭窄。而 4 cm 以上时，移植气管中心新生血管血流量减少，容易发生软化、坏死，最后管腔狭窄退化变性为纤维管。而异体气管移植血供建立要差于自体气管移植，因移植发生排斥反应时，微血管内的免疫细胞浸润，其细胞毒性物质沉积易引起血管栓塞。

为了改善移植气管的血供，实验中采用最多的方法是用带血管蒂的大网膜包裹移植体。1982 年，Morgau 等还应用大网膜包裹气管移植体移植，术后 4 日即完成了再血管化过程，从而阻止软骨坏死发生，上皮坏死脱落现象明显减轻。一组犬的实验结果显示，采用大网膜包裹来改善移植气管供血，自体气管移植成活率为 83%，而未包裹大网膜组移植成活率为 50%，异体气管移植成活率为 44%。亦有学者采用带蒂的胸锁乳突肌肌瓣包裹移植气管，同样可以改善移植体的血供。有的学者主张移植气管应首先在体内用大网膜或肌瓣包裹，建立血运后，二期再进行带蒂移植。由于术后气管活动影响移植体与周围组织建立血供，植入气管同时进行包裹，二期移植可确实增加移植体的血供。另外，尽管气管移植体上血管纤细，很难进行血管吻合，Khlil 等用犬的 12 个颈段气管环和甲状腺一同移植，甲状腺动脉与颈总动脉吻合，较好地解决了移植气管的血供问题。

（二）移植气管的排斥反应

气管移植能否引起免疫排斥反应曾有争议。早年 Nevill 认为免疫抑制剂在气管移植中发挥了明显的作用，而有些动物实验显示移植无明显排斥反应。目前认为，气管是一种弱抗原组织，应用免疫抑制剂可降低免疫排斥反应，使移植段气管结构保持良好，狭窄程度降低。气管移植是黏膜、软骨、血管等复合组织的移植，移植早期多出现气管腔内上皮组织大片脱落现象，随后出现肉芽组织增生，管腔逐渐缩窄。Adams 等发现移植气管上皮覆盖面积与气管狭窄程度呈负相关，实验中也观察到应用免疫抑制剂可以提高移植段气管上皮的成活率。软骨组织抗原性弱，但是移植后的免疫排斥反应使气管软骨的破坏更加严重，常出现软骨坏死、溶解而失去支架作用。应用免疫抑制剂则使软骨坏死减少，气管狭窄率降低。

为降低异体气管移植后的排斥反应，采用深低温保存气管，一组动物实验显示冷冻存放 6 个月后，再进行移植手术，未见排斥反应发生。而对于新鲜气管经过放射线照射，动物实验也显示异体气管的抗原性明显降低。

（三）气管移植的应用结果

1. 自体气管移植

Perelman 等提出，在气管广泛切除无法实施端端吻合，又无代用品可用的危急情况下，可解剖出左主支气管，切断并闭合残端，旷置不张的左肺，抬高右主支气管与气管吻合。为避免血液分流，可同时结扎左肺动脉。这种术式虽然丧失了一侧肺功能，但在危急时刻是抢救生命的一种方法。国内黄偶麟曾完成 1 例 8.5 cm 长的气管腺样囊性癌手术，舍掉右肺，用右主支气管倒置缝合替代气管，支气管远端引至颈部造口，保证了患者的呼吸与咳痰功能。

2. 异体气管移植

1979 年，Rose 等报道 1 例人类同种异体气管移植，术后存活 9 周。患者为 21 岁男性，移植气管长度为 8 个气管环，先将移植气管埋入胸锁乳突肌内，待血管化后，将移植体和带血管蒂的胸锁乳突肌一起植入气管缺损处吻合。2000 年，Kunachak 等报道 7 例良性气管狭窄，保留原气管膜部的异体气管移植。移植气管为死亡 24 小时以内的尸体气管，经过放射线照射并低温保存，7 例中 4 例随访 18~20 个月，3 例植入气管愈合良好，吻合口处可见到正常呼吸道上皮。1 例局部感染，去除腔内支架后吻合口发生狭窄。但是，该组患者均保留了部分气管膜部，并非完全管状移植。

四、展望

一般成人气管切除超过 1/2 则需要行气管替代手术。到目前为止，尚无一种很理想的术式，尽管临床上有少数成功的报道，但是存在很多问题远没有得到解决。

自体组织再造气管的方法很多，而术后远期的气管塌陷、吻合口肉芽组织增生、狭窄等，尚无有效的预防方法。近年来三明治式肌皮瓣气管再造已显示出良好的疗效。

人工材料气管已有商品化产品多年，来源方便，操作简单。但是，到目前为止，仍无一种理想的人工材料气管。人工气管植入手术存在的主要问题是植入体移位，吻合口肉芽组织生长导致狭窄，以及管腔内上皮组织难以覆盖与感染等。复合型人工生物气管其组织相容性增加，具有良好的应用前景。虽然组织工程培制的人工气管与人体气管结构和功能接近，但距临床应用路途尚遥远。

同种异体气管经过深低温冷冻、放射线照射等方法处理后，可长期保存备用，但是提高移植段气管的血流灌注，减少气管软骨的溶解、坏死，是异体气管移植亟待解决的问题。

气管替代手术尽管有不少成功的报道，但是我们必须清楚地看到，即使某种手术方法在一组动物实验中获得成功，但该方法在人体上应用可能会有很多问题，甚至有很高的失败率。

（陈澜涛）

第九章

纵隔疾病

第一节　纵隔感染

纵隔感染主要影响纵隔软组织和纵隔淋巴结。纵隔感染按发病原因的不同可分为原发性和继发性，按病期又可分为急性、亚急性和慢性 3 种类型，由各种致病菌、机会致病菌、分枝杆菌及真菌所致，也可能是对先前感染所产生的过度免疫反应。急性纵隔感染的死亡率很高，慢性感染若处理不当，也能造成死亡。

一、原发性纵隔感染

（一）病因和发病机制

原发性纵隔感染在临床上是一种不十分确切的诊断，少数患者由急性纵隔感染治疗后转变而来。原发性纵隔感染因真菌、组织浆细胞病、放线菌病、结核等病因所造成。原发性纵隔感染可分为 3 型：肉芽肿型（granulomatous form）、局限性纤维性变型（localized fibrous form）和慢性纵隔脓肿（chronic abscess）。

1. 肉芽肿型（慢性淋巴肉芽肿）

健康的人群中少见，免疫功能低下者，特别是艾滋病患者中较常见，纵隔和肺门淋巴结最常受累。主要由组织胞浆菌病（histoplasmosis）和结核分枝杆菌引起，形成淋巴结空洞性坏死和脓肿后，播散至纵隔内。偶尔可由真菌如土壤丝病菌、皮炎芽生菌、白霉病菌等引起，也可由肺部感染直接侵蚀至纵隔内。感染局限于右主支气管旁或气管支气管淋巴结，可引起上腔静脉梗阻。受累的隆嵴下淋巴结穿孔后可波及食管前壁或全周，引起牵引型食管憩室或狭窄。感染还可沿支气管壁播散，引起支气管扩张，侵蚀气管者少见，但儿童的结核性淋巴结可穿入气管引起梗阻。

2. 局限性纤维性变型（又称慢性纤维性纵隔炎）

局限性纤维变型较少见，可在各年龄组看到，但以青年人居多。女性发病率是男性的 3 倍。因慢性炎症或假炎症过程造成大量致密纤维组织在纵隔的沉积，使纵隔内的结构被压迫或受包绕。多数由组织胞浆菌病和结核分枝杆菌引起，部分患者发病原因不明。易造成上腔静脉梗阻和气管、支气管变形狭窄，还可引起肺动脉或肺静脉狭窄及缩窄性心包炎。由于纵隔内组织相互粘连，在食管钡餐检查坚持做吞咽动作时，主动脉弓和气管可随之上下移动，谓之主动脉吞咽综合征（aortic swallowing sign）。

3. 慢性纵隔脓肿

慢性纵隔脓肿多由于慢性纵隔淋巴结感染、急性纵隔脓肿引流不畅、支气管瘘、食管瘘等引起。来源于淋巴结或脊柱的慢性脓肿常为结核。支气管瘘、食管瘘常为手术并发症，属继发性纵隔感染。慢性纵隔脓肿几乎难以与局部肉芽肿及纤维性纵隔炎鉴别，除非与食管或支气管沟通。纵隔内有液平或提示与食管相通，则证明脓肿由食管破裂引起，但也可能是脓肿破入食管内。

（二）临床表现

原发性纵隔感染的常见症状有胸痛、发热（常为低热）、乏力、体重下降、咳嗽等慢性消耗性症状，重者可发展成恶病质。如有上腔静脉、气管支气管或食管外压性或纤维包裹性狭窄，则可出现相应的症状和体征。慢性纤维性纵隔炎有自限性特点，但一些严重而持续的并发症可使患者致残，甚至导致死亡。约40%的患者可不出现症状，约60%的患者除有咳嗽、咯血、胸痛、发热、喘鸣等症状外，主要表现为血管、气管、支气管、食管、心脏或神经受压的症状和体征，以上腔静脉综合征最为多见。气管、支气管狭窄可造成呼吸困难及阻塞性肺炎；肺动脉受累可产生肺动脉高压；心包受侵可引起缩窄性心包炎的一系列症状和体征；食管狭窄则造成吞咽困难；左喉返神经受累可致声音嘶哑。

（三）诊断

原发性纵隔感染的早期，诊断常较困难，除一般临床表现外，实验室检查可有血红蛋白值降低，白细胞计数持续升高。早期胸部 X 线检查可无异常，随着病情的发展，较常见的表现有胸骨后间隙密度增高、气管右侧肿块影，侧位或斜位片可见气管隆嵴下区肿块影，其内可有钙化，轮廓不十分清晰，胸部 CT 检查可较清楚显示。同位素镓扫描、同位素铟标记白细胞扫描对诊断更有帮助。大的肿块可使主支气管移位、支气管夹角增宽。如食管受累，则钡餐片可见食管局限性边缘不整。局限性纤维性变型的胸部 X 线摄片，可有受累器官的相应表现，如上腔静脉受累可有右上纵隔影增宽；肺动脉受累可有肺野供血少和右心室肥大；肺静脉受累则表现为肺野充血。如为广泛纵隔纤维性变，可表现为双侧纵隔影变硬，失去正常曲度，边缘锐利、毛糙。继发于椎体感染的慢性纵隔脓肿，可表现为肿块向双侧纵隔突出。

胸部 CT 有助于明确大血管、气管和食管受累的程度。MRI 在不用造影剂的情况下即可判断大静脉阻塞的情况。静脉造影及静脉^{99m}Tc 核素扫描对了解上腔静脉及奇静脉的情况有较大价值。怀疑肺动脉受累时，可行肺动脉造影。纤维支气管镜和纵隔镜检查对明确本病的性质及可能的原因有帮助。有的患者需行开胸活检术，才能准确地了解纤维化的性质。有吞咽困难的患者应行食管镜检查。此外，皮肤试验、血液补体测定、活检标本的组织学检查及真菌、抗酸杆菌培养均有助于本病的诊断。

（四）鉴别诊断

原发性纵隔感染主要与纵隔内其他良性淋巴结相鉴别，但即使进行详细的细菌学、组织学和免疫组化检查，有时也难以完全区分。

（五）治疗

1. 治疗原则

支持疗法，加强营养，提高自身抵抗力，抗感染。原发性纵隔脓肿以根除病因为主。静脉梗阻、受压引起的上腔静脉综合征、心包炎则需要手术治疗。

2. 病因治疗

在明确患者存在纵隔感染时，应积极寻找病因，查找引起纵隔感染的病原菌，再根据不同的病菌给予相应敏感的抗生素。

3. 手术治疗

由于纵隔脓肿和组织纤维挛缩引起的纵隔内器官受压、破坏则需要手术治疗，手术治疗适用于：①有严重压迫症状如呼吸困难、吞咽困难或有上腔静脉综合征表现；②慢性纵隔炎出现气管食管瘘、气管或食管胸膜瘘者；③纵隔内块影与纵隔肿瘤难以鉴别时。手术主要是解除对气管、食管的压迫。如清除淋巴肉芽肿病灶或松解纤维素带等。由于肉芽肿或纤维组织块与肺血管、气管、支气管、食管等关系密切，手术分离时应小心。有时上腔静脉综合征患者还需行血管旁路术。气管食管瘘或其他胸膜瘘患者应清除病灶，修补瘘口。如术后病理证实为结核杆菌者，应予抗结核治疗。

（六）预后

本病的预后较好。只有累及气管、肺动脉、肺静脉的患者预后差。患者往往死于肺心病、严重的呼吸衰竭。

二、继发性纵隔感染

（一）病因

可因颈部感染向下蔓延，不同原因造成的食管、气管支气管破裂、穿透性胸外伤、颈部外科手术后感染、邻近器官感染直接蔓延或纵隔内手术后感染等原因引起。目前，继发性纵隔感染最常见于心脏直视手术的胸骨正中切开术后。心脏手术后约4%的患者发生表浅切口感染，1%~2%的患者的感染累及纵隔。纽约大学医学中心统计2 549例心脏手术后发生纵隔感染38例（1.5%）。北京安贞医院统计2 844例体外循环手术，其中17例（0.6%）术后出现纵隔感染。常见的致病菌为葡萄球菌（金黄色葡萄球菌、白色葡萄球菌、表皮葡萄球菌等）和革兰阴性细菌（产气肠杆菌、产碱杆菌、变形杆菌、肉芽肿荚膜杆菌、铜绿假单胞菌等）。继发于食管穿孔及食管外科手术后者，约占非心脏直视手术后急性纵隔感染的90%；膈下感染向上蔓延，则多累及纵隔的下半部分。

急性上纵隔感染主要由颈部或胸部食管损伤所致，较常见的原因有食管镜检查、食管异物、自发性食管破裂、食管手术后胸内食管胃吻合口瘘等，但后者引起的炎症常迅速扩散至胸腔内而掩盖了纵隔感染的问题。

（二）发病机制

在解剖上，上纵隔平面及其脏器间隙直接与颈部筋膜平面相连，而下纵隔平面及其结构也通过筋膜与腹膜后区上部相通，而食管周围间隙则贯穿颈部、纵隔和腹膜后，故某个解剖区域或间隙的感染可直接蔓延到另一个解剖区域。尤其是原发于颈部的感染，在自身重力和胸腔负压的双重作用下，易向下蔓延致纵隔内。牙源性脓肿、扁桃体周围脓肿、咽后脓肿、咽峡炎、成人会厌炎、创伤性咽部穿孔及感染均可向下蔓延，引起严重的颈部感染。颈部感染经过胸骨后间隙、气管前间隙、颈部血管鞘、椎前间隙、咽后间隙及食管周围间隙等扩展到纵隔内。此类急性纵隔感染大多数为需氧菌和厌氧菌的混合感染。一种或多种革兰阴性需氧杆菌与厌氧菌混合感染时，有协同作用，可引起纵隔坏死性蜂窝织炎，称为急性、坠入性、坏死性纵隔炎。

经胸骨正中切口可由切口感染后蔓延至纵隔，也可先有纵隔感染后影响到切口，常因引起胸骨骨髓炎而导致胸骨裂开，可进一步引起败血症、心内膜炎，或因心脏大血管切口感染后破裂，导致大出血、心肺功能衰竭等严重后果。体外循环时间过长、纵隔引流不畅、纵隔积血或血肿形成、术后低心排血量致组织灌流不足以及低血氧等均可降低人体免疫力，助长细菌繁殖，进而引起术后纵隔感染。术后出血的再次探查、切口裂开、闭胸心脏按压、术后心源性休克以及使用双侧内乳动脉行冠脉搭桥术，尤其是老年患者或糖尿病患者，都是纵隔感染的危险因素。

（三）临床表现

继发性纵隔感染常有感染、外伤或手术史，可有寒战、高热、胸部剧痛、呼吸困难、心率加快，甚至休克等表现。继发于气管或食管损伤者，早期可有颈部皮下气肿，并可迅速向周围蔓延，可触及皮下捻发感。当感染播散致双侧肺门区时，可有显著的肩胛区痛。疼痛能反应纵隔感染的部位，前纵隔脓肿疼痛，常位于胸骨后，呈跳痛；后纵隔脓肿常是肩胛之间疼痛，可延肋间神经走行放射；若气管受累咳嗽，吞咽时可引起上胸痛；吞咽困难常有脓肿、脓液压迫；食管穿孔疼痛常位于穿孔部、颈部，上胸部穿孔疼痛常位于环咽肌；呼吸困难常表明有胸腔积液。

急性、坠入性、坏死性纵隔炎多发生在颈部感染后的 48 小时，可短至 12 小时，长达 14 日。患者咳嗽、呼吸困难、吞咽困难，即使接受了足量抗生素的治疗，甚至颈深部的引流术，也仍有脓毒败血症的表现，如高热、胸痛、颈部和前胸部肌肉发紧、肿胀及凹陷性水肿，并有捻发感。若胸膜腔、心包腔受累，或感染经食管裂孔蔓延至上腹部，则有相应部位感染的症状和体征。有时可蚀穿大血管，导致致死性大出血。

（四）实验室检查和特殊检查

1. 血清学检查

白细胞计数和红细胞沉降率增高，纤维蛋白原水平增加。

2. 胸部 X 线摄片

颈部和胸部 X 线检查常显示：①颈后间隙增宽，或许可看到气液面；②气管向前移位；③纵隔气肿，上纵隔加宽；④正常的颈椎前凸消失。若胸膜腔和心包腔受累，则显示胸腔和心包积液的征象。

3. 胸部 CT

所有颈深部感染的患者均应行胸部 CT 检查，以及早诊断出急性、坠入性、坏死性纵隔炎。CT 检查能显示纵隔脓肿形成、脂肪层消失的软组织炎症浸润、正常纵隔淋巴结消失及不正常的纵隔内气泡。CT 还能明确感染向下，特别是气管隆嵴平面以下蔓延的范围。少量胸腔和心包积液，CT 也能及时发现。

（五）诊断

继发性纵隔感染诊断不难，多有上述明确的起因。有典型的临床表现，胸部 X 线摄片及胸部 CT 提示纵隔内积液及气肿者，应考虑本病。纵隔或胸腔引流出脓性液体则可明确诊断。

（六）治疗

急性纵隔感染需要立即采用有力的措施，若有延迟，常造成不可救治的并发症，甚至迅速死亡。

1. 急性、坠入性、坏死性纵隔炎的治疗

主要包括抗生素应用、外科引流及气管切开。应根据需氧菌和厌氧菌的种类及药敏试验选择和调整抗生素。当纵隔感染局限于隆嵴平面以上时，可行颈前纵隔切开引流术，切口内插入质地柔软的橡皮管和橡皮片，以免磨损纵隔内的大血管。感染若蔓延至隆嵴平面以下，则应开胸手术，将纵隔广泛切开、充分引流，才能挽救患者的生命。前纵隔的感染，若颈前纵隔切开引流效果不佳，可进一步考虑行剑突下引流术。气管切开术适用于有大出血可能的患者，但也有学者认为，所有急性、坠入性、坏死性纵隔炎的患者均应行气管切开术，以保证呼吸道畅通。近来有学者认为用胸腔镜下行胸部引流较颈部引流好，创伤较胸部切开引流小。

2. 食管穿孔的治疗

食管穿孔可采用保守治疗，但多针对一些小的穿孔，常发生于食管狭窄后扩张，因周围有粘连和慢性纤维组织，污染仅局限在食管周围，应严密观察。对于复合穿孔，大的裂口常需紧急的外科处理，直接修补食管穿孔主要取决于局部病理改变和污染情况，一般在12～36小时内修补易成功。可用骨肋间肌片、胸膜片和心包脂肪包裹修补。24～36小时后修补常不易成功，在这种感染重的情况可采用充分的纵隔引流，食管改道和切除，在裂口部放置支架，减少纵隔污染，在严重的患者可切除食管，二期重建。

3. 胸骨正中切口纵隔或心脏直视手术后并发的纵隔感染

治疗如下。

（1）开放引流法：这是早年的传统方法，即敞开切口，去除脓液、坏死组织（包括软组织和受累胸骨）、松脱的钢丝和肉芽组织，冲洗创面，纵隔和创口用湿纱布填塞并经常更换，待出现清洁、新鲜的肉芽组织后，再二期缝合切口。其优点是无引流不畅所造成的无效腔，并可随时处理感染灶。但其缺点是：①患者的痛苦较大，病程较长；②胸骨移动、胸廓不稳定，影响呼吸功能，易使肺功能不全的患者产生呼吸衰竭或肺部并发症；③胸骨、纵隔组织和心脏长期显露，易使心脏缝线和代用品遭受继发性感染的威胁，常可导致心脏、大动脉切口大出血或心内膜炎等。因此，开放引流法的治疗失败率较高，目前仅适用于纵隔炎出现于手术后2～3周胸廓较稳定的患者，以及病情严重合并有骨髓炎而不能耐受麻醉再行手术的患者。

（2）密闭引流法：近年来主要采用的方法，即打开切口，彻底清创，去除纵隔感染组织和纤维性沉积物，冲洗创面，在切口上端另戳孔置入多侧孔硅胶冲洗管，在心包腔底部（感染累及心包腔）或右心房旁及胸骨后各放置一乳胶引流管后，一期缝合切口，包括用不锈钢丝牢固对拢缝合胸骨。用无菌抗生素溶液（如庆大霉素8万U加500 mL生理盐水，1 500～2 000 mL/d）或聚烯吡酮碘液连接冲洗管，持续冲洗纵隔，引流管接负压吸引装置（−12～−15 cmH$_2$O），保持引流通畅。一般在持续冲洗3～5日后，引流液即可由浑浊逐渐转变为清澈，引流量与灌注量趋于平衡，患者全身情况改善，体温逐步下降至正常，多可在7～10日内停止冲洗。先拔除冲洗管，1～2日后再拔除引流管。此法的优点：①能迅速控制纵隔感染，尤其是在胸骨未出现骨髓炎前早期施行效果更好；②无胸骨移动，胸廓稳定性好，可保持良好的呼吸功能；③患者痛苦小，疗程短；④可减少因纵隔暴露和多次换药造成再次感染，以及由此引起的心脏、大血管破裂出血。其缺点是有可能因引流不畅造成纵隔无效腔。

（3）肌肉充填法：对于纵隔感染侵及胸骨的患者，其胸骨造成了严重的感染，甚至坏死。可部分或全部切除胸骨，同时将胸大肌、腹直肌做部分离断，将肌肉填充到因胸骨切除留下的间隙之中，然后一期缝合。因为腹直肌片由腹壁上动脉供血，所以只有当内乳动脉通畅时该组织片才能使用。当双侧内乳动脉部被用作移植血管或在清创中已被清除时，使用网膜亦能获得成功。因为网膜能促进新血管再生，减轻淋巴结肿胀，提供纤维母细胞以及在关闭胸骨时覆盖所需的软组织，这种治疗进一步地减少了复发率和死亡率，长期维持良好的功能，并且明显降低住院时间。该法优点是愈合时间短、胸廓稳定性好、良好的呼吸功能、避免换敷料的并发症、减少精神创伤。该法特别适用于慢性、反复性发作的患者。

（七）预后

急性、坠入性、坏死性纵隔炎的死亡率仍然很高，多数文献报道达 40%。引起死亡的主要原因是严重的败血症、大血管破裂及出血、呼吸衰竭和颅内感染。脓胸、化脓性心包炎及心脏压塞也是致死的原因。

（姜久仰）

第二节　纵隔气肿

纵隔气肿即纵隔内存在气体的异常聚集。多数患者由于积气量不多，症状轻微，但有少数患者因合并张力性气胸或支气管断裂、食管破裂等，突然发生或大量气体进入纵隔，压迫纵隔内器官，可导致呼吸循环障碍，病情危重且进展迅速，甚至危及生命。

一、解剖

纵隔是左、右纵隔胸膜之间的全部器官、结构和结缔组织的总称。纵隔稍偏左，为上窄下宽、前短后长的矢状位。纵隔的前界为胸骨，后界为脊柱胸段，两侧为纵隔胸膜，下界为膈肌，上界为胸廓上口。纵隔常以胸骨角水平面将其分为上纵隔和下纵隔 2 个部分，下纵隔又以心包为界将其分为前纵隔、中纵隔和后纵隔 3 个部分。纵隔内有许多重要的脏器，上纵隔内有胸腺、出入心脏的大血管、膈神经、迷走神经、食管、气管和胸导管等。前纵隔内主要是结缔组织和淋巴结。中纵隔内有心包、心脏及出入心脏的大血管根部。后纵隔内有胸主动脉、奇静脉、食管、主支气管、迷走神经、胸交感干、胸导管和淋巴结等。

二、病因和发病机制

1. 自发性纵隔气肿

自发性纵隔气肿指纵隔内出现游离气体，但未见到明确的外伤，常由自发性肺组织破裂引起。目前认为，自发性纵隔气肿的发生机制是由于胸膜腔压力增大时，气道内压上升引起肺内压升高，肺周边终末肺泡或肺大疱破裂，引起肺间质气肿，气体使肺血管鞘被膜剥离，沿支气管、血管树至肺门，进入纵隔而形成气肿。自发性纵隔气肿可由多种原因引起，如剧烈咳嗽、严重哮喘、分娩、拔牙等，尤其在原有慢性肺疾病如慢性阻塞性肺气肿、肺大疱、肺间质病变等患者中更易发生。

2. 创伤性纵隔气肿

创伤性纵隔气肿多见于由颈、胸部挤压伤、锐器伤、穿透伤或器械操作损伤引起肺、食管、气管破裂导致气体进入纵隔，偶见于腹部、会阴部及直肠外伤穿孔后气体由伤口经腹膜后间隙、食管裂孔处向上升至纵隔引起纵隔气肿。

3. 医源性纵隔气肿

医源性纵隔气肿是由于一些医疗操作或手术造成的气肿，常见于：①内镜检查，如纤维支气管镜、胃肠镜、腹腔镜、纵隔镜等；②胸部及颈部手术可导致气体沿颈部深肌膜间隙进入纵隔；③人工气腹及腹部手术使得气体经腹腔及腹膜后膈肌裂孔进入纵隔；④机械通气也是较为常见的原因之一，机械通气所用的压力或潮气量过高时易引起肺气压伤，可导致气体进入纵隔，引起纵隔气肿。

三、临床表现

纵隔气肿的临床表现症状与纵隔间隙的气体量、压力高低、发生速度和原发病等因素有着密切的关系。

1. 临床症状

积气少、起病缓慢者可无明显症状或有一过性胸骨下疼痛和胸闷、颈部不适感。若起病急、积气多者常因纵隔受压而出现胸闷气促、吞咽梗阻以及胸骨后疼痛并向肩臂部放射。若上腔静脉受压严重或伴有张力性气胸，患者可出现烦躁不安，脉速而弱，血压下降，意识模糊甚至昏迷。当合并有继发性纵隔炎时，可出现相关中毒症状，如高热、寒战、呼吸困难等。此外，患者常伴有引起纵隔气肿的一些原发病的相应症状。

2. 体征

①皮下气肿，颈部、胸腹部以及双上肢可存在皮下气肿，触之有捻发感；②望诊心尖冲动消失；触诊在纵隔内张力较小时无明显异常，当张力较大时触诊则显示语音震颤减弱；叩诊心界缩小；听诊心音遥远、心前区可闻及与心脏搏动同步的特殊摩擦音（即 Hamman 征，左侧卧位时听诊较明显）；③当上腔静脉被压迫时可出现呼吸困难、发绀、颈静脉怒张、奇脉等体征。

四、辅助检查

1. 胸部 X 线检查

胸部正位片显示在后前位可见纵隔影增宽，纵隔两旁可见狭长的气体阴影，沿纵隔侧上升至颈部软组织，在下颈部气体表现为斑块阴影，并向外延伸，成为胸外壁的皮下气肿，纵隔胸膜内的结缔组织中有多发的不规则的透亮区或条索状透亮气带，以纵隔左上缘最为明显，与心脏间有纵形线条样透亮气带相隔开。在侧位像上，可见胸骨后、心脏后以及上纵隔有游离气体，后纵隔结构尤其是主动脉弓影异常清楚。

2. 胸部 CT 检查

胸部 CT 表现可显示环绕纵隔内的气体密度线条状影，纵隔胸膜向肺野方向推移。纵隔内空气常向上沿颈筋膜间隙向胸部皮下扩散，产生皮下气体密度影。

五、诊断和鉴别诊断

1. 诊断

纵隔气肿的诊断除临床表现外，主要依据是影像学检查。当纵隔积气少或伴有气胸时，容易被肺部原发疾病掩盖而漏诊。临床上突然出现的胸骨后痛、呼吸困难加重、发绀、平喘药物治疗无效时，应考虑继发性纵隔气肿，及时行影像学检查。X 线检查显示纵隔两侧出现透亮带可做出诊断，胸部 CT 检查更能明确诊断。

2. 鉴别诊断

自发性纵隔气肿患者易误诊为心绞痛、心肌梗死、肺栓塞、胸膜炎、纵隔肿瘤、夹层动脉瘤等疾病，应仔细检查，心电图、心脏彩色多普勒超声检查有助于鉴别诊断。心绞痛者也可做冠状动脉造影，其他疾病经 X 线或 CT 等影像学检查可鉴别。

六、治疗

根据纵隔气肿引起的不同临床症状，采取不同的治疗的方法，目前常采用的 4 种治疗方法有：①无症状或轻微症状的纵隔气肿不需特别处理，只需采取休息、止痛、吸氧、抗炎、平喘等对症处理以及针对原发病治疗，同时密切观察；②对于非张力性纵隔气肿，可予以颈部及胸部皮下组织积气区域留置粗针头排气；③若纵隔积气量大，压力高或为张力性纵隔气肿，导致纵隔内器官受压严重出现呼吸及循环系统障碍，可于胸骨柄上窝 2~3 cm 处做一横切口，剥离气管前筋膜，排气减压；紧急情况下也可紧贴胸骨左缘第 2 肋间针刺排气，待症状缓解后，应积极治疗原发病，防止气体继续进入纵隔；④治疗原发疾病，如控制支气管哮喘的发作，对于一些外伤引起的气管、支气管、食管或腹部胃肠破裂等则予以相应治疗。

（姜久仰）

第三节　纵隔肿瘤

一、纵隔神经源性肿瘤

神经源性肿瘤是纵隔中最多见的肿瘤之一。国外一组回顾了 2 000 余例纵隔肿瘤，神经源性肿瘤占 20%。综合国内 14 组报告 2 720 例纵隔肿瘤，其中神经源性肿瘤占 26%~47%。

纵隔神经源性肿瘤可来自交感神经节、副交感神经节和周围神经，如肋间神经、迷走神经和交感神经。一般可分为 4 类：①神经鞘瘤；②神经纤维瘤；③神经节细胞瘤、神经母细胞瘤、神经节母细胞瘤；④副神经节瘤。

多数（75%）纵隔神经源性肿瘤是良性的，主要来自周围神经，如神经鞘瘤和神经纤维瘤或两者混合；恶性者占 3%~19%，国内报道较高，6.6%~28.6%，这些包括神经母细胞瘤、恶性神经鞘来源的肿瘤。恶性发病率的高低依病例选择而异，某医院 30 年来外科治疗纵隔神经源性肿瘤 68 例，恶性 3 例，占 4.4%，而儿童医院收治恶性纵隔神经源性肿瘤较多，国内一组报告其恶性者达 70%。另外，某些良性神经源性肿瘤可发生恶性变。

纵隔神经源性肿瘤多数位于后纵隔，少数可发生在前纵隔，而前纵隔内神经源性肿瘤更多为恶性。

（一）神经鞘瘤

神经鞘瘤来自神经鞘的施万细胞，生长缓慢，包膜完整，肿瘤与神经根相连。恶性神经鞘瘤较少，多数神经鞘瘤为良性，由成熟的分化良好的施万细胞组成，约占纵隔神经源性肿瘤的50%。

神经鞘瘤多见于30～40岁成年人，偶见于儿童，肿瘤多来自肋间神经，并且可经过椎间孔侵入椎管内，形成哑铃形肿瘤。胸部X线摄片可发现位于后纵隔圆形或卵圆形密度均匀边缘锐利的团块形，少数出现于前纵隔。部分肿瘤影内可见局灶性钙化和囊性变，有时侵蚀肋骨或椎骨。胸部CT能显示肿瘤大小、部位以及胸壁、纵隔受侵的程度，也可显示其通过肋间隙或椎间隙呈哑铃形的形态。MRI能从三维方向显示肿瘤与周围脏器的关系，有特殊的价值。

神经鞘瘤多为单发，在弥漫性神经纤维瘤病时，可以多发。有1例弥漫性神经纤维瘤患者，手术切除来自迷走神经多个神经鞘瘤。大多数神经鞘瘤患者无症状，在体检发现，可能有的症状为胸痛，大的肿瘤可有呼吸道症状和食管受压症状。当有神经系统症状时，如脊髓受压、声嘶、霍纳综合征、肋间神经痛或臂丛神经痛，并不意味着其为恶性。

病理上，神经鞘瘤有完整包膜，与起源的神经紧密相连，肿瘤切面质硬，呈灰白色或粉红色，偶尔可见钙化和囊性变，其包膜内有神经外膜，即最外面的神经鞘。

由于多数神经鞘瘤是良性的，外科切除可以治愈。仅有少数病例报告良性神经鞘瘤发生恶性变。

（二）神经纤维瘤

神经纤维瘤是由神经细胞和神经鞘组成，文献报道，它占纵隔神经源性肿瘤的第1位。它可以呈胸内孤立性肿瘤，也可以是弥漫性神经纤维瘤病的表现之一，即皮肤色素沉着和皮下或身体内多发神经纤维瘤。

同神经鞘瘤一样，神经纤维瘤也多见于中年患者的后纵隔，呈良性生长方式，性别分布无差别，由于生长缓慢多在体检时偶然发现。其临床表现亦同神经鞘瘤。

神经纤维瘤质地柔软，界限清楚，切面灰白半透明，与起源的神经干相连接，多呈圆形或梭形肿胀，肿瘤边缘一般见不到残留的神经，受累的神经消失在肿瘤的组织内，有时神经纤维瘤可推挤周围组织形成假包膜，它无真正包膜，但有时有黏液变性成分。

神经纤维瘤和神经鞘瘤的胚胎来源相同，神经纤维瘤由周围神经细胞、施万细胞和轴突组成，神经鞘瘤只由施万细胞组成，两者表现和生长部位大体相同，故临床上鉴别颇不容易，确切区别在于病理检查。神经纤维瘤无真正包膜，其肿瘤细胞组织疏松，胶原纤维成束且有透明变性，间质内为黏液样成分，神经纤维瘤很少囊性变。神经鞘瘤有完整的包膜，其肿瘤细胞密集，胶原纤维少不成束，间质为非黏液样成分，且多有肿瘤囊性变。

实质性神经纤维瘤是良性的，外科切除可以治愈，一般无复发。在弥漫性神经纤维瘤患者中，胸内神经纤维瘤可以多发，临床处理较为困难，其原因是肿瘤不能完全切除，其次肿瘤有高度恶性变危险。

（三）来自后纵隔交感神经链节细胞的肿瘤

来自后纵隔交感神经链节细胞的肿瘤，有良性和恶性肿瘤。神经节细胞瘤：良性、分化好，主要由成熟的节细胞和施万细胞组成。神经母细胞瘤：分化极差、高度恶性的肿瘤，由相似于胎儿肾上腺髓质的原始母细胞组成。神经节母细胞瘤：恶性，除了神经母细胞瘤成分外，还有成熟的神经节细胞。

1. 神经节细胞瘤

神经节细胞瘤多发现在 3 岁以上的儿童和青年人的后纵隔和腹膜后，很少见于 2 岁以内的儿童。神经节细胞瘤可以开始即是神经节细胞瘤，也可能是神经母细胞瘤逐渐分化成熟而为神经节细胞瘤。其临床特点是肿瘤较大，多有症状，可有霍纳综合征、虹膜异色症，系肿瘤侵犯颈交感神经节所致，此种肿瘤可有家族遗传性。

X 线表现的特点是肿瘤大，边缘光滑清晰，常有条纹状钙化区，它很少侵犯椎管内呈哑铃状，但是可以有轻度肋骨侵蚀和破坏。

良性神经节细胞瘤完全切除后可以治愈，个别报告显示，神经节细胞瘤发生恶性变。

2. 神经母细胞瘤

神经母细胞瘤是最常见的早期儿童纵隔内恶性肿瘤，50% 的患者在 2 岁以内，90% 以上在 5 岁以内发现，男孩多见。神经母细胞瘤最多来自肾上腺，也可以来自肾上腺以外的交感神经节，纵隔内神经母细胞瘤占 16%，在全部纵隔神经源性肿瘤中其占 6%。神经母细胞瘤可为先天性，常有家族史，偶可合并染色体异常。它来自神经嵴衍生的细胞，故可有胺前体摄取和脱羧（APUD）系统细胞的各种特点。

神经母细胞瘤的症状与体征较多，如霍纳综合征、虹膜异色症、活动能力差、脑病、肌痉挛、斜视、共济失调、白斑、关节痛、皮质醇增多症、重症肌无力、慢性腹泻以及各种先天性畸形等。

X 线特点为肿块边缘不甚清楚，常有细条纹钙化，多有肋骨侵蚀和破坏，且可侵入椎管内呈哑铃状。

神经母细胞瘤恶性程度高，预后差，2 年存活率为 25%。预后取决于多种因素，如患儿的年龄、疾病分期、肿瘤部位以及分化程度等。1 岁以内的患儿预后好，切除后 50% 可以治愈。Evans 提出肿瘤分期，Ⅰ期肿瘤局限在起始部位，Ⅱ期肿瘤已有侵出或转移到同侧淋巴结，Ⅲ期肿瘤超过中线侵犯对侧胸膜腔，Ⅳ期肿瘤远处转移到骨、皮肤、肺、脑。依其分期Ⅰ期存活率为 80%，Ⅳ期为 4%。位于纵隔的神经母细胞瘤预后优于肾脏的神经母细胞瘤。肿瘤内含有大量节细胞成分，有玫瑰花团及神经纤维物质的预后最好，缺乏以上这些成分的预后差。

神经母细胞瘤有自行性退化或逐渐分化成熟为神经节细胞的特点，先天性肿瘤中，此种变化更为常见。

Ⅰ期、Ⅱ期神经母细胞瘤可以行单纯手术切除，不能完全切除者可辅以放射治疗。Ⅳ期患者即使加用化学治疗其效果亦不佳。

3. 神经节母细胞瘤

此种肿瘤为已经分化的神经母细胞瘤，同时存在有不同分化程度的大量神经元细胞及神经纤维细胞外物质。其细胞学特点介于神经母细胞瘤和神经节细胞瘤之间，预后远比分化差的神经母细胞瘤好。

（四）副神经节瘤

副神经节瘤分 2 类：嗜铬细胞瘤和化学感受器瘤。嗜铬细胞瘤有分泌儿茶酚胺的特点，化学感受器只有感觉神经供给，不嗜铬，无分泌功能，此两种肿瘤均属 APUD 系统的肿瘤。

纵隔化学感受器瘤最常来自上纵隔主动脉体、迷走神经体、肺动脉体的化学感受器，也可来自主动脉旁交感神经的副神经节。此种肿瘤发生率不高，女性偏多，诊断时多在 30 ~ 40 岁，合并 APUD 综合征时可有家族性倾向。恶性化学感受器瘤的发生率，因随诊时间长短而异，其发生率为 6% ~ 30%。文献表明，化学感受器瘤细胞形态与其良性或恶性过程无明显关系。

嗜铬细胞瘤可出现在腹内，也可发生在胸内，纵隔嗜铬细胞瘤占全身嗜铬细胞瘤的 1% 左右，多见于 20 ~ 40 岁成年男性。嗜铬细胞瘤的特点是分泌儿茶酚胺，但是肾上腺以外的嗜铬细胞瘤很少有分泌活性。嗜铬细胞瘤的良恶性诊断取决于临床过程以及转移，并不取决于显微镜下肿瘤细胞的形态特征。

50% 的纵隔化学感受器瘤无症状，多为体检时发现上纵隔有阴影。症状多为肿瘤压迫附近脏器所致。化学感受器瘤可以多发，也常合并胃平滑肌肉瘤、肺软骨瘤。X 线表现肿瘤大小变异较大，主动脉体瘤位于紧靠大血管和心底部，常与血管结构分辨不清，即使胸部 CT 有时也难以定位，此时血管造影和 MRI 有助于诊断和定位。多数纵隔化学感受器瘤属良性肿瘤，仅 13% 为恶性，可转移到骨骼系统或其他器官。完全切除可以治愈，但有时因肿瘤紧紧黏附于大血管完全切除往往不可能，术后放射治疗可以起一定的作用，但效果不恒定，化学治疗很少有效。良性化学感受器瘤预后佳，恶性者预后差，其平均存活期为 6 年。

嗜铬细胞瘤的特征为高血压，但也有血压正常的患者。所谓"静止"的肿瘤，为未能测出有分泌功能的嗜铬细胞瘤，外科手术死亡率明显增加，因此临床上应注意在无症状的纵隔肿瘤中，应想到有嗜铬细胞瘤的可能。在外科满意切除术后亦需密切观察。当然有高血压的嗜铬细胞瘤患者术前应予普萘洛尔、酚妥拉明等药物以保证手术过程顺利及控制术后低血压期，有心动过速或心律失常的患者应用 β 受体阻滞剂亦很重要。和化学感受器瘤一样，良性嗜铬细胞瘤预后好，恶性者预后差。

（五）神经鞘来源的恶性肿瘤

此种来源的恶性肿瘤主要包括恶性神经鞘瘤和恶性神经纤维瘤，它们曾有许多名称，包括恶性施万细胞瘤、神经源性肉瘤和神经纤维肉瘤，但以神经鞘来源的恶性肿瘤更为恰当。神经鞘来源的恶性肿瘤占纵隔恶性肿瘤的 0.5% ~ 7%，常在后纵隔，个别也可在前纵隔。

神经鞘来源的恶性肿瘤常是孤立的纵隔肿瘤或是神经纤维瘤病的一种表现，常发生在年轻男性，有的也出现于接受放射治疗的乳腺癌或其他恶性肿瘤的患者。

临床无特殊表现，可有疼痛、呼吸困难、声嘶、吞咽困难、脊髓受压、霍纳综合征、上腔静脉梗阻综合征、低蛋白血症等，主要因肿瘤增大而致压迫症状。X 线表现为占据一侧胸腔内巨大肿物影，使邻近器官移位，也可侵犯邻近骨骼，甚至扩散到颈部。

对诊断神经鞘来源的恶性肿瘤的标准常有争论，有学者提出至少有以下特点的 1 项可诊断：①起源于主要大神经；②在弥散性神经纤维瘤病患者中，肿瘤起源于神经或软组织；③电子显微镜下有许多施万细胞分化的特点；④肿瘤细胞内有 S100 蛋白存在。

神经鞘来源的恶性肿瘤侵犯性强、恶性程度高、容易转移到肺或其他器官，也易局部复发，故一经诊断即应彻底外科手术治疗，放射治疗或化学治疗对肿瘤的作用尚无定论。实质性神经鞘来源的恶性肿瘤 5 年存活率为 75%，合并神经纤维瘤病时预后更差，肿瘤复发率可达 78%，5 年存活率仅 15% ~ 30%。

（六）神经源性肿瘤的诊断与治疗

诊断主要依靠胸部 X 线摄片检查，良性者外观呈界限清楚的致密影，恶性者形态变化较大。胸部 CT 可以显示肿瘤的确切位置及与周围脏器的关系，确定有无哑铃形肿物的存在，尤其应用对比增强时可清楚地与周围脏器结构相鉴别。食管钡餐造影检查用以与食管病变区别。神经母细胞瘤和嗜铬细胞瘤患者尿中儿茶酚胺含量可能升高，但纵隔内神经母细胞瘤较腹内神经母细胞瘤儿茶酚胺含量增加较少。脊髓造影可以表明神经源性肿瘤有无侵入椎管内。

纵隔神经源性肿瘤的良恶性仅根据影像学检查肿物的形态与部位难以确定，主要依靠病理检查，许多纵隔神经源性肿瘤需要开胸手术才能确定诊断。一般来讲，良性肿瘤可以完全切除，当有哑铃形肿物椎管内受侵时，最好先行椎板切开，以切除椎管内的肿瘤，以免椎管内出血、脊髓受损伤、脑脊液漏或遗留部分肿瘤组织。然后再开胸切除纵隔的肿瘤。位于胸腔顶附近的神经源性肿瘤，手术摘除时有可能损伤臂丛神经。对于来自迷走神经的神经纤维瘤或神经鞘瘤，应尽力游离出迷走神经，避免过度牵拉以防损伤喉返神经。

恶性肿瘤中神经母细胞瘤经常不能完全切除，有报告 1 岁以内的神经母细胞瘤预后较好，某些情况下神经母细胞瘤有自发性成熟和（或）退变。因此，对巨大的不能切除的神经母细胞瘤，手术时就予银夹标记，以帮助术后放射治疗和记录肿瘤的消退和增长，这样的肿瘤放射治疗后再行手术有可能切除。纵隔神经母细胞瘤手术加放射治疗和化学治疗可使部分病儿存活 3～10 年，在积极治疗下，儿童纵隔神经母细胞瘤有转移时，其预后也较发生在其他部位者为佳。

二、纵隔干细胞肿瘤

纵隔干细胞肿瘤即原发于纵隔的干细胞肿瘤。干细胞存在于机体组织的一类原始状态细胞，它们能够进行自我复制和具有多向分化潜能。纵隔干细胞肿瘤实际是以前所谓的"生殖细胞肿瘤"（germ cell tumor）。国际上常分为 3 类：①良性生殖细胞肿瘤（benign germ cell tumor），包括表皮样囊肿（epidermoid cyst）、皮样囊肿（dermoid cyst）和良性畸胎瘤（benign teratoma）；②精原细胞瘤（seminoma）；③非精原细胞瘤（nonseminoma）。

（一）良性生殖细胞肿瘤

1. 分类

表皮样囊肿、皮样囊肿和良性畸胎瘤，三者的区别在于所含的胚胎胚层不同：表皮样囊肿含外胚层，皮样囊肿含外胚层和中胚层；良性畸胎瘤含外、中、内 3 种胚层。

2. 流行病学特点

良性生殖细胞肿瘤发病占所有纵隔肿瘤的5%～10%。没有性别差异。年轻人多见，约50%的患者发病年龄在 11～30 岁。绝大多数分布在前纵隔，仅 3%～8% 发生于脊柱旁区域。

3. 病理

肿瘤大体表现为囊性、实性或囊实性肿物。多有包膜，但与周围组织粘连紧密。肿瘤因所含具体胚层的数量不同可包含相应胚层发育的组织，如头发、牙——外胚层，骨骼、脂肪、肌肉——中胚层，呼吸道或胃肠道上皮——内胚层。若发现肿瘤含有未分化成熟的组织成分，则诊断考虑为恶性，不能诊断为良性生殖细胞肿瘤。

4. 临床表现

因肿瘤生长缓慢，多数没有症状，有症状者肿瘤体积则较大。最常见的症状为胸痛，其次为呼吸困难、咳嗽等，多由肿瘤压迫引起。肿瘤可穿透周围组织，如肺、胸膜和心包，甚至极少数情况下咳出毛发、皮脂。

5. 辅助检查

胸部 X 线摄片表现为前纵隔肿物，较大，边界清楚，少数情况下可发现其内有钙化。胸部 CT 发现肿瘤囊实性，壁厚，多种密度混杂，若发现有规律的钙化和脂肪密度则有利于此症的诊断。

6. 诊断和鉴别诊断

胸部影像学发现前纵隔囊实性肿物，较大，壁厚，多种密度混杂，或有规律的钙化，则可高度怀疑此症。

与其他前纵隔肿瘤鉴别：胸腺肿瘤（位置多在上纵隔，很少侵入肺，少数有重症肌无力）、恶性生殖细胞肿瘤（甲胎蛋白、人绒毛膜促性腺激素、癌胚抗原数值升高，外侵纵隔明显）、淋巴瘤（肿物结节感明显，多发淋巴结增大）。

7. 治疗

选择手术切除。需切除肿瘤和受累及的组织。切口选择因病变而异。肺是最常累及的组织，通常粘连紧密，但术后病理报告中多认为显微镜下未侵及，因此多需耐心、细致分离，分离困难则局部切除，如累及支气管则需切除相应肺段或肺叶。注意保护纵隔、肺门的重要血管、神经组织（如膈神经）。若肺受长期压迫，术中加压通气不能复张，则也切除。

8. 并发症

很少见。如膈神经损伤。

（二）精原细胞瘤

1. 流行病学特点

精原细胞瘤占全身精原细胞瘤的 3% ~ 5%，占纵隔恶性生殖细胞肿瘤的 40% ~ 50%。

2. 病理

大体形态典型表现为缓慢生长的特点，肿瘤体积较大（直径平均 5 cm），分叶，其内多有坏死、出血。约 50% 有包膜，钙化少见。含有囊性结构者罕见。

显微镜下表现为单一的睾丸精原细胞瘤细胞，但细胞被膜呈现为相互分离的巢状结构。细胞体积较大（15 ~ 30 μm），呈圆形或多角形，细胞间界限不清。细胞质轻度嗜酸性，细胞核向一侧突起，核呈圆形或椭圆形。纤细的结缔组织膜将细胞分隔成小叶状。核分裂象很少见，但可伴有淋巴细胞等炎症细胞浸润。

免疫组织化学显示胎盘碱性磷酸酶（plaental alkaline phosphatase，PLAP）高表达，极少表达 β-人绒毛膜促性腺激素（β-human chorionic gonadotropin，β-HCG），不表达甲胎蛋白（alpha fetoprotein，AFP）。尤其是 AFP，对于排除非精原生殖细胞瘤是十分重要的。

3. 临床表现

绝大多数见于 20 ~ 40 岁男性。约 80% 有症状，但非特异性，可有胸痛、咳嗽、呼吸困难，发热，或体重减轻。多因肿瘤压迫周围器官所致。60% ~ 70% 发现时即有远处转移，如骨、肺、肝、脾、脊柱或脑。

4. 辅助检查

胸部 X 线摄片首先获得前纵隔肿物的整体印象，但可能漏掉小的肿瘤。胸部 CT 显示前纵隔较大的质地均匀肿物，有时可见淋巴结转移或胸内转移。

血浆肿瘤标志物的测定对于精原细胞瘤的诊断、治疗和随访是非常重要的。如果是年轻男性出现前纵隔肿物，应常规检测血 β-HCG 和 AFP 水平。仅 10% 的精原细胞瘤有 β-HCG 水平的轻度升高；若 β-HCG 高度升高，则怀疑混合型精原细胞瘤。而乳酸脱氢酶（LDH）水平对于此症的诊断无关紧要。

体格检查和二维超声检查检查睾丸是十分必要的。

通过外科手段（纵隔镜或胸腔镜）获得组织对病理学诊断通常是有益的，但目的仅是使诊断准确而已。

5. 诊断和鉴别诊断

年轻男性前纵隔大的质地均匀的实性肿物，首先考虑此症。结合血浆 β-HCG 和 AFP 水平，诊断基本成立。

鉴别诊断需考虑：良性畸胎瘤（质地不均，多含有囊性成分）、恶性胸腺瘤（位置更高，肿瘤似有结节融合感，外侵较压迫症状明显）、非精原细胞瘤或混合型精原细胞瘤（血浆 β-HCG 和 AFP 水平）、淋巴瘤（发热，淋巴结融合感）。治疗前的组织病理学诊断非常必要。

6. 治疗

化学治疗效果很好，通常不需要手术切除或放射治疗。化学治疗完全缓解率在 90% 以上，方案以铂类为主，与博来霉素、依托泊苷（足叶乙苷）或长春新碱联合使用。5 年生存率通常可达 70% ~ 85%。放疗效果不如化学治疗，通常不作为一线治疗手段。手术切除仅适用于化学治疗、放射治疗出现耐药且估计能完整切除的情况下。

（三）非精原细胞瘤

1. 流行病学特点

绝大多数见于青年男性。文献报道中部分以前诊断为纵隔分化差的癌，经染色体检查后，改诊断为生殖细胞瘤的某一特殊类型。约占纵隔恶性生殖细胞瘤的 50%。

2. 病理

组织类型按发生率从高低顺序排列依次为畸胎瘤（teratoma）、卵黄囊瘤（yolk sac tumor）、绒毛膜癌（choriocarcinoma）和胚胎癌。可有少数混合类型。

与睾丸的非生殖细胞瘤鉴别：后者很少有纯的内胚窦瘤，胚胎瘤的发生率较高。

3. 临床表现

特点是局部生长快和早期发生远处转移。诊断时多有纵隔受压或受侵症状。85% ~ 95% 的患者全身有至少 1 处的远处转移。常见的转移部位为肺、淋巴结（锁骨上、腹膜后）。转移至肝、骨、脑较少。含有绒癌成分者可出现严重的颅内出血或大血。少数患者有乳房发育，体重减轻，发热或虚弱，较纯精原细胞瘤常见。

4. 辅助检查

胸部 X 线摄片表现为前纵隔巨大肿物。较纯精原细胞瘤，胸部 CT 发现肿瘤内常见出血和坏死。包膜血供丰富。

近 90% 的肿瘤有 HCG 或 AFP 升高。AFP 升高时，即便是活检病理认为是纯精原细胞瘤，也应按非精原细胞瘤治疗。纯精原细胞瘤很少 HCG 高于 100 ng/mL，若出现此类情况，也应按按非精原细胞瘤处理。

5. 诊断和鉴别诊断

根据前纵隔的巨大肿物，纵隔受压或远处转移，以及血 HCG 或 AFP 升高（与纯精原细胞瘤鉴别），诊断多可成立。少部分患者并发血液系统恶性肿瘤。

6. 治疗

以化学治疗为主，采用含铂类的方案，如博来霉素、依托泊苷和顺铂联合应用化疗 4 个周期。化疗后有必要复查胸部和腹部 CT 及血 HCG 和 AFP。

对于有残余肿瘤且血 HCG 和 AFP 正常的患者，外科手术切除是必要的。化疗后肿瘤缩小较慢，手术治疗时机多在化疗结束后 2~3 个月。手术切除的标本中仍可见肿瘤细胞（无论是良性还是恶性），均需再化疗 2 个周期。

对于血 HCG 或 AFP 仍然升高者，外科手术切除是不明智的。

（姜久仰）

第十章

肺 疾 病

第一节　肺囊肿、肺大疱

广义上来讲，肺囊肿指的是位于正常肺组织内的异常囊腔，含气或不含气。可为先天性或者后天获得性。本节讨论的肺囊肿是指由于先天原因导致的、位于肺组织内的异常囊腔。

由于先天原因导致的、发生于肺部的囊肿，根据胚胎发生的不同又可分为 2 类。一是属于肺芽畸形的先天性肺囊肿，是一种局部肺实质发育异常。它有许多临床和病理学表现，学术界对这一组畸形了解较少，对不同囊肿的胚胎学、病理学、病因学以及命名仍有争议。主要指先天性支气管肺囊肿，囊壁结构为支气管组织，根据囊肿数目可分单发和多发 2 种；根据部位可分为中央型和周围型。二是属于支气管肺前肠畸形的支气管囊肿。

一、先天性肺囊肿

（一）流行病学特点

先天性肺囊肿发病率极低，仅 0.03% 左右。

（二）病因和发病机制

先天性肺囊肿的形成与肺芽发育障碍有关，是由于部分肺芽在发育过程中发育停滞。胚胎时期，由原肠发出肺芽，在胚胎第 4 周开始分支，左侧 2 支，右侧 3 支，成为肺叶的基础。各支再继续多次分叉，发展成气管树，其远端变大形成肺泡。肺芽在开始是索条状组织，逐渐演变成管状。如果胚胎发育发生障碍，索条状结构不能演变为管状，远端的原始支气管组织与近端组织脱离，渐渐形成盲管，管腔内的分泌物不能排出，而积聚膨胀形成内含黏液的囊肿。根据肺芽发育障碍的时间和部位的不同，形成单发或多发的囊肿。如果肺芽索条状结构在未分支之前形成囊肿，即成为单发、孤立的肺囊肿；在分支之后形成囊肿，则形成多发形肺囊肿。有的在一个肺叶或多个肺叶形成蜂窝状的多囊肺。

发生在气管或大支气管分支阶段的囊肿、多半位于纵隔内；发生在较小支气管者，则位于肺组织内。囊肿形成后未与支气管相通者，囊腔内充满黏液，称为液囊肿或闭合囊肿；如与支气管相通，通道较细，囊内黏液一部分排出，同时气体进入囊腔者，液体和气体同时存于囊内，称为气液囊肿；如黏液全部排出、囊内完全被气体充盈者，则称为气囊肿或开放囊肿。

先天性肺囊肿的囊壁厚薄不一，内层由柱状或假复层纤毛上皮细胞组成。囊肿起源的部位决定了囊壁的组成成分：起源于肺泡管近端支气管结构的囊肿含有支气管腺、平滑肌，偶尔有软骨，内覆立方状或纤毛柱状上皮；起源于肺泡管远端的囊肿为薄壁肺泡囊肿或气囊样囊肿。如发生继发感染，则可为扁平上皮所覆盖，部分可为炎性肉芽组织；外层为结缔组织。有的找不到黏液及软骨，但有明确的柱状及假复层纤毛上皮细胞等组织结构，这是因为囊肿发生在接近肺泡的末梢支气管的缘故，故仍诊断为先天性肺囊肿。由于肺囊肿没有呼吸功能，囊壁组织中没有炭末色素沉着，这也是先天性肺囊肿的一个特点。但此特点并无特异性，并不能绝对排除其他疾病所致的继发性囊性病变，如慢性肺脓肿可以只留下内衬面光滑的单房性大囊肿。

（三）临床表现

根据肺囊肿的大小、数目、对邻近脏器的影响程度，有无感染及破裂等并发症的存在，而表现不同的症状。较小的闭合性囊肿，无继发感染者，常无症状，多在 X 线检查时偶尔发现；较大囊肿可压迫周围组织，引起胸痛、咳嗽、呼吸困难。有的小儿患巨大肺囊肿，占满一侧胸腔，或因患儿猛烈啼哭，或成人因外伤使囊肿破裂，形成张力性气胸，则发生严重呼吸困难、发绀。如囊肿继发感染，则出现高热、咳嗽、咳脓痰、咯血等，类似支气管扩张、肺脓肿的症状。体格检查时，较大含液囊肿，局部叩诊为实音，含气囊肿则为鼓音，听诊呼吸音减弱或消失。

巨大的囊肿与相通的支气管有活瓣作用，形成张力性囊肿时，是肺囊肿的一种并发症，常发生于婴儿期和较早儿童期，症状突然发作，出现喘息、呼吸困难和发绀。张力性囊肿与气胸不易鉴别，在引流时肺囊肿不塌陷。

（四）实验室检查和特殊检查

实验室检查常无特异性结果，若合并感染可有白细胞计数升高。

X 线检查：不同类型有不同的 X 线特征。单发和多发肺囊肿为圆形或卵圆形密度均匀的致密阴影。根据与支气管相通的情况，囊内有气液面或薄壁气囊阴影，边缘光滑锐利，周围肺组织无浸润现象，深呼吸变换体位时，囊肿的形态及大小可能改变。张力性囊肿，不仅挤压周围肺组织，而且压迫纵隔向健侧移位。

（五）诊断和鉴别诊断

诊断主要由病史和影像学检查得出。需鉴别诊断的疾病如下。

1. 肺大疱

婴幼儿在金黄色葡萄球菌所致的肺炎中，因肺的支架结构断裂及支气管末端梗阻，出现活瓣作用而在肺内形成透亮囊性阴影时，应考虑为肺大疱。肺大疱的大小及位置可发生变动。肺大疱的囊壁菲薄，边缘稍现模糊，多为单发。疱内极少有液平面，多位于肺的深部，肺炎痊愈后可自行消退。

2. 先天性膈疝

先天性肺囊肿可误诊为肺膈疝，而错误地做开胸探查术，应仔细阅读胸部 X 线摄片进行鉴别。膈疝在胸部 X 线摄片中呈透亮像，从胸腔到腹腔有连续性；反之，肺囊肿有膈肌相隔，并不相连。胸膜裂孔疝，有时在胸内形成局限性的透亮像，须特别注意鉴别。

3. 结核性净化空洞

可为薄壁空洞，形似囊肿。结核空洞多在上叶肺内，空洞周围有结核浸润阴影，邻近常有卫星病灶。

4. 肺脓肿净化空洞

多为不整形，壁较厚，周围有浸润阴影，多发者少，好发于下叶肺。支气管造影，可见支气管有扩张屈曲狭窄，临床上有发热、咳脓痰、咯血等病史。

5. 肺隔离症

多在下叶肺后基底段内，为单个或多个圆形或卵圆形囊肿，与支气管相通时可见液平面，X 线表现与肺囊肿基本一致，但其动脉支是来自降主动脉，做降主动脉造影可明确诊断。

在此须提及的是多发性肺囊肿也可见于发育代谢性疾病如肺囊性纤维化，患者肺部有黏稠的分泌物阻塞支气管引起肺不张、阻塞性肺气肿，以及反复的肺部感染并发支气管扩张，从而可导致肺组织发生病理性囊性改变和纤维化。

（六）治疗

肺囊肿易并发感染、出血、肺炎、张力性气胸、胸膜炎等。明确诊断后，不论囊肿大小，都应积极采取外科治疗。有感染者应在控制感染后手术。

肺切除是手术方式之一，亦可行囊肿切除术，应尽可能保留正常肺组织。较小的单发肺囊肿，可做肺段切除术，靠近肺边缘者，可采用囊肿切除术或楔形切除术。囊肿较大者或多发性囊肿，做肺叶切除术，多发性囊肿累及全肺时，做全肺切除术。

（七）预后

手术切除是治疗肺囊肿的唯一方法，预后较好，但对囊肿巨大的患者术后肺功能的恢复可能需要一段时间。

二、支气管囊肿

（一）流行病学特点

先天性支气管囊肿在临床上少见，常无临床症状。

（二）病因和发病机制

支气管囊肿属于支气管肺前肠畸形的范畴，囊肿形成来源于原始前肠的异常发芽，或当其从前肠以憩室状发出后脱离了气管支气管树。支气管囊肿发生在支气管形成之前，故可以生长在纵隔或肺内。支气管囊肿的部位：大部分局限于纵隔内（65%）。余下的局限于以下部位：肺实质27%、下肺韧带8%。发生在纵隔者可能很接近气管隆嵴、主支气管、气管、食管或心包。如果阻塞了气管隆嵴部位将产生严重症状，而且定位较困难，直至切开纵隔胸膜并向前牵开才能显露支气管囊肿。支气管囊肿占全部纵隔肿物的10%～15%，其发病率为1：40 000 到1：600。

支气管囊肿准确的胚胎学发病机制尚未明确，但由肺的生长发育中我们可以知道，呼吸系统是由原肠的一个憩室发展而来的。有些有关支气管囊肿的假设认为其产生机制是憩室发育不全和原始肺芽从原肠上脱落。因为起源于原肠，所以支气管囊肿可以被覆纤毛柱状上皮或鳞状上皮组织。这两种上皮均具有可分泌黏液的支气管腺体，可使囊肿内充满高压黏液，故可以压迫组织周围、特别是气管的膜部或支气管，引起严重的呼吸道梗阻。支气管囊肿壁内还可能包括局灶性透明软骨和（或）平滑肌等，多位于纵隔中部隆突附近。如果囊肿形成于妊娠早期，那么它往往是由异常肺芽形成的中央型囊肿；而形成于妊娠晚期者，则可能形成周围肺实质内的囊肿，并且往往经支气管与外界相交通。

（三）临床表现

从婴幼儿到成人都可以发生支气管囊肿，临床症状各不相同。大多数患病新生儿表现为威胁生命的呼吸道梗阻，必须紧急手术治疗以挽救生命。稍大的儿童和成人症状较轻，他们往往通过影像学检查偶然发现纵隔肿物呈支气管阻塞征象而得以诊断。

发生于纵隔的支气管囊肿最常见的主诉是胸痛、咳嗽导致的呼吸困难、发热、咳脓痰、食欲减退和吞咽困难，而病变在纵隔的患者症状更严重些；肺内囊肿的患者中症状常见为咳嗽、发热、呼吸困难和咳脓痰。两组中咯血均不常见。

支气管囊肿引起的呼吸道梗阻多发生在颈部，这种梗阻易发于婴幼儿且多伴有急性呼吸性症状。横跨膈肌的支气管囊肿或表现为锁骨上肿物的支气管囊肿亦有文献报道。

总之，支气管囊肿好发于 1 岁以下的幼儿，特别是新生儿，通常引起严重的气道梗阻造成呼吸困难、呼吸急促、三凹征、鼻翼翕动和末梢肺气肿。在这个年龄段，病变几乎全部发生在纵隔。如果支气管囊肿直到儿童较大或成人期才得以诊断，往往是因为没有严重的呼吸道压迫症状，而胸痛、咳嗽、发热和咳脓痰是最常见的症状。约 33% 年龄较大的患者可以完全无症状。

（四）实验室检查和特殊检查

实验室检查无特殊。

影像学检查：支气管囊肿最常表现为密度均匀的水密度阴影。胸部 X 线摄片的确诊率为 80% ~ 90%，作为首选检查效果很好。目前，CT 检查是最佳确诊方法，诊断的准确率几乎达 100%。胸部 CT 主要表现为界限清楚的单房或多房性肿块，密度从水 0 ~ 20 HU 到 91 HU。偶尔囊肿内充满气体，提示与支气管有交通。

支气管镜也是支气管囊肿的有效检查手段之一，它可以发现支气管的受压，有时发现囊肿与支气管树以瘘管相交通的证据，可以直接发现瘘管或仅看到引流到支气管中的脓性黏液。

如果临床发现怀疑支气管囊肿时应先行胸部 X 线检查，之后行胸部 CT 检查。这些检查几乎可以 100% 发现病变并显示准确的解剖位置。支气管镜虽不是常规检查，但近 33% 的患者可以发现支气管受压或囊肿—支气管瘘。

（五）诊断和鉴别诊断

诊断主要依靠影像学检查。先天性支气管囊肿误诊率高，易误诊为肺大疱或气胸，国内文献报道误诊率为 36.6% ~ 91.2%，平均误诊率为 47.7%，多为手术切除后才确诊，经病理学检查证实。

（六）治疗

支气管囊肿的治疗一般是开胸手术切除囊肿，胸部 CT 检查可以准确定位。开胸手术一般采用后外侧切口，气管隆嵴下病变一般取右侧开胸切口。通过双腔气管内插管使得患侧肺萎陷，手术暴露更清楚。手术的目的就是尽可能将囊肿彻底切除。但如果囊肿与气管或主支气管膜部严重粘连，或囊肿炎症严重，都可能使手术无法进行或风险增高。在这些情况下，可以打开囊肿切除分泌黏液的内层。因为这样可以使囊肿内部不再因为分泌黏液而膨胀扩张，解决了气道受压的问题。当然如果可以最好是完整切除囊肿，因为曾有个别报道囊肿会发生恶变。

成人的支气管囊肿可以完全无症状或仅有轻微不适。对成年人较小的无症状支气管囊肿只需定期复查胸部 X 线摄片，只有较大的或不断增大的囊肿才手术治疗。很多学者也建议可采取囊肿抽吸、囊壁活检、纵隔镜切除或注入引导下硬化剂（如四环素）。有学者报道了成年人的纵隔支气管囊肿利用胸腔镜实施了囊肿引流及囊壁切除手术，完全切除要优于单纯囊肿引流，这样可以避免恶变的可能。

（七）预后

外科手术为治疗支气管囊肿的唯一方法。预后较好。

三、肺大疱

肺大疱是由肺泡组织破坏引起的肺实质内充满气体的空腔。

（一）概述

1. 概念

（1）囊肿（cyst）：囊肿是指正常肺组织内含气体或液体、有上皮或纤维壁的圆形结构。包括先天性和获得性。前者是指先天性细支气管囊肿，由单层立方上皮覆盖，而肺部后天性囊肿是薄壁空腔，是肺部破坏后形成的。它们是由小的细支气管活瓣阻塞造成肺部远端扩张，形成一融合腔隙，或者由于支气管壁的炎性坏死，导致相邻肺实质受压，形成一个大的空腔。

（2）小疱（bleb）：是位于脏胸膜与肺实质之间的肺泡外气腔。小疱在脏层胸膜下，由于肺泡破裂引起的胸膜下气体聚集，包裹在脏层胸膜中。气体通过间质进入脏层胸膜薄弱的纤维层中，逐渐扩大形成一个小疱，也可以发生气胸。

典型的小疱发生在肺尖部，小疱可以融合形成大疱。也可以是多发的或散在的，弥漫地分布在上肺的表面。

（3）大疱（bullae）：1959 年，CIBA 专题会对大疱的定义为，肺异常增大的气腔超过 1 cm 直径，胸片上不一定有弧形线与周围肺组织清楚分界。大疱是由肺泡组织破坏引起的肺实质内充满气体的空腔。大疱有纤维壁和由残余的肺泡间隔构成的分隔。随着大疱的发展，囊肿样空腔局限在肺边缘脏层胸膜下。如果打开大疱表面的脏层胸膜，胸膜下的空腔覆盖的不是鳞状细胞，而是破坏的肺实质覆盖，构成大疱的壁和底；由基底部肺实质来的细小血管完全裸露穿过空腔，索条状结缔组织和裸露的细支气管在大疱内交织在一起，有许多明显的与相邻支气管的细小交通。大疱几乎都是多发，但多局限在一个肺段或肺叶，上叶最常受累。实质内肺大疱可继发于任何类型的肺气肿。

2. 分型

（1）Ⅰ型（大疱的基底肺实质基本正常型）：约占所有肺大疱的 20%，特点是分界清楚，常位于肺尖。大疱较大时会压迫周围肺组织，但患者症状相对较少，肺功能接近正常，巨大肺大疱可填充一侧胸腔。

（2）Ⅱ型（大疱伴弥漫性肺气肿或毁损肺）：约占 80%，是基于弥漫性全肺泡型肺气肿局部加重，大疱常为多发，双侧，有宽的植入肺内的基底，且大小明显不同。其症状不仅与大疱的大小有关，而且与其周围的肺气肿的严重程度有关。

综上所述，肺大疱是用来描述一种气腔性损害，有光滑的薄壁，体积在 1 cm^3 到占据一侧全部胸腔。如果其腔壁厚度超过 3 mm，则被称为空洞。

3. 病理生理

肺大疱一经形成，则不断扩张，压迫周围肺组织，造成余肺膨胀不良。巨大的肺大疱可占据一个肺叶甚至一侧胸腔，严重影响肺功能。往往由于剧烈咳嗽或运动，肺内压力升高，肺大疱突然破裂，则形成自发性气胸。肺大疱多是逐渐膨胀发展，若为数不多，体积不大，可无任何症状。若在肺气肿基础上，短时间形成巨大肺大疱或多发性肺大疱，则会出现胸闷、咳嗽、气短、呼吸困难等症状，也可诱发或加重肺心病。由于肺大疱的存在导致通气血流比例失调，增加了通气无效腔，随着时间增长，弹性回缩力使大疱周围肺组织进一步收缩而大疱则进一步增大。因此，手术切除肺大疱的疗效是使被压迫的肺组织恢复结构及弹性，而并不是仅仅消除病变所占的空间。

（二）临床表现

较小的单发肺大疱可无任何症状，仅能靠 X 线检查发现。体积较大或多发的肺大疱，有胸闷、气短、呼吸困难等症状。若肺大疱患者突然气急、咳嗽、呼吸困难、发绀、气管向健侧移位，患侧叩诊鼓音，呼吸音降低或消失，多为因肺大疱破裂发生的自发性气胸；肺尖部的大疱或大疱所在的肺组织可与胸顶粘连及粘连撕裂而活动性出血；有时粘连带中有小动脉出血，血管起源于体循环，压力较高，同时由于胸膜腔内为负压，故出血很难自止。出血主要来自粘连带中的血管，并非疱壁破裂所致。如粘连带撕破胸内大血管，则出血情况更为严重，出血量一般在 1 500 ~ 3 000 mL。曾有报道，肺大疱粘连带破裂累及上腔静脉，在短时间内濒于死亡，经紧急开胸处理才获救。此种病例往往是在咳嗽、深呼吸或过度用力之后出现一侧胸痛，继而出现进行性加重的呼吸困难和失血的一系列表现。

（三）实验室检查和特殊检查

实验室检查常无特殊。

肺功能检查：单纯肺大疱如与支气管不相通，肺量计直接测定肺容量在正常范围以内。第 1 秒用力呼出量（FEV_1）、第 1 秒用力呼出量/用力肺活量（FEV_1/FVC）、最大自主通气量（MVV）和肺一氧化碳弥散量（DLCO）均在正常范围内。

胸部 X 线检查是发现肺大疱最有效的方法，表现为病变区透亮度增高，呈圆形或类圆形，疱内不见肺纹理，肺泡壁常表现为纤细的发丝样阴影，系被压缩的肺结缔组织间隔或胸膜所形成。在胸部 X 线摄片上常仅见部分肺泡壁。大疱可单发或多发，大小可改变。除大疱外，肺的其他部分可无异常发现，但也可有全小叶性肺气肿或其他表现，如肺尘埃沉着病等。肺大疱有感染时，可出现液平面。

（四）诊断和鉴别诊断

诊断肺大疱，除上述症状、体征外，主要依靠 X 线检查。其特点是肺透光度增强，见大小不等、数目不一的薄壁空腔，内无肺纹理或有细索条状影。空腔大时可占据一个肺叶或一侧胸腔。占据一侧胸腔者，不易与气胸鉴别。同时有肺气肿者，还具备肺气肿的 X 线表现。应与气胸和支气管囊肿相鉴别。

（五）治疗

外科手术是肺大疱唯一有效的治疗方法。可行肺大疱切除术或肺切除术。合并肺气肿者经选择可行肺减容术（LVRS）。

1. 手术指征

（1）肺大疱存在已久，压迫周围健康肺组织，引起呼吸困难、咳嗽等临床症状者，或发生自发性气胸需行手术治疗者，以及粘连带破裂出血，保守治疗无效者。粘连带破裂导致的出血不易自止，所以一旦诊断确立而保守治疗效果甚微，应尽早行开胸手术。

（2）在肺气肿基础上形成的肺大疱，不可能自行愈合，以后还可能发生自发性气胸，影响心肺功能；或屡发气胸，都应积极考虑手术治疗。

2. 手术方法

手术要点是切除肺大疱，解除对肺组织的压迫，尽量保留健康肺组织。

（六）预后

单纯肺大疱，无肺气肿者手术治疗预后较好，手术可收到满意效果。若为肺气肿基础上形成的肺大疱，施行手术实际为肺减容术。

（杨成鹏）

第二节　肺脓肿

细菌引起肺实质局限性感染和坏死并有脓腔形成即为肺脓肿。广义上讲，它包括了结核性、真菌性、寄生虫性和细菌性脓腔，感染性肺大疱、肺囊肿和支气管扩张，肺梗死后肺脓肿，以及肺部肿瘤内坏死脓腔和肿瘤阻塞支气管远端发生的肺脓肿。狭义上讲，肺脓肿主要是指源于肺内化脓性感染而产生的肺脓肿。感染细菌的来源可经呼吸道，如误吸，也可能是全身他处感染继发引起的肺感染，如脓毒血症或败血症所致肺部感染。

抗生素问世以前，Neuhoff 等报告了外科引流治疗肺脓肿的经验，认为大多数严重的肺脓肿病例都需要外科手术处理；并强调拖延治疗至合并症威胁患者生命时，急性肺脓肿的严重性才被认识。支持治疗包括维持营养和体位引流等在今天虽然很重要，但是抗生素的问世彻底改变了治疗肺脓肿的思路。

第二次世界大战后，有效的抗生素出现了，它明显地改变了肺脓肿的自然病程，也显著地降低了外科引流的治疗作用。第二次世界大战前，肺脓肿是一种致死的疾病，患者常常是到了病程晚期，中毒症状很重呈现极度衰竭时，才来找胸外科医师进行引流。肺脓肿早期外科就参与治疗其结果显然不同。1942 年，一组 122 例肺脓肿早期施行开放引流的患者，仅有 4 例死亡。20 世纪 40 年代后期临床上开始使用青霉素，许多肺炎经抗生素治疗得到有效控制，肺部感染很少会发展到肺脓肿阶段，结果需要外科手术处理的肺脓肿患者很少，即便有也是选择性的肺叶切除，很少施行肺脓肿外科引流。随着抗生素、抗代谢药、肾上腺皮质激素和免疫抑制剂的应用，改变了周围细菌的生态学，无论是非特异性肺脓肿还是原发性肺脓肿，发生率均明显降低。另外，高龄、机体抗感染能力降低情况下，机会性感染所致的肺脓肿发生率增加了，机会性肺脓肿的治疗更为困难。

一、病因和病理

化脓菌引起的肺脓肿多数因咽喉部感染性物质误吸而致，如牙龈感染或咽喉部感染时，老年患者咳嗽反应受到抑制，感染性分泌物容易被误吸，早年牙科和扁桃体手术后肺脓肿发生率较高。另外，患者在失去知觉的情况下，如酗酒者或全身麻醉状态下以及昏厥、脑血管意外等，患者常处于卧位，特别是仰卧位，感染性分泌物因重力关系可直接流入右主支气管，然后进入上叶后段和下叶背段，临床上这2个部位均是原发性肺脓肿最常见之处。最常见的致病菌是厌氧菌，还有甲型和乙型溶血性链球菌、葡萄球菌、非溶血性链球菌、假孢子菌属和大肠杆菌。实际工作中多是未等细菌培养结果出来，就已经开始应用抗生素，因此细菌培养多不能获得阳性致病菌。一旦液化坏死物经引流支气管排出，含有脓液和空气的脓腔——肺脓肿便形成了。

肺脓肿的形成需要3个因素：细菌感染、支气管堵塞、机体抗感染能力低下。其病理过程是化脓菌造成肺实质破坏。开始细菌引起肺部感染，支气管阻塞后致使远端肺段发生肺不张和炎性改变，感染未能得到有效控制，支气管堵塞未能有效解除，引起肺段血管栓塞和破坏，继之产生大面积的肺组织坏死和液化，周围的胸膜肺组织也呈现炎性改变，终于形成脓肿。急性肺脓肿的内壁衬纤维脓性物质，它与周围实变的肺组织混为一体。病变经过急性阶段后，支气管阻塞未能及时完全解除，引流不畅，感染未彻底控制，肺脓肿可进入慢性阶段。慢性阶段的肺脓肿，其内壁逐渐变成纤维肉芽组织，显微镜下的特点是存在富含脂质的巨噬细胞。以后的病理过程为脓腔内壁衬有低柱状上皮甚至假复层纤毛柱状上皮细胞。到了此阶段，脓肿周围的肺组织产生瘢痕，瘢痕组织收缩并逐渐堵塞脓腔。慢性肺脓肿期间感染反复发作，既有受累肺组织病变又有支气管病变，既有组织破坏又有组织修复，既有急性炎症又有慢性炎症。结果表现为肺组织中一界限分明的脓腔，周围肺组织有不同程度的炎变和纤维化。慢性肺脓肿具有明确的特点：肺脓肿最初发生在肺组织的表浅部位；肺脓肿与一个或多个小的支气管相通；脓肿不断向周围蔓延发展，晚期不受肺段和肺叶的限制，可跨段、跨叶形成多个互相沟通的脓腔。

急性期肺脓肿可侵犯周围胸膜表面，引起胸膜炎、胸腔积液或者脓胸。若脓肿穿透胸膜腔，则出现张力性脓气胸。晚期或忽略了的肺脓肿，可破入纵隔、心包或膈下，分别引起化脓性纵隔炎、化脓性心包炎以及膈下感染。

1. 吸入性肺脓肿

误吸是最常见的肺脓肿原因，因酗酒或药物所致意识丧失时，呕吐最常造成误吸。头部外伤、精神病发作、全身麻醉均是加重误吸发生的因素。某些引起食管梗阻的病变，如贲门失弛缓症、食管狭窄、食管癌或胃食管反流，是产生肺脓肿的次要原因。肺脓肿还可因头部和颈部感染蔓延而致。儿童期的肺脓肿应当考虑有无异物存留造成支气管内梗阻。有学者强调某些肺段，特别是上叶后段和下叶的背段，在误吸后最容易发生肺脓肿。

2. 肺梗死后脓肿

过去曾认为肺梗死是肺脓肿的最常见原因，现在这种观点已经改变了。似乎上述误吸造成肺脓肿的理论更有道理，因为它是基于解剖学和临床观察而得出的。毫无疑问脓性栓子可产生肺脓肿，栓子可来自不洁流产或前列腺炎所致盆腔静脉血栓；来自周围化脓性血栓性静脉炎；肝脓肿、化脓性胰腺炎或化脓性腹膜炎后躯体静脉含有感染性的栓子，它们均可产生肺脓肿。抗生素已经明显地减少了上述的各种感染源，结果脓性栓子引起肺脓肿的发生率也较过去显著降低。

3. 创伤后肺脓肿

胸部穿透伤或钝性伤偶可发生肺脓肿。创伤后肺内血肿，可因血源性细菌、误吸或肺内异物而发生感染。并非所有存在于肺内的异物都需要摘除，但是肺内异物引起肺脓肿时，不摘除异物肺脓肿就不可能痊愈。非胸部创伤患者长期住院、昏迷、卧床或败血症等常常引起肺部并发症，如肺不张、肺炎，有时发生肺脓肿。这种肺脓肿多是医院内获得性细菌感染，治疗起来相当困难，对此重要的是应有充分的认识而积极预防。

4. 纵隔或腹腔感染扩散肺脓肿

膈下或纵隔感染引起最常见的肺胸膜腔并发症是脓胸，但是如果胸膜腔有粘连，肺又紧密粘连于邻近的壁胸膜上，膈下感染或纵隔感染可能直接穿透肺组织，形成肺脓肿。此种肺脓肿可继发于阿米巴或化脓性肝脓肿，以及任何原因所致的膈下脓肿。肺脓肿也可继发于纵隔炎，最常见于食管穿孔或破裂。治疗这种类型的肺脓肿，成功的关键在于有效地处理原发疾病。

5. 支气管梗阻肺脓肿

支气管梗阻最多因肿瘤和异物而致，少见的原因有支气管内结石、炎性支气管狭窄，这些器质性梗阻造成远侧肺段或叶支气管分泌物引流不畅，继发肺部感染，加重肺不张，可发展成肺脓肿。因为支气管梗阻可能导致肺脓肿，经积极抗生素和支持疗法，肺部局限性反复感染无明显改变，应行纤维支气管镜检查，解除支气管梗阻。

6. 坏死性肺炎后肺脓肿

金黄色葡萄球菌、Ⅲ型肺炎球菌、铜绿假单胞菌、克雷伯菌感染都容易造成肺实质坏死形成肺脓肿。金黄色葡萄球菌感染多为原发性感染灶，特别是在儿童期。Ⅲ型肺炎球菌容易致老年患者产生肺脓肿。院内获得性感染，特别是革兰阴性菌常发生在严重创伤患者、经历大手术患者，即主要发生在免疫力明显抑制的患者。免疫机制严重抑制及营养状态极差的患者，发生肺炎或肺脓肿后，常很快导致败血症或死亡。

7. 原有肺病变的肺脓肿

原有肺内支气管囊肿或后天性肺大疱，发生继发性感染后，胸部 X 线摄片上也会产生类似"肺脓肿"样改变。若感染前已知原有肺囊肿或肺大疱和（或）胸片上有一界限清楚的气液平，周围没有明显肺浸润表现，应高度怀疑肺囊肿感染或感染性肺大疱的可能。对此鉴别可在纤维支气管镜下用带有导丝的塑料管进行抽吸，抽出液检查可给诊断带来很大的帮助，同时也作为治疗的一部分。少见的情况是肺隔离症继发感染后产生肺脓肿，肺隔离症形成的肺脓肿对单纯非手术治疗反应很差。怀疑此类肺脓肿时，应行主动脉造影显示畸形血管，也可防止术中意外发生大出血。

8. 癌性肺脓肿

空洞型肺癌是中年吸烟男性患者最常见的肺脓肿原因，对这种患者应尽早行纤维支气管镜检查，明确诊断后及时手术切除，可获得长期存活。

9. 机会性肺脓肿

由于有效的广谱抗生素应用，在化脓性肺炎的阶段即得以控制，因之原发性或称非特异性肺脓肿的发生率明显降低了。机会性感染而致的肺脓肿则表现为更为突出的问题。机会性肺脓肿多发生在婴幼儿患者或老年患者，机体对于感染缺乏有效防御能力，身体其他系统有严重疾病，肺脓肿仅是系统疾病的一种并发症。早产儿、支气管肺炎、先天性发育畸形、手术后、恶病质、存在其他感染或系统性疾病等，这些对于早期婴儿来说，都是发生机会性肺脓肿的重要因素。对于老年患者来讲，全身系统性疾病、恶性肿瘤（特别是肺部或口咽部的恶性肿瘤）、长期应用激素或免疫抑制剂治疗、放射治疗以及围手术期，均构成老年患者机会性肺脓肿的基础条件。机会性肺脓肿呈多发而非单一的肺脓肿，其中绝大多数为医院内的获得性感染。从细菌学上讲，致病菌也不同于典型的吸入性肺炎后的肺脓肿，金黄色葡萄球菌仍是最主要的致病菌，其他还有甲型溶血性链球菌、莫拉菌、肺炎球菌、变形杆菌、大肠杆菌和克雷伯菌。长期应用抗生素，从痰中可培养出罕见细菌。机会性肺脓肿发生部位无明显区别，脓肿可出现在肺的任何部位，临床发现右侧肺脓肿多于左侧。

二、临床表现

由于产生肺脓肿的原因不同，临床症状的严重程度均不一致。有的肺炎发作后随即出现发热和咳痰，也有误吸后间隔数日或数周后，临床才出现发热和咳痰。肺脓肿患者的痰多呈脓性混有血液，痰量很多且有恶臭味。若将痰液存于容器内静置，可发现痰液分层，最底层为黄绿色沉淀，中间层为黏液，最表层为泡沫。部分肺脓肿患者可有胸痛，呈持续性胸膜疼痛。在症状的复杂性方面，肺脓肿与其他肺化脓性疾病或感染性空洞性肺病变，没有更多的区别。典型的患者常有上呼吸道感染的病史，并有发热及感染中毒症状，不多有胸痛，咯血少，常见咳脓性痰，有时为腐败性脓痰。痰量可能很多也可很少，颜色可有绿色、棕色、灰色或黄色，酱油色痰提示可能是阿米巴性肺脓肿。婴儿期甚至儿童期葡萄球菌性肺炎，常因毒血症、呼吸困难、发绀和感染中毒性休克而掩盖了肺脓肿的症状和体征。这些可突然发作，也可能因为胸膜下脓肿破裂造成脓气胸，加重肺脓肿的症状。儿童最常见发热、厌食、衰弱等症状。

急性肺脓肿患者，常呈重病容，体温高，心动过速，呼吸增快。呼吸有臭味，受累肺部表面胸壁触诊可能有压痛。叩诊常发现浊音，呼吸音减低，不一定听到啰音。当肺脓肿与支气管相通时，可闻及管性呼吸音，此时还会听到干性及湿性啰音。胸部体征随着脓肿与支气管的状态，经常发生变化，日日不同，因之需要仔细反复地进行胸部体格检查。杵状指是许多慢性缺氧性肺部疾病经常存在的体征，肺脓肿患者很明显，在肺脓肿发作后2周就可能出现杵状指，随着肺脓肿痊愈，杵状指也逐渐消退。有的患者可以在胸壁听到血管性杂音。

三、影像学检查

病初胸部X线表现缺乏肺脓肿的特征和气液平面，表现为某部分肺浸润，有或无肺不张。病变可累及一个肺段或多个肺段甚至整个肺叶。一旦肺脓肿与支气管相通，直立位或侧卧位胸部X线检查可发现气液平面，这是影像学上肺脓肿的特征性表现。仰卧位或俯卧位，包括CT检查，均不能显示气液平面的存在，检查者常常忽视体位对显示病变的影响，未能及时发现病变。肺脓肿的特征为病变周围有肺实质浸润带。薄壁脓肿并有气液平面，提示化脓性肺囊肿或肺大疱合并感染，常伴有胸腔积液、脓胸和脓气胸。腔壁增厚呈结节状提示癌性空洞的可能。此外，肺门或纵隔淋巴结明显增大提示肺癌。偶尔肺脓肿与合并有支气管胸膜瘘的脓胸鉴别有一定困难，此时可应用超声检查或CT检查以帮助鉴别。上消化道造影检查有时用于肺脓肿或反复发作肺炎的患者，上消化道吞钡 X 线检查可显示胃食管反流、肿瘤引起的食管梗阻、食管狭窄或贲门失弛缓症，这些疾病均可产生消化道内容物误吸到呼吸道，导致肺炎和肺脓肿，这种情况对于儿童患者尤为重要。

四、鉴别诊断

需要与化脓性肺脓肿相鉴别的有癌性空洞、肺结核空洞、合并支气管胸膜瘘的脓胸、肺囊肿感染、空洞性真菌感染、肺大疱合并感染。由于肺癌的发生率逐年增高，首先要鉴别的是肺癌，特别是中年男性吸烟者。

五、治疗

全身支持疗法，包括营养维持、胸部呼吸物理治疗及各种体位引流，都是肺脓肿重要而有效治疗方法。适当的抗生素治疗不仅降低了肺脓肿的发病率，而且改变了肺脓肿的治疗方式和治疗结果。在抗生素问世之前，治疗肺脓肿均采用保守治疗。保守治疗无效的肺脓肿患者，需要进行一期或二期手术治疗，结果并发症和死亡率很高，长期随诊表明结果均不满意。如今，积极肺部灌洗，适当的营养支持，输血补液，注意引起肺脓肿的原因，如口腔卫生、误吸和酒精中毒等尽管都非常重要，但是抗生素的应用明显地改变了肺脓肿的临床治疗效果，现在肺脓肿很少需要行体外引流或肺切除手术。正如 Le Roux 所总结肺脓肿的治疗主要包括：适当的抗生素；引流脓液；肺组织发生不可逆损害并持续有症状，或出现威胁生命的大出血，施行肺切除术。外科治疗适用于某些特殊情况，包括：内科治疗失败；怀疑存在肺癌；严重咯血；慢性肺脓肿以及肺脓肿的合并症，如脓胸或支气管胸膜瘘等。根据 Rubin 的结果，在一般临床工作中，需要外科处理的肺脓肿占不到 15%，但是忽略了或不适当治疗的患者，外科治疗的比例会更高些。成功的内科治疗意味着，经 4 ~ 5 周积极抗生素治疗后症状明显减轻，胸片上不留残腔，或仅有直径 2 cm 以下薄壁囊腔。如果经 5 周治疗后仍遗有固定大小的残腔，特别是直径大于 2 cm 的薄壁残腔，症状持续存在，则需行外科手术切除。否则患者将有持续咯血或复发感染，预后较差。经适当抗生素治疗后，虽遗有小的薄壁残腔，患者却无明显症状，经数周或数月观察也可能完全愈合，不一定需要外科处理。

诊断慢性肺脓肿时，应进行痰培养和痰涂片检查以鉴定致病菌，包括需氧菌和厌氧菌。这些可能需要经支气管穿刺抽吸或支气管镜获得确切的致病细菌，以排除口腔细菌污染标本。痰涂片检查还应包括真菌、抗酸菌和癌细胞检查。一旦诊断肺脓肿则立即施以广谱抗生素，以后再依细菌培养和药敏试验结果，调整抗生素。一般来讲，抗生素应用 1 周内，临床症状就有明显改善。某些患者可能需要数周甚至月余的抗生素治疗，直到胸部 X 线检查显示脓肿完全吸收征象出现为止。需要提及的是，临床症状改善比 X 线的表现要早出现数日或数周。如果患者临床症状改善，尽管有气液平面存在、有或无周围肺组织浸润，则不需要外科处理。

几乎所有肺脓肿患者都需要进行支气管镜检查，支气管镜检查的目的：为细菌培养提供确切的材料；早期排除支气管梗阻的原因如异物、肉芽肿或肿瘤；可经支气管镜直接抽吸脓液；刺激肺脓肿的支气管内引流。支气管镜检查应用硬管或软管（纤维支气管镜），并要有一定的技巧，避免操作时脓液大量溢入支气管内，突然发生窒息。患者经治疗后症状无明显改善或影像学上脓肿无吸收的证据，可能需要多次支气管镜检查。已有报告称，可在 X 线透视下经支气管导管进行脓腔引流。纤维支气管镜用于肺脓肿的治疗，有逐渐代替外科的趋向，一组 26 例肺脓肿的治疗中，无一例需要外科处理。

经抗生素和支持疗法，一般人群急性肺脓肿的死亡率明显下降，绝大多数患者可获得治愈。80% ~90% 的肺脓肿患者不需要外科处理即可治愈。

Barnet 等认为，内科成功治疗的决定因素在于开始治疗前症状持续的时间和脓腔的大小。根据他们的意见，若开始治疗前症状已出现 12 周，最初脓腔直径超过 4 cm，单纯内科治疗多不会成功。

外科引流包括内引流和外引流。若患者持续发热超过 10 日，治疗 6 ~8 周胸部 X 线摄片上仍无改善的征象；或出现某些并发症，如咯血、脓胸或支气管胸膜瘘，则都需要进行外科引流处理。介入治疗的进展使放射科医师在透视下，经皮肤将引流管置入肺脓腔内，获得成功的治疗。临床经验显示，经皮穿刺引流一般不会造成脓胸，即使在正压通气辅助呼吸的情况下，也可成功地进行经皮穿刺引流而无并发症。在某些患者的治疗过程中，应考虑早期行经皮穿刺引流，7 岁以下的儿童患者对于保守治疗反应很差，经皮引流应及早进行。同样，巨大肺脓肿也应早期引流。有学者观察所有的肺脓肿迟早都接近胸壁，只要选择合适的投照位置，经皮穿刺进行肺脓肿的外引流都会获得成功。

外科胸腔造口，直接进行肺脓肿引流，是治疗急性肺脓肿的有效方法。在操作过程中有两点需要注意：第一，确切定位，可行正侧位甚至斜位胸部 X 线检查，预先计算好肋骨切口，有疑问时可在皮肤上做出标记；第二，术者进行胸腔造口时必须肯定脓肿处的肺组织与其壁层胸膜已经发生粘连，否则可能会发生脓腔的脓液散布于游离的胸膜腔内。一般采取气管内双腔插管全身麻醉，切除 5 ~6 cm 长的肋骨，已经发生粘连的胸膜呈灰色增厚不透明，先用注射针进行穿刺抽得脓液确定脓肿的深度和位置，将抽得标本送细菌学和病理学检查。电刀切开脓肿表面的肺组织进入脓腔，抽吸和刮除清创，最后置入粗口径的引流管或蘑菇头引流管，连接水封瓶或负压吸引。胸腔引流后，患者的临床症状可有明显迅速改善，痰量减少，发热减退，引流量逐渐减少。术后肺漏气是经常见到的，随着愈合过程，漏气于数日至 2 周停止。当患者情况逐渐改善，引流量减少，漏气停止时，可停掉负压抽吸，剪短胸管，用敷料包盖，患者可下床活动。胸管可能留置数周，患者可带管出院。出院后还应进行随诊，因为肺脓肿与支气管相通，一般不主张进行胸管灌洗。当患者情况完全改善，胸部 X 线摄片表明肺脓肿吸收愈合时，可拔除引流管。引流口随时间将逐渐闭合。胸管引流术并非完全没有问题，继发性出血、脓气胸或脑脓肿均可因肺脓肿本身或胸管引流操作所诱发。但是胸管引流对某些危重患者、大的脓肿可能是急救措施，经胸管引流的患者晚期发生支气管胸膜瘘的概率也较低。

经抗生素治疗，引流或不行引流，大多数急性肺脓肿患者均可获满意的治疗效果。偶尔急性肺脓肿可发展为慢性肺脓肿，脓腔壁增厚，周围的肺组织发生不可逆的病变，临床上患者出现持续发热、咳嗽和咳痰的症状。导致发生慢性肺脓肿的因素有脓腔引流不畅，支气管梗阻和脓肿穿破到胸膜腔产生脓胸等。在这种情况下需要进行肺切除，多数是肺叶切除即获痊愈。其他肺切除的指征有大咯血和反复发生的严重咯血。慢性肺脓肿行肺的楔形切除或肺段切除常产生并发症，因为切除边缘的肺实质常含有病变，术后肺持续漏气和脓胸的发生率较肺叶切除高，临床胸外科医师多不采用。在大多数情况下，肺通气灌注扫描常能确定病变范围，若显示一叶肺完全无功能，则需行肺切除。手术时需要注意的是采取双腔插管麻醉，以防止脓液在手术操作过程中流入对侧或同侧健康的肺叶，应尽早钳闭患侧支气管。手术中可能发现胸膜增厚并布满增生的血管，肺门处严重粘连，先行抽吸减压可使手术操作更为安全进行。长期慢性炎症使支气管血管屈曲、增粗，淋巴结肿大致密粘连，不仅粘连到支气管，也粘连至肺动脉及其分支。解剖肺门时尤应慎重以免发生大出血。严格止血是另一值得注意的问题，手术出血多是从淋巴结的渗血和小的出血，或是来自粘连面上小的系统动脉出血，而不是肺动脉出血。系统动脉压力高，出血多不容易自行止住。术后胸膜腔引流应充分，至少应放置2根粗口径的引流管，以利余肺的迅速膨胀，阻止肺漏气，避免术后脓胸的发生。慢性肺脓肿切除不仅改善患者慢性症状，移除肺部病灶也有助于防止肺脓肿的复发。

某些肺脓肿对适当治疗无明显反应，也可能原发病实际上是支气管肺癌，肿瘤阻塞了支气管，以致远端发生肺脓肿，或大的肿瘤本身发生缺血性坏死形成癌性空洞。影像学上提示癌性空洞的线索有脓肿壁厚且不规则，脓腔内壁可见到壁内结节。支气管镜检查和毛刷细胞学检查可明确诊断。若经3~4周抗生素治疗，脓肿无明显反应，支气管镜检查未能获得肯定的诊断结果，则需行开胸探查。

六、小结

现今，原发性吸入性肺脓肿的死亡率与早年结果明显不同，也不同于严重疾病获得性肺脓肿，经有效抗生素治疗后，非特异性肺脓肿的死亡率明显降低。与此相反的是机会性肺脓肿（即继发于系统性疾病的肺脓肿），75%~90%的患者可能死亡，说明机会性肺脓肿死亡率一直很高，反映伴随疾病的重要性以及并发症对于预后的影响作用。及时迅速辨识肺脓肿的存在，尽快地应用有效的抗生素，某些患者选择性施行肺切除手术，在某种程度上可能会改变肺脓肿的治疗结果。

（杨成鹏）

第三节　肺动脉栓塞

肺动脉栓塞又称肺栓塞，是内源性或外源性栓子堵塞了肺动脉或其分支引起的肺循环受阻的临床和病理生理综合征。临床上常见的是肺血栓栓塞。造成肺栓塞诊断困难的原因包括肺栓塞的先前病变——深静脉血栓形成，该病的病史不明确，并缺乏特异性体格检查的阳性体征、可靠的非侵入性实验室检查手段以及同时存在其他疾病，肺栓塞的临床表现常常又同其他疾病的症状相似等。

直到今日，现代的医疗技术水平使我们能够诊断和治疗肺栓塞，但仍具较高的病死率。只有积极预防深静脉血栓形成，才能有效地防止肺栓塞的发生。

肺栓塞的严重后果是肺梗死，这就是说在肺栓塞的远端发生组织死亡。肺接受双重供血，即支气管循环和肺循环。研究提示，另一个供氧源来自肺静脉侧。由于多源供氧，肺动脉供氧受损后，一般不产生肺实质的缺血，即使发生肺实质的缺血和梗死，也仅是在肺周围。肺栓塞后肺梗死是不易发生的。但当这些部位的支气管循环减少，肺栓塞后支气管收缩，损害了肺氧供，较大的肺栓塞更易于发生周围肺组织的肺梗死。当患者有左心功能不全或慢性阻塞性肺疾病时更易于发生肺梗死。

一、病因和病理

肺栓塞多见于中老年、长期卧床、不活动的患者；有慢性充血性心力衰竭、心房颤动的患者更易于发生肺栓塞；心肌梗死、脑血管意外和癌症的患者易于发生下肢静脉血栓形成；骨折、前列腺手术后、外科手术、妊娠、分娩后也易于发生静脉血栓形成。尸解中发现肺栓塞是很常见的，在年龄大于40岁的患者，肺动脉内有新旧血栓的占64%。在由于肺栓塞死亡的尸检报告中，血栓的直径为1~1.5 cm，最长达50 cm，小的碎片血栓更为常见，右侧较左侧多见，下叶肺较上叶肺多见。血栓多来源于体循环的静脉系统，以髂静脉和股静脉最多见。急性肺栓塞的血栓是暗红色的易碎的血栓组织。亚急性或慢性肺栓塞的血栓由3部分构成，中间部分是脱落血栓其中含有纤维素，远端是白色血栓以血小板的成分为主，近端是新鲜血栓为血液在闭塞的盲端凝固而成。

二、病理生理

肺动脉被栓子栓塞后影响到肺组织、肺循环和气体交换的情况，受多因素影响，同样疾病的患者之间表现也不同。气体交换异常的类型和程度受栓塞血管的大小、血管是否被栓塞物完全堵塞、是否存在心肺血管疾病、急性栓塞或慢性栓塞、发生栓塞到治疗时间的长短影响。

肺栓塞后肺泡无效腔增加，引起右向左分流、通气灌注失衡、混合静脉血氧张力下降，综合的作用导致低氧血症。由于过度灌注，未栓塞的区域形成肺单位的低通气与血流灌注比。未栓塞的区域还可发生肺不张，栓塞的溶解和栓塞区域的再灌注均构成肺通气与血流灌注的不正常。肺不张是由多种原因引起的。当肺动脉血量被阻断时，发生出血性肺不张导致肺表面积的减少。在肺的低灌注区域出现气体移动显像引起区域性低碳酸血症，这可导致由细支气管和肺组织的收缩引起的肺不张。从包绕血小板的栓子上释放出来的体液介质，使肺收缩和肺表面积的丧失，促进肺不张的发生。

在各种肺栓塞的动物实验中，栓塞后肺水肿在低氧血症中起着重要的作用。但这些结果与人是不同的。另一种情况是发生肺动脉高压，右心室负荷增加，右心房压增加，使卵圆孔开放形成心内的右向左分流，约15%的正常人存在卵圆孔开放的可能性。

肺栓塞后最初的结果是造成气体交换的异常，人体生理反应可以使这种情况尽快恢复正常，这包括低碳酸血症使支气管收缩、低氧使血管收缩。这些作用分别使肺通气减少，增加通气与血流灌注比和减少肺灌注，降低通气与血流灌注比。

气体交换异常还可由肺外的因素引起，在已存在分流和通气与血流灌注比不适当的情况下，出现动脉血氧分压下降和混合静脉血氧分压下降，混合静脉氧下降使心排血量下降，并使心排血量不能随代谢的变化增加，当肺栓塞发生在已有心脏病的患者时，常发生严重的心排血量下降。

三、血流动力学变化

急性肺栓塞后血流动力学受损的程度与血管阻塞的程度相关。栓塞后肺动脉压升高是肺栓塞的直接后果，但只有当肺动脉栓塞程度大于50%时，才发生肺动脉高压。肺动脉压升高引起右心做功增加。正常人右心室是一个薄壁的腔，没有条件做高强度的功来对抗高压，右心的代偿能力有限。在没有心肺疾病的患者，右心可耐受的最大的平均肺动脉压是5.33 kPa（40 mmHg）。右心室容量增加使室间隔向左移动，影响左心室的舒张。右心室负荷的增加，使右心的需氧量增加，如果发生动脉压下降，则发生右心缺血，这使心排血量下降，患者可能死于心律失常或右心功能不全。当患者有心肺疾病时，即使肺血管阻塞程度低于50%，也会出现严重的血流动力学不稳定和循环衰竭。循环衰竭的原因是肺血管床的截面积减少，通过肺的血流阻力增加，肺动脉压增高。维持循环的因素在于右心是否能对抗肺栓塞后的阻力，否则发生右心衰竭。这种情况下，左心功能完全取决于右心功能。动物实验发现，这时使用动脉加压的药物，改进冠状动脉对右心的关注，可使动物存活。当压力负荷持续存在时，会发生右心衰竭、急性肺功能不全、休克。

肺栓塞后机体反应和体液作用对血流动力学反应影响的机制早已引起人们的关注。血小板去颗粒作用并释放的各种血管活性介质可促使肺血管收缩。这些反应和体液的共同作用，可引起严重的血流动力学障碍。

当患者已有心肺疾病，并且已有肺血管储备能力下降，即使是小的肺血管栓塞，也可引起较严重的肺动脉高压和右心功能不全。

需要指出的是，血流动力学障碍不能完全解释为肺动脉高压的结果，因为右心功能衰竭时，心排血量下降，肺动脉压也下降，因此，不能用肺动脉压作为诊断和治疗的指标。

四、临床表现

（一）症状

两个因素在诊断肺栓塞中有重要的作用，栓塞前的心血管症状和栓塞的严重性。呼吸困难和胸痛是最常见的临床表现，一半以上的患者有焦虑感和咳嗽；极度焦虑和有濒死感、晕厥或近似晕厥者常有大的肺栓塞。呼吸困难的程度和严重度依患者个人情况和病情而不同。许多患者仅持续较短的时间。呼吸困难的程度和时间与栓塞的程度有关。胸痛有两种类型，胸骨后钝性沉重感和紧缩感，胸膜炎性胸痛较常出现，特别是在发生较大栓塞并发肺梗死和充血性肺不张时。在一项经尸检和造影证实的研究中，21%的患者有胸膜炎性胸痛。咯血是另一个在大肺栓塞发生后出现的常见症状。当患者没有呼吸困难、胸痛和呼吸过速时，往往不能做出肺栓塞的诊断。在一项328例血管造影证实肺栓塞的报道中，临床症状出现的频率为胸痛88%、呼吸困难85%、恐惧59%、咳嗽53%、咯血30%、晕厥13%等。

（二）体征

肺栓塞后呼吸困难是唯一的临床表现，心动过速也较常见，一般心率不超过120次/分。呼吸困难和心动过速可能是一过性的，出现严重的呼吸困难和心动过速常说明发生了大的肺栓塞。约40%的患者有发热，听诊可发现局限性摩擦音。如果发生肺动脉高压，可出现右心淤血和右心衰竭的体征。栓塞的早期，右心室的负荷增加，使肺动脉瓣第二心音增强，右心室舒张期奔马律。许多患者出现发绀。由于右心功能不全，随后出现充血性肝大和腹腔积液。临床症状的出现频率为呼吸困难92%、胸膜摩擦音58%、肺动脉瓣第二心音增强53%、心动过速44%、发热43%、出汗36%、奔马律34%、静脉炎32%、水肿24%，发绀19%。当患者出现不明原因的呼吸困难、心动过速、低氧血症三联症时，应首先考虑肺栓塞的诊断。

五、辅助检查

（一）心电图检查

心电图不能显示特征性的改变，并且不能与已存在的心肺疾病引起的异常相区别。常常心电图显示正常或仅为窦性心动过速，ST 段和 T 波的改变是常见的，这是由于心排血量减少和血压下降的结果。肺栓塞患者的心电图可表现为 QRS 波低平、完全性右束支传导阻滞、肺性 P 波、室性期前收缩。心房颤动较少见。心电图检查的另一作用是排除急性心肌梗死和心包炎，这两种情况与肺栓塞很相似。

（二）胸部 X 线检查

胸部 X 线检查的目的是除外其他胸部疾病，如气胸、充血性心力衰竭、肺炎等。肺栓塞的胸部 X 线可表现出肺实质的异常，如肺的实变和肺不张以及胸膜浸润性改变，中下肺野肺血管表现为区域性血量过少，不对称性肺动脉近侧扩张等。

（三）超声心动图检查

超声心动图在确定肺栓塞的诊断中是特别有用的，不仅能确定右心腔内有无血栓，还可探及肺动脉主干，左右肺动脉近端的血栓，间接数据包括异常升高的肺动脉压。但正常的超声心动图不能排除肺栓塞。

（四）动脉血气分析

低氧血症在肺栓塞的患者中是常见的，但大多数患者的动脉血氧分压仍在 10.7 kPa（80 mmHg）以上，计算肺泡—动脉氧差时，表现出明显增加。32% 的患者动脉血氧分压低于 8.00 kPa（60 mmHg），这提示发生了大的肺栓塞。但是，大多数有心肺疾病的患者也有低氧血症。低碳酸血症在急性肺栓塞也是常见的，即使患者有由于肺部疾病引起的高碳酸血症，在肺栓塞后也使二氧化碳分压减少，同以往的值比仍然明显下降。但患者不能增加每分钟通气量，如患者有严重的神经肌肉疾病，二氧化碳升高同时有肺疾病不能排除肺栓塞。在这种情况测动脉血气同时测肺通气量，使用肺功能测量无效腔与潮气量比，均具有特殊的诊断价值，并且对肺栓塞患者是很敏感的。

（五）实验室检查

实验室检查血液内纤维蛋白和纤溶酶原用于诊断静脉血栓形成，还可测量血浆和尿液中的纤维蛋白肽 A、纤维蛋白碎片 E、血栓—抗血栓 Ⅲ 复合物、交联纤维蛋白降解产物，但这些方法在大多数患者中缺乏特异性和敏感性。测量血浆 D-二聚体（肺栓塞时血浆中出现的一种特殊的交联蛋白衍生物），当血浆中的 D-二聚体水平低于 500 μg/L 时，可排除肺栓塞的诊断（阴性可靠性达 98%），不必再做进一步的实验室检查。阳性结果的诊断率为 44%，但假阳性的结果较高达 39%，需结合临床和其他辅助检查。

（六）肺扫描

灌注肺扫描是一种相对非侵袭性检查，对于大多数怀疑肺栓塞的患者，是最初的筛选手段。肺扫描是静脉注射用 ^{99m}Tc 标记的白蛋白微球或大的凝聚物，这些特殊的物质分布在未阻塞的肺血管，这些物质的摄取反映区域的肺血流。正常灌注肺扫描显示放射性核素的分布与肺血流一致，在肺血流多的部位，放射性核素的分布也多。一旦进入肺血管床，局部血流分布影像持续出现，不论患者怎样变化体位，直到几小时后标记物被蛋白溶酶溶解。胸外的放射性核素照相机使肺血流的分布情况成为可视影像。肺血管灌注梗阻使标记物不能进入肺血管床，产生灌注缺损区。

从6个面（前、后、左侧、右侧、左后斜、右后斜）观察完全正常的肺扫描能排除肺栓塞。不需要进一步的辅助检查。当出现灌注缺损时，应考虑相对应的血管段的解剖病变。段和叶的灌注缺损更具有意义。由于肺栓塞是多发的，因此，当出现多处灌注缺损时，更提示肺栓塞的诊断。

采用胸部X线和通气肺灌注扫描可增加灌注肺扫描的特异性和排除肺部疾病和结构缺陷引起的灌注缺损。如果灌注缺损与胸部X线的异常相符合，肺栓塞的特异性降低。引起局部低通气的疾病有慢性阻塞性肺疾病。反应性缺氧性血管收缩也产生肺灌注缺损。出现这种情况应加用通气肺扫描。常用的通气肺扫描放射性核素气体是氙、氪或反射性气溶胶。观察一次呼吸平衡结果，通气异常表现为放射性核素气体摄取延迟，排除或平衡程度不一。如果通气和灌注均出现缺损，而胸部X线正常，表示不是肺栓塞。通气正常而灌注缺损提示肺栓塞的诊断。然而在实践中这些简单的概念并不是持续存在。因为通气和灌注的区别不大，并且许多疾病的过程影响这种区别，在具体使用中应注意这种检查方法的影响因素和局限性。

灌注肺扫描还用于随诊肺栓塞患者的自然病程和治疗结果，这也是较方便、相对无创和可信赖的检查方法。

（七）肺动脉造影

肺动脉造影是唯一能确定肺栓塞诊断的方法。这种方法能看到肺动脉内的血栓，造影能发现肺动脉完全阻塞和不完全阻塞。肺动脉造影是有创的检查方法，其并发症的发生率在2%，死亡率低于0.01%。危险性主要是心脏骤停、心脏或肺动脉穿孔、威胁生命的严重心律失常、血管内膜损伤、造影剂过敏等。病情危重伴有肺动脉高压的患者易于致死，需由造影经验丰富的医师操作。当非侵袭性诊断方法不能肯定或需排除诊断时，应做肺动脉造影。

肺动脉造影是除尸检外的另一项金标准，通常肺动脉造影经股静脉进行，但在对于肺栓塞患者最好是经上肢血管进行。因这些患者当怀疑肺栓塞时均给予抗凝或溶栓治疗，采用经上肢途径易于止血，减少导管的经路引起的下肢血栓脱落。当患者有右心衰竭或低血压时，用手注射少量造影剂选择血管可减少并发症的发生。当今广泛采用的数字减影技术使造影剂的用量减少，以及影像处理技术使图像更清晰。近年来，MRI用于怀疑肺栓塞患者的确诊，并且MRI有助于鉴别肺梗死与肺炎和肺栓塞。另外，增强的胸部CT可以清楚地显示肺动脉内的充盈缺损。肺灌注扫描有助于提示造影剂的注射部位。选择非碘造影剂可增加安全性。当患者有左束支阻滞时，应经静脉放入临时起搏器，防止完全性传导阻滞的发生。

六、诊断

肺栓塞的诊断过程和时间依每个患者而不同，在诊断的过程中既要考虑稳定患者的病情，也要考虑检查治疗方法的危险性。诊断的条件和设备也是必须的。病史、体格检查以及血常规、胸部X线、心电图检查，能提供诊断的线索。因为所有肺栓塞的栓子来源于肢体深静脉，采用彩色多普勒血流成像确定下肢静脉血栓形成是非常重要的。如果患者病情不稳定，特别表现为右心衰竭、持续严重的缺氧时，应立即做出肺栓塞的诊断。

这样的患者应尽早考虑肺动脉造影，如考虑采用溶栓、下腔静脉置滤伞、肺动脉切开取栓术，也应做肺动脉造影。

七、治疗

肺栓塞处理的第 1 步是支持患者的生命体征，许多非特异的治疗目的在于稳定病情。吸氧、静脉输液治疗低氧血症和右心功能不全，在循环不稳定的情况下积极使用血管加压剂、抗心律失常药物。在没有禁忌证的情况下，立即对怀疑肺栓塞的患者进行肝素治疗。

1. 外科治疗

（1）肺动脉栓子取出术：1908 年，Trendelenburg 做了 1 例肺动脉栓子取出术，但仅存活 38 小时；1926 年，Kirschner 做了第 1 例长期存活的患者。直到 1960 年共做了 22 例，仅有 3 例存活。1960 年，Allison 使用深低温，阻断循环的方法使脑损害明显减少。1961 年，Sharp 第 1 次使用体外循环做这种手术，使这一手术变为较安全的手术。大的肺栓塞可随时引起死亡，存活时间可以是几分钟或几小时。即使栓塞前全身状况较好的患者，只有 48% 存活 8 小时以上。

急诊肺动脉栓子取出术的适应证是：经肺扫描或肺动脉造影明确有大的肺栓塞，伴有持续的或不易纠正的低血压。早期的处理包括迅速肝素化、使用正性肌力药物和气管内加压给氧，积极复苏 1~2 小时。如果血压高于 12.0 kPa（90 mmHg），肾功能和脑功能维持较好时，手术应暂时延迟。临床上当收缩压低于 12.0 kPa（90 mmHg），尿量少于 20 mL/h，动脉氧分压低于 8.0 kPa（60 mmHg）时，应尽早考虑手术治疗。当患者存在心肺疾病时，即使是一个肺叶的栓塞也可引起顽固的低血压、低氧血症，是手术适应证。另外，在内科积极治疗下，出现临床情况改善不明显，进行性少尿，血压下降或需要较大剂量的升压药维持血压，持续性代谢性酸中毒，持续性肺动脉高压均是手术适应证。内科进行抗凝或溶栓治疗禁忌证的患者，如术后早期、药物过敏等，有其他出血性疾病的患者也是手术适应证。

（2）手术操作：胸骨正中切口能较好地暴露肺动脉，打开心包后，建立体外循环，阻断上、下腔静脉，切开肺动脉行血栓取出术。先使用不同大小的圈钳，取出左右肺动脉的血栓，再使用福格蒂取栓导管进入肺动脉的较小分支取出血栓，然后用水冲洗肺动脉，同时打开胸膜，从远侧挤压肺组织，有利于血栓的全部取出。缝合肺动脉切开，恢复心脏功能并逐步停止体外循环。当出现严重的心肺功能衰竭时，应在床边先经股动静脉立即建立部分体外循环以保证组织供氧，然后在手术前行肺动脉造影。在不具备体外循环的条件下，可经左或右胸前外侧第 3 肋间开胸，阻断开胸侧肺动脉后切开取栓。

肺动脉切开取栓的主要并发症是器官内出血和肺再灌注性肺水肿。治疗的方法主要是延长机械通气的时间和使用呼气末正压通气（PEEP）。术后仍需持续抗凝治疗。

2. 慢性肺栓塞

大多数患者在发生肺栓塞后，立即自动激活自体纤溶系统，以迅速溶解肺血栓。实验研究发现，栓塞后 21 日灌注缺损区完全恢复，说明血栓被纤溶系统完全溶解。临床应用肺扫描和肺动脉造影研究肺栓塞，在栓塞后 8~14 日开始溶解。有些患者表现出溶解的时间较晚。少数患者出现反复肺栓塞或纤溶不适当，栓子未能被完全溶解，渐渐蓄积在肺动脉内，导致慢性肺动脉高压、低氧血症、右心功能衰竭。这类患者的主要临床症状包括：86% 的患者有用力后呼吸困难，平均症状出现的时间 2 年；79% 的患者有血栓性静脉炎，时间 1~48 年，平均 9 年；64% 的患者有进行性呼吸困难，平均出现的时间 14 年；50% 有咯血；26% 有胸痛；21% 感觉乏力。胸部 X 线摄片中有主肺动脉扩张、右心室增大、肺野透亮和胸腔渗出。血气分析的特点是动脉低氧血症和过度通气。心脏超声和右心导管显示慢性肺动脉高压。当患者的平均肺动脉压高于 4.0 kPa（30 mmHg），5 年存活率是 30%，肺动脉压高于 6.7 kPa（50 mmHg），5 年存活率仅有 10%。肺栓塞未能被溶解的原因是由于机体的纤溶系统不完全，缺乏凝固抑制因子，不能调节血管内血栓形成。抗凝血酶 Ⅲ（AT-Ⅲ）是凝血系统的一种主要蛋白。当患者 AT-Ⅲ 缺乏时，临床表现为反复静脉血栓形成和肺栓塞的高凝状态。另外，凝固抑制因子 Ⅳ、Ⅴ 和蛋白 S，共同作用于激活蛋白 C，当激活蛋白 C 缺乏时，增加血栓栓塞的发生率。不适当的纤溶、机化血栓引起的栓塞，不能被纤溶系统溶解。肺血管内膜研究发现，正常血管内膜的蜕变，造成促凝环境，可在肺血管上产生原位血栓。有的患者在最初肺栓塞的基础上，产生近侧血栓，最终造成肺动脉高压，这种患者内科治疗效果是不理想的。因此，对于怀疑慢性肺栓塞引起肺动脉高压的患者应行肺动脉造影，灌注肺扫描可提供诊断的根据、解剖部位、肺动脉压力，选择适当的患者行血栓内膜切除术，能取得很好的结果。这种手术的适应证包括严重呼吸功能不全、低氧血症、肺动脉高压、肺动脉造影肺栓塞在肺血管的近侧、支气管动脉造影有适当的栓塞远端的侧支循环、没有右心衰竭的患者。相反，患者有远侧肺动脉小分支的栓塞，严重右心衰竭和高度肥胖是手术禁忌证。当肺栓塞在一侧，选择前外侧开胸，阻断肺动脉后，行血栓内膜切除术。当肺栓塞在两侧或累及主肺动脉应采用正中开胸，并建立体外循环。这种血栓与血管壁紧密粘连，行内膜剥脱术时应特别小心。所有的栓子均应取出，有时需在肺动脉的远侧再做切口，直到看到逆向血流。肺动脉切口的闭合最好用一条心包片，以防止狭窄。术后并发症包括右心衰竭、肺出血。但手术的结果是非常令人满意的。肺栓塞患者无论是否手术均应抗凝治疗，防止进一步的血栓栓塞。血管扩张剂在某些患者可能是有效的。

3. 肺栓塞的治疗步骤

肝素化是首选治疗，当抗凝治疗禁忌时，使用下腔静脉滤器。出现较大栓塞时，应考虑手术治疗，长期治疗包括华法林或肝素皮下注射。

八、预后

患者具有较高的右心室压、低心排血量、平均肺动脉压高于平均动脉压的 30%，提示预后不好，应积极手术治疗。有经验的医疗单位手术死亡率低于 8%。手术后患者一般能恢复正常生活。

（杨成鹏）

参考文献

［1］ 董力，赵波，李荣祥．胸外科手术与技巧［M］．北京：人民卫生出版社，2019.

［2］ 董念国，廖崇先．心肺移植学［M］．北京：科学出版社，2019.

［3］ 陈龙奇，袁勇．胸外科基本操作规范与实践［M］．长沙：中南大学出版社，2019.

［4］ 苏志勇，吴骏，乔贵宾，等．胸部创伤治疗学［M］．北京：科学出版社，2018.

［5］ 道格拉斯·马西森，克里斯托弗·莫尔斯．胸外科关键手术技术［M］．张建华，李庆新，译．北京：科学出版社，2018.

［6］ ANDERSON R H, SPICER D E, HLAVACEK A M, et al. WILCOX 心脏外科解剖学［M］．夏宇，译．上海：上海科学技术出版社，2019.

［7］ 王强修，李钧，朱良明．肺癌诊断与治疗［M］.2 版．郑州：河南科学技术出版社，2018.

［8］ 赵珩，高文．胸外科手术学［M］．北京：人民卫生出版社，2017.

［9］ 张文峰．普胸外科手术精解［M］．北京：人民卫生出版社，2017.

［10］ 汪毅，王俊峰，张健．心胸外科手术学精要［M］．上海：上海交通大学出版社，2017.

［11］ 王建军，李单青．胸外科手术要点难点及对策［M］．北京：科学出版社，2017.

［12］ 郭兰敏，范全心，邹承伟．实用胸心外科手术学［M］.3 版．北京：科学出版社，2010.

［13］ 马增山．全胸腔镜手术技术在心脏外科的应用［M］．北京：人民卫生出版社，2019.

［14］ 张磊，刘晓丹，徐阳．胸外科手术与围术期管理［M］．北京：中国纺织出版社有限公司，2021.

［15］ 李国新，邓雪飞，杨晓飞．普通外科临床解剖学［M］.2 版．济南：山东科学技术出版社，2021.

［16］ 周少飞，谢东方，季德刚．现代普通外科疾病诊疗新进展［M］．南昌：江西科学技术出版社，2021.

［17］ 王杉．外科与普通外科诊疗常规［M］．北京：中国医药科技出版社，2020.

［18］ 吴孟超，吴在德．黄家驷外科学［M］.8 版．北京：人民卫生出版社，2020.

［19］ 赵玉沛．普通外科学［M］.3 版．北京：人民卫生出版社，2020.

［20］ 解涛，李仕雷，尹强，等．实用普通外科学进展［M］．北京：科学出版社，2018.